Nursing Profession Series

ナーシング・プロフェッション・シリーズ

手術看護

術前術後をつなげる術中看護

第2版

草柳かほる
山口紀子
峯川美弥子 編著

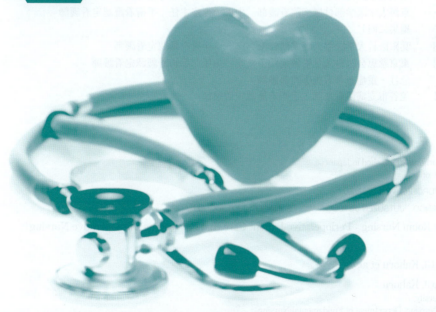

医歯薬出版株式会社

<執筆者一覧>

● 編　集
草柳かほる	東邦大学看護学部基礎看護学，日本手術看護学会指名理事
山口　紀子	昭和大学認定看護師教育センター　手術看護分野主任教員，手術看護認定看護師
峯川美弥子	東京女子医科大学看護学部成人看護学

● 執　筆（五十音順）
井川　　拓	東海大学医学部付属病院　手術看護認定看護師
大久保千夏	済生会川口総合病院　手術看護認定看護師
岡田　貴枝	昭和大学藤が丘リハビリテーション病院看護部　看護師長　手術看護認定看護師
菊地　京子	元日本手術看護学会理事長
草柳かほる	編集に同じ
小成　　聡	株式会社日立製作所日立総合病院　手術看護認定看護師
高橋　典子	東京女子医科大学八千代医療センター看護局　看護師長　手術看護認定看護師
手塚　信裕	徳島大学病院看護部　手術部　手術看護認定看護師
徳山　　薫	東京大学医学部附属病院看護部　看護師長　手術看護認定看護師
豊島　康仁	大阪市立総合医療センター　手術センター　副師長　手術看護認定看護師
古島　幸江	自治医科大学看護学部成人看護学　手術看護認定看護師
堀越　悦子	元長岡赤十字病院看護部　看護師長　手術看護認定看護師
前田　　浩	虎の門病院手術室　チーフナース　手術看護認定看護師
松嵜　　愛	慶應義塾大学看護医療学部　手術看護認定看護師
峯川美弥子	編集に同じ
宮川久美子	福井大学医学部附属病院手術部　手術看護認定看護師
村井　律子	名古屋大学医学部附属病院看護部　副看護師長　手術看護認定看護師
森　　　舞	東京女子医科大学八千代医療センター　手術看護認定看護師
守屋　優一	東海大学医学部付属病院看護部　中央手術室主任　手術看護認定看護師
山口　紀子	編集に同じ
山口　　円	兵庫医科大学医療人育成研修センター　手術看護認定看護師
山元　直樹	東京慈恵会医科大学附属病院手術室　主任　手術看護認定看護師
	急性・重症患者看護専門看護師
渡部みずほ	越谷市立病院看護部　手術看護認定看護師

This book is originally published in Japanese
under the title of :

NÂSHINGU PUROFESSYON SHIRÎZU

SHUJUTSUKANGO : JUTSUZEN JUTSUGO-WO TSUNAGERU JUTSUCHU KANGO

(Operating Room Nursing : Perioperative Patient Care that Focused on Intraoperative Nursing)

Editors :

KUSAYANAGI, Kahoru et al.

KUSAYANAGI, Kahoru
　Toho University,
　Faculty of Nursing, Department of Fundamental Nursing

ⓒ 2011　1st ed.
　 2018　2nd ed.

ISHIYAKU PUBLISHERS, INC.
　7-10, Honkomagome 1 chome, Bunkyo-ku,
　Tokyo 113-8612, Japan

改訂の序

　2011年に「手術室看護—術前術後をつなげる術中看護」の初版を発行して早8年がたつ．初版では，手術室で実践される看護に必要な知識や技術について，病態と治療，麻酔や手術が生体に及ぼす影響を含めた基礎知識，専門性の高いアセスメントを看護過程の展開を通して理解してもらえるように企画・構成をした．多くの手術室看護師や看護学生の方々に手にとってもらい，このたび改訂版を出版できることになったことにまず感謝している．この間，手術医療・看護を取り巻く状況は刻々と変化した．例えば，入院期間の短縮化が進むにつれ，より安全に，患者に手術を受けてもらうためには，術前看護は，術前訪問から術前外来での看護に切り替える必要が生じた．手術室看護師が手術室内だけで看護を行う時代は終わり，術前外来から術中看護，術後・退院までの周術期看護にしっかりと携われる力をつけなければならない時代になった．本書の執筆にも携わっている手術看護認定看護師や日本手術看護学会員たちの努力によって，手術看護の質や実践内容も時代にあったものに変化して，手術看護が実践・普及されている．

　そこで，筆者・編集者らは，今後臨床を担う看護学生や，看護実践に役立つ確かな情報を求めている手術に携わる看護師のために，初版を見直し，現在の手術看護に沿って再構成・再編しようと取り組み，本書「手術看護　第2版」を上梓するに至った．第2版では，手術看護が手術室だけで実践されるものではないことを示すため，タイトルから「室」を除き，「手術看護」と改題した．今回は次のように内容を検討し構成した．第1章では，手術室内だけにとどまらない医療チームの中での手術室看護師の役割を示すことを意識し，手術チーム医療と周術期における手術室看護師の役割に分けた．第2章と第3章で，基礎知識としての手術侵襲や麻酔による生体反応の部分を充実させた．第4章と第5章では，本書の特徴である，術中看護の実際を看護技術の基礎知識と看護の実際として示している．第4章を，術中看護技術の基本とし，手術体位固定，感染管理，医療安全，体温管理を項目立てした．第5章　術中看護の展開事例では，初版から事例を見直して，実際に多く経験する事例をセレクトした．合併症のある患者の事例としては，内分泌・代謝疾患のある患者，腎疾患のある患者を，対象別では，帝王切開術を受ける産婦の看護を追加した．

　本書が，これからの手術看護を担う人々の看護の力に少しでも寄与することができれば幸いである．

2018年晩秋　　編著者代表　草柳かほる

はじめに

　近年，我が国における社会構造や医療体制の変化に伴い，医療費削減，在院日数が短期化される一方で，安心・安全な医療を求めるニーズはさらに高まっています．手術医療においても治療の進歩とともに，難度の高い手術の増加，手術で使用する機器が高度化・複雑化されています．その中で質の高い医療を提供するため，医師・看護師，放射線技師，臨床工学技士，薬剤師など異職種が，患者を中心としてひとつのチームとなり治療にあたっています．手術室においてはチーム医療を向上させるために，各職種が専門性を向上させるだけでなくスタッフ間の連携を深めていく必要があるといわれており，看護師はチームの要となる調整役を担っていくことを期待されています．手術を受ける患者の身体の状態について情報を共有し，患者の安全かつ合併症予防に留意することで，手術をスムーズに遂行し早期回復を実現するための医療・看護を提供しなければなりません．また，手術看護を手術室内での看護にとどめることなく，手術を受ける患者を中心とした継続看護，いわゆる周手術期看護としてとらえ，手術室での看護実践を多領域の看護職や多職種に明示していくことでより安全な看護を提供できると思っています．

　本書では，手術室看護師に必要な基礎的な医学的・薬理学的な知識，手術室で必要な看護技術，日頃行われている看護実践を看護過程に沿ってまとめた事例を通して，これまであまり示されてこなかった手術室からみた周手術期看護を可視化してみようと試みました．執筆者は，手術室で働く手術看護認定看護師がほとんど担当し，看護実践に必須の知識・理論と，臨床で行っているエキスパートナースの実践知を結びつけて，手術室で行われる看護を活き活きと伝えようと努力しました．

　1章では，手術侵襲や麻酔が生体に及ぼす影響について詳しく記述し，手術室の看護師のみならず，手術に関連する部署で働く看護師や看護学生にもよく理解できる内容となっています．2章は，手術中に起こり得るさまざまな合併症予防，特に手術体位固定とその看護を取り上げています．3・4章では，手術室看護師が実践する周手術期看護を，術中看護を中心とした看護過程の展開を通して示しました．手術室内での器械出し看護・外回り看護の実際，チームの中での看護師の役割，患者の擁護者としての看護師の役割が詳しく記載されています．事例には，緊急時対応，合併症のある人の手術，小児・高齢者など，特別な知識や対応が必要となる事例を取りあげ，手術患者の状況を的確にアセスメントして看護実践する方法を示しました．

　手術室勤務になる新人はもちろん，ローテーションで初めて手術看護に携わる人，手術室勤務2〜3年目でこれまでの実践を理論と照らし合わせることによってステップアップしたい人，そして，周手術期看護に携わる部署で働く人には術前・術後管理において参考にできる内容になっています．これまで他部署の看護師が目にすることが少なかった「患者が手術をどのように受けているのか」「手術中の患者の状況がわからない」「手術室での看護とは何か」が見えることにより，患者を中心とした周手術期看護がより明らかになっていくことを期待しています．5章では，手術看護の現状を理解していただくために手術看護認定看護師の活動の実際や手術室看護師のキャリアアップについて収録しました．

　本書が，少しでも手術看護の発展に寄与でき，一人でも多くの手術室看護師や周手術期に関わる看護師の看護実践に役立つことで，患者が安心して手術を受けられ，早期回復が実現できることを願っております．

2011年3月　編者

Nursing Profession Series

手術看護 術前術後をつなげる術中看護 第2版
もくじ

序章 手術チーム医療と看護・・・1
- 1．手術チーム医療・・・1【山口紀子】
- 2．手術チームにおける手術室看護師の役割・・・2【山口紀子】
- 3．手術チーム医療を推進するために手術室看護師に必要な技能・・・4【山口紀子】

第1章 周術期における手術室看護師の役割・・・7

1 術前看護・・・8【山口紀子】
- 1．術前看護とは・・・8
- 2．術前外来・・・8
- 3．術前訪問・・・9

2 術中看護・・・12【山口 円】
- 1．術中看護とは・・・12
- 2．外回り看護師の役割・・・12
- 3．器械出し看護の役割・・・14

3 術後看護・・・17【山口紀子】
- 1．術後看護とは・・・17
- 2．術後訪問・・・17

4 倫理的役割・・・19【堀越悦子】
- 1．倫理面への配慮とアドボカシー・・・19
- 2．事例・・・21
- 3．患者・家族の代弁者・擁護者としての役割・・・23

COLUMN 認定看護師に期待すること・・・25【菊地京子】

第2章 手術侵襲と生体反応・・・29【豊島康仁】

1 手術侵襲と生体反応・・・30
- 1．侵害情報の伝達・・・30
- 2．自律神経系の生体反応・・・31
- 3．サイトカインによる炎症反応・免疫系・・・32
- 4．神経・内分泌系の生体反応・・・33
- 5．代謝系の生体反応・・・34
- 6．手術侵襲による生体反応とその機序（まとめ）・・・37

COLUMN ムーアの分類からみた生体反応の推移・・・40

第3章　麻酔による生体反応・・・43

- **1　基礎的な解剖生理とモニタリング・・・44**
  - 1．呼吸・・・44【村井律子】
  - 2．循環・・・59【前田　浩】
  - 3．神経・・・70【小成　聡】
- **2　麻酔侵襲と安全管理・・・79【小成　聡（1，2，3，4，6），山口　円（5）】**
  - 1．麻酔の種類と適応・・・79
  - 2．全身麻酔・・・80
  - 3．脊椎くも膜下麻酔・・・84
  - 4．硬膜外麻酔・・・87
  - 5．麻酔診療の介助・看護・・・88
  - 6．麻酔と安全管理・・・92

第4章　術中看護技術の基本・・・95

- **1　手術体位固定・・・96【岡田貴枝】**
  - 1．安全・安楽な手術体位・・・96
  - 2．体位固定に必要な基礎知識・・・97
  - 3．生体への影響と体位固定のポイント・・・103
    仰臥位　103／側臥位　108／腹臥位　119
- **2　感染管理・・・129【松嵜　愛】**
  - 1．手術室の環境・・・129
  - 2．機器類の管理・・・131
  - 3．手術メンバーの感染予防・・・133
  - 4．患者の感染予防・・・137
  - 5．手術部位感染SSI・・・138
- **3　医療安全・・・141【大久保千夏】**
  - 1．医療安全の基本的な考え方・・・141
  - 2．チーム医療と医療安全・・・143
  - 3．手術室における医療安全・・・145
  - 4．医療安全における手術室看護師の役割・・・148
- **4　体温管理・・・150【宮川久美子】**
  - 1．体温調節のしくみ・・・150
  - 2．手術で起こりやすい体温変化・・・151
  - 3．体温管理の看護・・・155
  - 4．手術患者の特徴に配慮した体温管理・・・158

第5章 術中看護の展開事例 ... 159

A. 緊急時の対応 ... 160

1 緊急手術 ... 160 【山元直樹】
1. 緊急手術を要する疾患 ... 160
2. 緊急手術受け入れの流れ ... 163
3. 情報収集 ... 163
4. 事例展開 ... 165
5. 緊急手術における看護のポイント ... 170

2 危機的大量出血 ... 171 【守屋優一】
1. 基本的知識 ... 171
2. 危機的出血時の対応 ... 175
3. 事例展開 ... 177
4. 大量出血時の看護のポイント ... 191

B. 合併症のある患者の手術看護 ... 192

1 内分泌・代謝疾患 ... 192 【井川 拓】
1. 病態の解説 ... 192
2. 周術期への影響 ... 197
3. 事例展開 糖尿病を基礎疾患にもつ患者の上行結腸切除術 ... 199
4. 看護のポイント ... 217

2 腎疾患 ... 219 【手塚信裕】
1. 病態の解説 ... 219
2. 周術期への影響 ... 220
3. 事例展開 糖尿病性腎症末期で，シャントがある患者の胃切除術 ... 221
4. 看護のポイント ... 233

3 心疾患 ... 235 【古島幸江】
1. 病態の解説 ... 235
2. 抗凝固剤内服中の患者の術前準備 ... 239
3. 術中看護のポイント ... 242
4. 事例展開 心房細動がある患者の大腿骨骨頭置換術 ... 244
5. 看護のポイント ... 256

- ▍4　呼吸器疾患・・・257【徳山　薫】
  - 1．病態の解説・・・257
  - 2．周術期への影響・・・258
  - 3．事例展開　呼吸器合併症をもつ患者の胃全摘術・・・259
  - 4．看護のポイント・・・271

C．対象別看護・・・273

- ▍1　手術を受ける高齢者の看護・・・273【渡部みずほ】
  - 1．加齢に伴う諸機能の変化・・・273
  - 2．高齢者の手術における症状と看護援助・・・276
  - 3．高齢者に多くみられる術後合併症・・・278
  - 4．周術期における認知症高齢者の看護・・・279
  - 5．事例展開　認知症がある高齢者の鼠径ヘルニア修復術・・・281
  - 6．看護のポイント・・・295
- ▍2　手術を受ける子どもの看護・・・297【峯川美弥子】
  - 1．子どもの身体的・心理的特徴・・・297
  - 2．手術を受ける子どもへの術前看護・・・300
  - 3．子どもの麻酔と術中管理・・・301
  - 4．モニタリング・・・305
  - 5．事例展開　鼠径ヘルニアで手術を受ける子どもの看護・・・306
  - 6．看護のポイント・・・313
- ▍3　帝王切開術を受ける産婦の看護・・・315【高橋典子，森　舞】
  - 1．周産期の身体的・心理的特徴・・・315
  - 2．帝王切開術を受ける妊産婦への心理的支援・・・315
  - 3．妊産婦の麻酔と術中管理・・・319
  - 4．事例展開　超緊急帝王切開を受ける患者への対応・・・326
  - 5．看護のポイント・・・343

※各事例に示した関連図は，看護問題を抽出するまでの執筆者の思考を表したものであるため，一部簡略化して示されている．

索引・・・345

序章 手術チーム医療と看護

1. 手術チーム医療

　周術期とは手術を受ける患者の術前，術中，術後を通した全期間であり，一般的には手術が決定した時点から，入院をして手術を受け退院し，もとの生活環境に戻るまでの期間を指す．周術期看護はその期間に患者に提供されるケアであり，手術室看護師はおもに手術室内での看護に関わるが，手術前・後にもその役割が発揮される．

　周術期は，手術を受ける患者を中心に，その時々の治療の目的によって患者の場所が変わり，その場所ごとの診療チームが医療を提供している(図)．患者は同じであるにもかかわらず，医療者は外来，病棟，手術室などで異なるが，それぞれの場所で患者がおかれている状況の中での最善を尽くし，専門性を発揮している．また，それだけでなく患者の移動に伴い，一貫性と連続性を維持できるように他部署や他部門との連携を図ることが特に重要である．

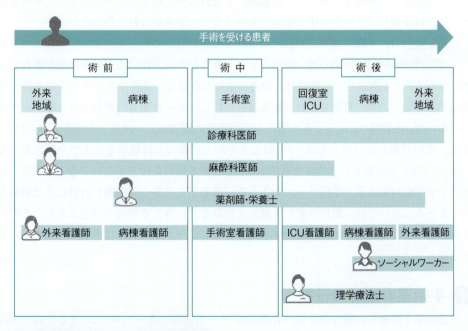

図　周術期に患者と関わるおもな医療者

2. 手術チームにおける手術室看護師の役割

1 手術チームの特徴

　平成22年の厚生労働省チーム医療の推進に関する検討会の報告書では，チーム医療とは「医療に従事する多種多様な医療スタッフが，各々の高い専門性を前提に，目的と情報を共有し，業務を分担しつつもお互いに連携・補完し合い，患者の状況に的確に対応した医療を提供すること」[1]とされている．これは，様々な職種が働く医療現場では，それぞれの職種が患者に対してその専門性を発揮するだけでなく，他職種との連携が重要であることが示されている．

　病棟に入院している患者に対する医療チームは，患者を中心に医師，看護師，薬剤師などが，患者が変わってもチームを構成するメンバーはほとんど変わらない場合が多い．しかし手術室では，日々手術を受ける患者の数だけ患者ごとにいくつものチームが存在し，その手術ごとに変化をする．そのことに加えて，手術チームは診療科医師，麻酔科医師，看護師だけでなく，臨床工学技士，臨床検査技師，放射線技師などの多くの職種からなるメンバーにより構成されている．また診療科の医師と手術室の看護師はどの手術にも参加をするが，麻酔法や術式によっては麻酔科医師や技師などの職種は必ずしも常にチームに入るわけではない．このように手術チームは短期間に限定されたチームであるだけでなく，チームごとに構成するメンバーの職種，すなわち専門性も異なっており，チームメンバーは，日々新しいチームの中で役割を発揮することが求められているといえる．

　しかしながら，多職種連携が声高に叫ばれる現在においても，手術室の中ではヒエラルキー（階層性や階級制）があって，依然として，昔ながらの方法にこだわる医師が存在するだけでなく[2]，手術室という環境は，患者の生命と直結し，予後を左右する治療を行う緊張感のある場であり，真剣であればあるほど，特にイメージ通りの進行とならなかった場合において，他職種や，自分よりも職位が低い相手に感情をぶつけることが多くみられる．また，その対象となった人も「いつものことだから」「あの人は怒鳴ることで冷静になっている」などと，手術室という特殊な環境から，その振る舞いを仕方がないこととして受け入れてしまう傾向もある．手術チームのように，患者ごとに多くの職種が日替わりで集められるチームにおいては，職種や職位を超えて意見を言い合える環境が重要であり，そのことが患者の小さな変化を共有し対処することにつながり，結果的には患者の安全を守ることとなる．

2 手術室看護師の役割

　前述の厚生労働省の報告書では，看護師は「チーム医療のキーパーソン」として高い期待が寄せられていると明記されている[1]．これは前項で述べたような複雑な医療チームである手術室においても同様であり，手術室看護師には様々な役割が期待されている．

　手術室看護師には，器械出し，外回りという役割があり，1人の患者に対して看護師は

器械出し看護師，外回り看護師の2名が担当する．器械出し看護師は執刀医，助手の医師，器械出し看護師で構成された「無菌操作を行う術者とともに活動するチーム」の一員であり，外回り看護師は麻酔科医師，臨床工学技士（CE；Clinical Engineer），臨床検査技師，薬剤師，外回り看護師等で構成された「麻酔科医師やCEとともに手術野以外を担当するチーム」の一員である[3]．

(1) 器械出し看護師

器械出し看護師は，予定された患者の手術が円滑に進行するように，手術に必要な人体の構造と機能や手術手順を熟知するだけでなく，患者の合併症や検査データなどから予測される術式変更や急変等をアセスメントし，それらにも対処できるように準備をすることが必要である．また，手術の進行を確認しながら医師にタイミングを合わせて的確に器械の受け渡しを行うことで，医師が手術を円滑に進めるための手助けとなる．ともすると器械の受け渡しをする行為は「医師の介助」という点が強調されやすいが，手術を行う医師が手術に集中する環境を整えることは，患者の手術時間や麻酔時間の短縮につながり，患者にとっても器械出し看護師が果たす役割は大きいといえる．

(2) 外回り看護師

外回り看護師は，患者が手術室に入室してから退室するまでのすべての過程において，麻酔科医師，診療科医師，CEなどと協力しながら，その手術室内の状況を把握し，管理をおこなう．また手術を受ける患者に直接関わるのは外回り看護師であり，器械出し看護師同様に術前から患者の情報に目を通し，患者に起こり得ることを予測しながら準備を整えている．例えば患者が入室する前から手術室の室温，音，患者の視界に入るものや手術室内での患者の動線にも気を配り，患者の不安や恐怖の軽減を図る．全身麻酔下や手術中など患者とモニター音を聴き，患者の表情を見て，患者に触れるなど，五感を働かせてアセスメントすることで患者の変化に常に気を配っている．

外回り看護師は，「麻酔科医師やCEとともに手術野以外を担当するチーム」の中で役割を果たす．例えば，足りない医材があれば提供をし，診療科医師ともコミュニケーションを取りながら手術の進行を把握している．また，適宜出血カウントを行い麻酔科医師に報告しながら患者の循環動態の把握なども行う．電気メスやエネルギーデバイス，内視鏡などの手術に必要な医療機器については，CEと協力しながら安全に使用できるように整えることも必要である．外回り看護師には，麻酔や手術による手術中の患者の変化だけでなく，手術手技や進行，麻酔法，麻酔薬，使用する機器など，手術に関する様々なことを把握し対応ができる知識と能力が求められる．

患者だけでなく，手術室内にいる手術チーム全体と関わるのが外回り看護師であり，外回り看護師は全ての職種がその専門性を発揮して役割を果たせるようにコーディネーター的な役割を果たしているのである．

3. 手術チーム医療を推進するために手術室看護師に必要な技能

1 手術室看護師が備えるべき技能

手術室看護師が備えるべき資質について，土藏は「常に患者中心の看護であることの自覚を持って行動できること」「特殊な器具器材に精通していること」「知識に裏付けされた迅速な判断と行動力があること」「チームワーク作りの達人であること」「手術全体の流れを理解し調整できるマネジメント能力があること」の5つを挙げている[4]．

手術チームは診療科医師や麻酔科医師を中心に構成され，手術を円滑に進行することが重要視されやすい．しかし，例えば，医師が対象となる臓器や疾患に目を向けて「手術がやりやすい」ことを優先した手術体位を決めたとしても，手術室看護師は「患者にとってその体位は適切か」ということを第一に体位の確認を行えなければならない．手術医療技術が進歩するなか，新しい器具や器材も熟知して準備ができることが必要である．手術室では患者の入室から退室まで，患者に合わせて場面が変化していくが，その時々に応じて的確に状況を把握し，対応できる知識と判断力が求められる．また，前述のような手術チームの特徴からも，頻繁にメンバーが変わるチーム内で自分の役割を発揮しながら，チーム全体が同じ目標に向かって進めるようなマネジメント能力を備えることが肝要である．

2 手術室看護師のノンテクニカルスキル

近年では「手術関連の有害事象の根本的原因の多くは，専門的知識・技術よりも，ノンテクニカルなものである」と言われている[5]．ノンテクニカルスキルとは，仕事に必要な専門的な知識，技術（テクニカルスキル）に対して，状況認識，意思決定，コミュニケーションなどの認知的，社会的なスキルなどのことを指す．

榎本は，手術室内における看護師のノンテクニカルスキルの1つとして「コミュニケーションとチームワーク」を挙げている[6]．患者の急変や突然の術式の変更など，予測しない事態の発生が頻繁に起きる手術室では，その事態に直面した時に，個人だけではなくチーム全体が柔軟に対処しながらも優先度を考えて行動することが求められる．手術は多職種が連携したチームで取り組まなければならないが，手術室では絶対的な権威勾配の中で，聞けない，言わない，聞かれても答えないという，相互支援の考えとは正反対のコミュニケーションが日常的に展開されていた[7]という報告もある．専門性を持った職種が集まるチームだからこそ，それぞれの視点で見えることを共有し，患者の問題を共に解決するためのチームワークが必要である．

3 チーム医療をめぐる動きと高度実践看護

医療スタッフの専門性を高め，その専門性に委ねつつも，チーム医療を再構築し推進することで患者を中心としたより質の高い医療を実現できると捉え，厚生労働省では「チー

ム医療の推進に関する検討会」を発足させ，平成22年には「チーム医療の推進について」の報告書をまとめている[1]．その中では，看護師の役割拡大についても明記されており，平成27年3月には保健師助産師看護師法内に特定行為研修に関する省令が交付された．これを受け日本看護協会は看護師がさらにその役割を発揮できるように，「特定行為に係る看護師の研修制度」を活用した人材の育成を進めている．

手術室看護師に関連する動きとしては，平成16年から日本看護協会による手術看護認定看護師の養成が始まり，平成30年11月現在で596名が資格を取得して活動している．また平成26年から日本手術看護学会のクリニカルラダーレベルIII程度の看護師を対象に，同学会が認定する「手術看護実践指導看護師認定制度」が開始された．同年からは，日本麻酔科学会，日本外科学会，日本手術看護学会等6学会・団体が認定する「周術期管理チーム認定制度」も開始されている．手術看護に関しては多くの認定制度があるが，これは様々な職種と協働するうえで必要となる知識や技術が多く，手術看護の専門性の高さの表れであるともいえる．複雑な手術医療チームの中で，手術室看護師が果たす役割は大きく，「チーム医療のキーパーソン」としての責任を果たすことが求められている．

文献

1) 厚生労働省：チーム医療の推進について（チーム医療の推進に関する検討会報告書．平成22年3月19日）http://www.mhlw.go.jp/shingi/2010/03/dl/s0319-9a.pdf 2017.7.15閲覧
2) 渡邊正志・他：多職種チーム医療に求められるコミュニケーションスキル—TeamSTEPPS® から学んだもの—．日本臨床麻酔学会誌，37(1)：88-96，2017．
3) 土蔵愛子：手術看護に見る匠の技．pp21-22，東京医学社，2012．
4) 土蔵愛子：本物の手術室看護師になる．OPE Nursing，17(4)：355，2002．
5) 中島和江：医療従事者の安全を支えるノンテクニカルスキル．http://www.hosp.med.osaka-u.ac.jp/home/hp-cqm/ingai/instructionalprojects/teamperformance/pdf/2012NTS.pdf 2017.7.10閲覧
6) 榎本晶：手術室看護師のノンテクニカルスキル（手洗い従事者の術中ノンテクニカルスキルリスト SPLINTS Scrub Practitioner's List of Intraoperative Non-Technical Skills）評価システムの再考察と今後を考える．医療の質・安全学会誌，9(1)：48-55，2014．
7) 安田あゆ子：手術室におけるチーム医療の実践と手術関連データサーベイランスの必要性．日本臨床麻酔学会誌，33(7)：894-900，2013．

第1章

周術期における手術室看護師の役割

1 術前看護

1. 術前看護とは

　手術看護において術前看護とは，手術室の看護師が手術前日に行う術前訪問や術前オリエンテーションを指すことが多かった．しかし，患者にとっては手術が決定した時点ですでに「術前」という状況になっており，手術決定時から手術に向けて心理的，身体的，社会的な準備を整える必要がある．

　患者は，医師から外科的治療の適応があることを告げられると，まずは自分の病気について理解することが必要になり，それに対してどのような治療が必要で，どのような治療の選択肢があるかの説明を受け，その後短時間での意思決定を迫られる．一旦手術を受けると決心しても「手術を受けたほうがよいのか」「他に治療法はないのか」「この病院でよいのか」など，その意思は揺らぐことがある．また数間が，患者は手術という治療に対して「手術の成功に対する不安」「麻酔に対する不安」「術後の状態・経過に対する不安/心配」「生活への影響に対する不安/心配」「手術の大きさに対する不安」「痛みに対する不安/心配」「傷跡に対する不安/心配」「偶発事故に対する不安」などの多くの不安を抱えている[1]としているように，術前の患者と接する際には，患者が医療者の説明内容を把握したうえで意思決定をしているかを知り，必要に応じてさらなる情報提供を行うこともある．このような患者の術前の心理に配慮しながら，術前のどのような場面であっても不安や心配により揺れる気持ちに寄り添うなどの心理的なサポートが必要である．

　手術前に身体的準備を整えることは，術後の回復過程にも大きく影響をする．例えば，喫煙歴のある患者が手術前から禁煙することは，手術中の気道内分泌物の減少だけでなく，術後の肺合併症の減少にもつながる．手術前から手術後の生活を意識し自己をコントロールすることは，患者自身が手術を乗り越えようとする自信にもつながるため，積極的に働きかけていくことも必要である．

2. 術前外来

　増え続ける医療費を削減するため，厚生労働省は平成18年の医療制度改革において，平均在院日数の短縮を掲げた[2]．これにより，従来であれば入院後に行われていた手術前検査，手術前オリエンテーションなどは外来で済ませ，手術直前に患者が入院するようになった（図1-1）．そのため，手術を受ける患者に対する外来での看護がとても重要となっている．また平成22年に厚生労働省がチーム医療の推進について発表をしたことでチー

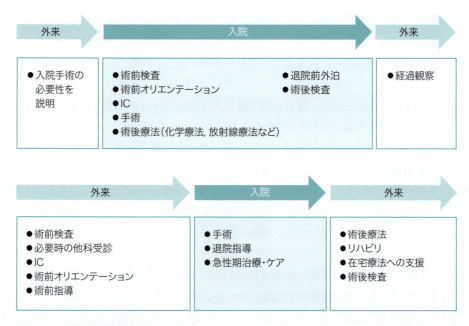

図 1-1　周術期の診療の場の変化

ム医療への関心が高まったことに加え，日本麻酔科学会や日本手術看護学会が周術期管理チームの認定を開始したことで，術前から術後までを通した周術期としての考え方が広まり，外来での術前看護が注目されるようになった．それまでも各地で麻酔科医師の術前外来では手術を受ける患者のリスク管理が行われていた．近年では，手術室看護師が麻酔科医師の外来に同席していたり，術前外来として看護専門外来を担当するなどして，様々な形で手術室看護師が術前の患者と関わっている．

「術前外来は効率的に入院日数の短縮をしつつ，患者リスクの早期発見と麻酔・看護計画立案が可能である面から有用と考えられている」[3]とあるように，術前外来であらかじめ病歴や検査データ，内服薬と休薬状況の確認を行うことはリスクの軽減につながる．それだけでなく，患者の個別性に合わせて必要な検査が行われているかを確認することにより，入院後の検査不備による手術延期や中止なども減らすことが可能となる．この他にも，動揺歯の事前発見・治療により挿管時の歯牙欠落防止，予防接種の掌握などの効果もある[4]．

3. 術前訪問

術前訪問は，手術室看護師が手術を受ける患者の入院病棟に赴き，手術前のオリエンテーション，不安や恐怖に対する心理支援を行うと同時に，患者の身体的なアセスメントを行い，翌日の手術における看護計画を立案する目的で行われる．平成25年に日本手術看護学会会員を対象に行われた「第5回日本手術看護学会会員実態調査結果とその分析」によると，95％以上の施設が術前訪問を実施していると回答しているように[5]，術前訪問は，昭和50年代からその意義が明文化されたことで現在，多くの施設が実施している[6]．

術前訪問では，大きく分類すると「情報提供」「情報収集」が行われる．

「情報提供」では，おもに手術室に入ってから麻酔がかかるまで，手術が終わってから病棟（もしくは回復室やICU）に戻るまでの流れを説明する．その際には口頭で説明するだけでなく，クリニカルパスやパンフレット，ときにはDVDなどを用いて行われることが多い．ツールを用いたとしても，患者の理解度や発達段階に合わせて説明することが重要である．特に小児患者の場合には「まだわからないだろうから説明はしない」「怖がるから手術とは言わない」など，保護者や医療者の思いが優先される場合がある．これに対し，これから実施する行為などについて，医療従事者が子どもに理解できるようにわかりやすく説明し，その内容について子どもの納得を得る「インフォームド・アセント」の考え方が浸透してきている．その際には少しでも実際に使用する物品（酸素マスクなど）に触れさせることで子どもの恐怖心を取り除いたり，興味を持ってもらったりするなどの工夫がされている．

「情報収集」では，患者の手術に対する思い（不安，緊張，期待など）や，アレルギーの有無などだけではなく，関節可動域に問題がないか，開口制限はないか，皮膚の状態はどうかなどを直接患者に確認することで，翌日の患者に起こりうる問題を見出し，看護計画を立てるための情報を収集する．情報収集の際には，問診だけでなく，視診，触診，聴診などをフル活用し，患者にとってリスクとなるような問題がないかを確認する必要がある．

術前訪問で出会う患者は，手術を受ける決心をして入院をしていても手術を翌日に控えて緊張や不安が高まっている．術前訪問では，ただ手術や麻酔についての説明を行い，必要な情報を収集するだけでなく，患者の反応を見ながら柔軟に表現を変えたり，本人に問いかけたり，ときには話を一旦休憩するなどの配慮が必要である．

また，翌日に手術を担当する看護師が術前訪問を行う場合，患者と予め面識を持つことで，信頼関係の構築につながることが考えられる．また事前に患者の顔を確認することは，手術を受ける患者を間違えるような事故を防止できるという効果もある．

様々な目的で行われている術前看護であるが，術前外来や術前訪問で得られた情報は，実際に手術を担当する看護師や手術チームと共有される環境を整えることが重要である．術前訪問は翌日に手術を担当する看護師が行うことも多いが，必ずしもすべての患者に対して行えるわけではない．そのため，術前外来から病棟，術前訪問を行った看護師から病棟など，患者に関する情報や問題，ケアの方向性を伝え，患者がどの場所にいたとしても，一貫した医療，看護が提供されることが期待される．

術前外来や術前訪問を行っていたとしても，手術室看護師が術前の患者に会い，看護をする場面は非常に限られているといえる．どのような場面であっても，術前看護では，患者が手術を受け入れ少しでも不安が少なく手術当日を迎えられるように継続的に援助することと同時に，手術をゴールとするのではなく，患者にとっては長く続く術後の身体の変化や生活をイメージしてもらうための手助けをすることが重要である．

文献
1) 数間恵子・他：手術患者の QOL と看護．pp6-8，医学書院，1999．
2) 厚生労働省：医療費適正化に関する施策についての基本的な方針(平成24年9月28日)　http://www.mhlw.go.jp/bunya/shakaihosho/iryouseido01/pdf/h241025_1.pdf　2017.7.17 閲覧
3) 日本麻酔科学会・周術期管理チームプロジェクト編：周術期管理チームテキスト．第3版，pp334-339，日本麻酔科学会，2016．
4) 山本千恵：オペナースによる術前外来の実際と今後の展望―院内認定看護師制度の導入―．日本手術医学会誌，36(4)：304-307，2015．
5) 大鐘隆宏：第5回日本手術看護学会会員実態調査結果とその分析．日本手術看護学会誌，11(1)：74-98，2015．
6) 石橋まゆみ：手術室看護師が行う術前訪問の歴史的考察―1964～2012年文献より―．日本手術看護学会誌，12(1)：19-25，2016．

2 術中看護

1. 術中看護とは

　手術室看護師は，術前・術中・術後を通して，患者や家族に対してケアを提供するという重要な役割を担っている．米国手術看護協会（AORN；Association of perioperative Registered Nurses）が，手術室看護師の役割を「手術患者を中心として周手術期のプロセスに沿った看護を展開すること（1978年）」と提唱してから，手術室看護師は周術期を通して専門性の高い看護を提供することが求められるようになった．その後，医療の発展とともに近年の手術医療は急速に発展し高度化してきた．とくにロボット支援手術，ハイブリッド手術，移植手術などの最先端手術はめざましい進歩を遂げ，人工臓器置換術，臓器移植術などの手術適応が拡大し，様々な合併症を有する患者の手術が可能となった．このような時代背景から，手術の適応となる疾患や手術方法の拡大とともに，手術室看護師には手術医療の多様化・細分化に伴ったさらなる専門性の高い看護が要求されるようになってきた．

　手術室看護師は，手術という生命の危機的状況にある患者に対してより専門性の高い技術と知識を用いて看護を実践しなければならない．患者に最も近い存在として，安心して手術が受けられるように，不安や恐怖を和らげる関わりをするとともに，手術に伴う侵襲が最小となるように心身の負担を軽減する必要がある．また，患者との短時間の関わりの中から，信頼関係の構築，不安の緩和，フィジカルアセスメントなど多くの専門性の高い手術看護を提供しなければならない．さらに，医師が最良の治療を行えるように必要な器具器材を準備し，場を整え，介助することで，医療者にすべてを託した患者に最良の手術が提供できるように援助することが必要である．また手術医療は，医師，看護師のみならず臨床工学技士，薬剤師など多くの職種が患者を中心としてそれぞれの専門性や役割を発揮している．そのため，手術室看護師は様々な医療関係者との協働のために他職種との連携とチームワークを図りコーディネーターとしての役割を発揮しなければならない．このように手術室看護師は術中において様々な役割が求められており，おもに外回り看護師と器械出し看護師の役割に分けられ，それぞれが連携を取りながら手術看護を提供している．本章では手術中の手術室看護師の看護について解説する．

2. 外回り看護師の役割

　外回り看護師の役割は，術前・術中・術後の周術期を通して患者の安全と安楽を確保す

ることにある．術中の手術患者は，手術侵襲や麻酔による生体への影響が著しいことから，手術患者の呼吸・循環・体温などの全身状態を観察するとともに，急激な変化にも対応できるように予測し準備しなければならない[5〜7,9,10,13]．そのためには，術者，麻酔科医，関連する他職種，器械出し看護師と意思疎通をはかり，協働しながら患者の安全を守る必要がある[5〜10]．そして，手術室ではさまざまな職種がチームとして患者の治療を行うことから，外回り看護師はチームメンバーのコーディネーターとしての役割を果たすとともに，病棟や外来看護師と連携を図り継続した看護を提供していかなければならない[5〜10,13]．また，外回り看護師は身体面への援助のみならず手術室に入室して緊張感や不安感が高まった患者に対して，傾聴やタッチングなどの心理支援を行う必要がある．さらに，褥瘡や低体温などの二次障害予防，体内遺残防止やME機器の取り扱いなどの事故防止，無菌操作や滅菌物の取り扱いなどの感染管理といった安全を確保することも重要な役割である[5,6,9,10,13]．このように外回り看護師の役割は多岐にわたり，手術看護において重要な役割を担っており，外回り看護は手術看護の真髄だと言われている．特に手術体位固定，体温管理，医療安全対策，感染管理，麻酔の介助などは術中看護の重要な役割であり，外回り看護師が積極的に介入できる看護だと言える．

❶ 手術体位固定(p.96参照)

手術中の患者は，手術操作に必要な術野を確保するために術式に応じた手術体位をとる必要があり，手術手技が安全にできる体位であるとともに，患者にとっても無理のない体位でなければならない．特に麻酔中は患者からの訴えが制限されることから，より一層の観察と手術体位への援助を実践し，患者の訴えを代弁した対応が必要となってくる．手術体位については，病院ごとに体位物品を特別に作成するなど病院の手術体位の特徴に合わせて創意工夫することが重要になる．

❷ 体温管理(p.150参照)

手術を受ける患者は，麻酔による体温調節中枢の抑制，室温などの手術室環境，内視鏡下手術に使用する気腹や灌流液などの影響により容易に体温低下を来たす．患者入室前から退室まで体温管理を行い，体温が低下する場合には，加温装置を使用して積極的に体温管理を行う．手術中の体温変動は，中枢温を連続してモニターする必要がある．体温管理には，患者の状態や術式に応じた保温，加温方法を選択する．また，加温装置は使用前点検と設定温度の確認が必要であり，術中も継続して確認を行う．

❸ 手術室の安全対策(p.141参照)

手術医療の質を保証し患者の安全を確保するためにも，全ての手術スタッフが手術室医療安全に取り組むことは重要な使命である．手術室では，患者は手術・麻酔により様々な侵襲を伴い，身体的・精神的に危機的状況に陥っているため，医療事故が発生した場合は生命に直結するような事態となる可能性がある．外回り看護師は，WHO手術安全チェックリストの使用や体内遺残防止，摘出された標本の取り扱いなどの手術室医療安全に積極

的に取り組み，患者の生命が最大限保証されるように手術医療の安全を確保しなければならない．

❹ 感染管理(p.129参照)

手術患者は皮膚を切開し生体内部が暴露されることで細菌による防御機構が破綻し手術部位感染(SSI；surgical site infection)を発症する可能性がある．そのため手術室での感染管理は，標準予防策(スタンダードプリコーション：standard precautions)を基盤とした手術患者個々に応じた感染管理を実践する必要がある．

手術室看護師は，手術室のゾーニングや空調の清浄度の管理や手術器械・器材の洗浄・消毒・滅菌，滅菌器材の管理などの環境を整備して感染管理を行う．また，手術を受ける患者への感染管理のみならず，患者から看護師自身への血液・体液からの暴露を防止するために，個人防護具(PPE；personal protective equipments)を用いて職業感染を防止する．さらに，鋭利器材を取り扱う機会が多いため，針刺し・切創事故に対しての対策を実施し，針刺し事故が発生した場合は各施設のマニュアルに従って行動する．

❺ 麻酔診療の介助・麻酔患者の看護(p.79参照)

全身麻酔は，手術侵襲を軽減する一方で，呼吸・循環など全身の機能に大きな影響を与え，生命の危機につながる合併症を引き起こす可能性もある．そのため手術室看護師は，安全に麻酔が管理できるように麻酔法，麻酔薬，麻酔による身体への影響などを十分に理解し援助する必要がある．特に全身麻酔の導入と覚醒は患者の状態がもっとも不安定となる時期なので，全身麻酔の手順に合わせて安全に麻酔が行われるように介助を行うことが重要である．

脊髄くも膜下麻酔や硬膜外麻酔を含む局所麻酔では，意識下であることが全身麻酔と大きく異なる点といえる．麻酔中は，患者の協力が得られることや患者の表情や言動を確認できることが大きな利点となるため，看護師は患者の表情を観察しながら介助を行う．特に脊髄くも膜下麻酔や硬膜外麻酔では，患者の背部からの処置になるため，患者の協力が得られるように1つひとつの手技や処置の説明を行いながら介助を行う．麻酔の穿刺の際には，患者の不安を助長することのないよう声の大きさに注意し，医療者間での不用意な会話や雑音などに注意することが重要な看護である．

3. 器械出し看護師の役割

器械出し看護師は，手術が安全で円滑に進行するように常に術野を見て手術進行や手術操作に合わせて必要な手術器械・手術材料を的確に迅速に手渡して介助する[5,7~9]．特に看護師は，多くの術式や各手術部位の解剖などの多くの診療科を網羅する知識を習得しなければならず，医師と同等の知識量が求められる．手術開始前に解剖や術式を十分に理解し，術前の患者の情報をアセスメントし看護計画を立案する[8,9]．手術中は，術野を常に観て刻々と変化する患者の状態を情報収集し，計画を修正し看護を実践する．そして，単に指

示された手術器械を手渡すだけでなく，手術進行の先を読み，術野の状況に応じた必要な器械を適切に提供し，医師とともに手術医療を提供する[5,7〜9,14]．また，患者確認・手術部位確認・無菌操作の徹底・体内遺残防止・標本管理などの患者の安全管理についても器械出し看護師が実践する[6,7,9]．手術看護業務基準[15]では，「器械出し看護師は患者に最も近い位置にいることから，手術が誠実に行われたことの証明役を担わなければならない」と明記されており，患者の尊厳を守る擁護者としての役割も求められる．

1 術中をみすえた手術前の準備

術前の準備は，手術中のすみやかで適切な器械出し看護を行ううえで重要である．

器械出し看護師は，手術前に術式や患者の体型，状態に応じて手術に使用する器械や器材を，滅菌ドレープを敷いた器械台の上に準備する．器械・器材は開封する前に，滅菌の有効期限や滅菌パックの汚染や破損状況を確認する．手術開始前までに，器械の動作確認とともにネジの緩みや破損状況について点検を行い，器械やガーゼの数を正確に数える．また，円滑で迅速な器械出しのために，器械を手術の進行に合わせて整理し，メスや針などの鋭利器材は切創を起こさないように準備する．可能な限り，手術開始前に執刀する医師に術式や使用する器械・器材について情報交換し，手術進行の確認とともに不足物品を確認し準備する．

2 手術野の情報把握と手術器械・材料の管理

器械出し看護師は，術野から目を離さず，手術の進行状況を把握し，急激な出血や状態の変化に対応しなければならない．手術中は患者の状態を予測した対応ができるように，外回り看護師や麻酔科医師とコミュニケーションを取り手術チーム全体で手術野の情報を共有する．医師と密にコミュニケーションを取りながら，手術進行の先を予測して器械・器材を迅速かつ正確に提供する．そのためには，常に器械台の上は整理整頓を行い，器械・器材の場所を把握しておく．特にメスや針などの鋭利器材などの取り扱いは，施設のマニュアルに基づいて医師や看護師間で統一した方法で管理する．摘出された臓器や組織は，患者の治療方針を決定するために厳重な取り扱いが必要であり，必ず医師に部位や名称，検査の方法を確認するとともに紛失しないように慎重に管理する．また，器械出し看護師は，手術野の無菌状態を維持するために，消化管に触れた器械を不潔とみなすなどの創分類に応じた器械の管理や手袋交換などの清潔操作や感染対策を徹底する．ガーゼや器械，針などの体内遺残を防止するために手術創を縫合する前に必ず数量や形状の確認を行い，可能な限り複数名の看護師で確認を行う．

文献

1) 土藏愛子：手術看護に見る匠の技．東京医学社，2012．
2) 矢永勝彦・他：系統看護学講座 別巻 臨床外科看護総論．医学書院，2011．
3) 雄西智惠美・他：成人看護学—周手術期看護論第2版．ヌーヴェルヒロカワ，2009．
4) 山田豊子：日本手術室看護の歴史から観た専門性の課題．京都市看護短期大学紀要，33：29-37，2008．
5) 櫻井未香：手術室看護の専門性の探求手術室看護師の能力について．日本手術医学会誌，25(1)：62-64，2004．

6) 深澤佳代子：看護基礎教育から見た手術室看護の専門性．日本手術医学会誌，25(1)：83-85，2004．
7) 深澤佳代子：手術室看護の専門性についての一検討―手術看護と救急看護の比較―．日本手術医学会誌，26(3)：262-264，2005．
8) 佐藤紀子：手術室看護の専門性とその獲得過程について．日本手術医学会誌，22(4)：290-294，2001．
9) 吉川有葵：手術室における Expert Nurses の看護実践．日本クリティカルケア看護学会誌，8(3)：36-48，2012．
10) 土蔵愛子：手術室看護師が用いる看護技術の特徴―手術室準備から執刀までの外回り看護師の実践から．日本手術看護学会誌，5(1)：5-13，2009．
11) 土蔵愛子：手術室看護師の看護技術修得に影響するもの．日本手術看護学会誌，7(1)：3-9，2011．
12) 吉田和美：手術室看護師が経験している手術室看護の魅力．日本赤十字看護学会誌，12(1)：27-35，2012．
13) 中村恵：手術室に勤務する外回り看護師の専門職的自律性と看護実践．日本看護研究学会雑誌，27(4)：35-44，2004．
14) 日本麻酔科学会：安全な麻酔のためのモニター指針．2014年7月改訂，http://www.anesth.or.jp/guide/pdf/monitor3.pdf　2018.10.01　閲覧
15) 日本手術看護学会　手術看護基準・手順委員会：手術看護業務基準．日本手術看護学会，2017．
16) 日本手術医学会：手術医療の実践ガイドライン．日本手術医学会誌，34，2013．

3 術後看護

1. 術後看護とは

　手術を受けた患者は，多かれ少なかれ手術による侵襲を受けている．手術室看護師は術後訪問において術中行った看護について，例えば皮膚異常が生じないように入れたクッションは有効だったか，間欠的空気圧迫装置を装着していたが，深部静脈血栓症（DVT；Deep Vein thrombosis）を発生することなく離床することができているのかなどの確認を行う．このことは，自分が行った看護の評価という一面もある．しかしそれだけでなく，手術室看護師が主に担当する手術室での術中看護の問題点の多くは，手術室退室時までに問題が発生しなかったら終了するものではない．術後も継続して観察やケアが必要な手術に関連する術後の問題については，手術室退室時に申し送りをすることで病棟看護師と共有されるが，その内容ついて病棟で継続した看護が行われていなければならない．そのため，術中あるいは術前から患者の術後の状態を予測し，術後訪問において患者の回復状態を確認することや，残存する問題について病棟の看護師によって何らかの対応が取られていることを確認することが重要となる．

2. 術後訪問

　術後訪問は，手術室看護師が患者に行った看護について評価するために行うとされてきた．しかしながら，平成25年に日本手術看護学会会員を対象に行われた「第5回日本手術看護学会会員実態調査結果とその分析」によると，平成21年に行われた前回調査と比較すると，その数は微増したものの，現在でも術後訪問は30％程度の施設でしか行われていないように，95％が行っている術前訪問と比較しても，定着しているとは言い難い状況がある[1,2]．これは，術前訪問の目的が術前オリエンテーションや情報収集のように明確である反面，術後訪問の目的が自分の行った看護の評価であるとすれば，そのために患者のもとに行きにくいなど，術後訪問そのものにやりがいを感じられないという心理的な躊躇がある．またそれだけでなく，手術を終えて回復過程にいる患者の状況は様々であり，どのタイミングで患者のもとを訪れたらよいのかの判断がつかないなどの不明確さも加わり，手術室看護師にとって術後訪問の意義が見出しにくい状況が考えられる．手術という患者にとっての人生のイベントを円滑に行うために，入院前の術前から様々な職種が連携をして準備を整えるが，手術が終わった術後の患者に対して，手術室看護師にはいったい何ができるのだろうか．

例えば側臥位の胸部手術の場合，術後の患者は手術創とはまったく異なる肩の痛みを訴える事がある．手術室看護師であれば，側臥位で上側の上肢を挙上していたことが原因ということを予測できる．しかし，患者も病棟看護師も一見すると手術との関連のない場所の痛みの原因がわからず，特に患者は不安を感じる場合が少なくない．手術室看護師には手術中の患者のそばにいるからこそ分かる，伝えられることがあり，それは「ここに痛みを感じるのは正常なのか」という患者の疑問を解決できる看護師でもあるのである．

　術前の患者は「本当に手術が必要なのか」などの思いの中で揺れ動いている（参照：術前看護）．手術を受ける決心をしていても，患者にとって手術とは人生をかけたイベントであり，術前という危機に直面した患者の心理は複雑で，葛藤や苦悩を伴う場合が多い．術後の患者は，中には手術により受け入れがたい身体の変化をきたす場合もあるが，手術を乗り越えこれからは術後の身体と折り合いをつけながら生活をしていくことになる．雄西は，術後の継続看護の中では，患者自身が自分に自信を取り戻すことを目指す援助が必要であり，そのためには，患者は手術体験や自分と周囲の人々について深く洞察する機会を作ることが有効であるとしている[3]．患者が病気や手術の体験を振り返ることで，肯定的，否定的な感情も受け入れることが可能となる．手術室看護師が術前，術中を通して患者のそばで手術を乗り越えた医療者として，現在の患者の感情を受け止め，支持することは，患者にとって回復過程の支えとなるであろう．

文献
1) 大鐘隆宏：第5回日本手術看護学会会員実態調査結果とその分析．日本手術看護学会誌，11(1)：74-98，2015．
2) 木村三香：第4回日本手術看護学会会員実態調査結果とその分析．日本手術看護学会誌，6(1)：68-94，2010．
3) 雄西智恵美：周手術期看護論．第3版，pp230-250，ヌーヴェルヒロカワ，2014．

4 倫理的役割

1. 倫理面への配慮とアドボカシー

　手術は，治療とはいっても患者の身体に意図的に損傷を加える治療である．手術医療は，人工的に作り出した無菌的環境で密室性の高い手術室で，医師・手術室看護師などの多種多様な専門職で構成されたチームが術前に十分なインフォームドコンセントにより患者が選択した手術という治療を提供することである．手術中の患者は，治療とはいえ麻酔の影響や非日常的で特殊な環境におかれるため，自分で意思決定することができない状況になる．手術医療を選択した患者・家族は術中の生命存続の絶対的信頼を医師・手術室看護師に託している．その状況で手術医療に携わるすべての医療者は手術中の患者の安全・利益を保証しなければならない責務がある．とりわけ手術室看護師には，生命の安全を最優先し患者個々に合わせた安楽な状態で手術が終了するまでの患者の人権を尊重した看護が求められる．

　看護師が厳守しなければならない規範として，「保健師助産師看護師法」や「医療法」などの法律が存在する．また，看護の専門職者が自覚しなければならない職業倫理が「看護者の倫理綱領」である．「看護者の倫理綱領」[1]は，あらゆる場で実践を行う看護者を対象とした行動指針であり，自己の実践を振り返る際の基盤であるとともに看護の実践について専門職として引き受ける責任の範囲を，社会に明示している．また，日本看護協会が提示している「看護業務基準」[2]には，看護実践の基準(1-1 看護実践の責務)で「全ての看護実践は，看護職者の倫理綱領に基づく」とあり「看護職は，免許によって看護を実践する権限を与えられた者であり，その社会的な責務を果たすため，『看護者の倫理綱領』を行動指針として看護を実践する」と基準化している．すなわち看護師は，看護業務を実施する際には必ず倫理綱領に則って規範に基づく行動をとらなければならない．つまり，手術室看護師には看護者の倫理綱領に則り，患者の権利や尊厳を擁護する役割がある．

　しかし，手術チームは多職種で構成され患者ごとの期間限定のチームメンバーであり手術という高度な技術を要し患者に大きな侵襲を与えるため常に緊張状態におかれる．そのため，価値の対立やジレンマを抱きやすく倫理的問題が発生しやすいといえる．

　看護師には，看護実践上の倫理的意思決定の基盤となる概念であるアドボカシー（擁護），責務と責任，協力，ケアリング[3]に則った看護を展開することが期待されている．しかし，手術室看護師はこの概念のうち「アドボカシー」「責務」「ケアリング」の実践に苦悩し，多職種や患者との関係性において葛藤を抱きやすい[4]と言われている．

　手術は治療行為であり，その行為を行うことができるのは医師だけである．そのためど

うしても医師主導になりやすい．この状況下において手術室看護師は，医師には言えない，気まずくなる，医師に気を遣うあまり患者への配慮が薄れる，といった患者より医師・医療従事者との関係性を優先した行動をとりかねない．これらは，手術室看護師は患者を擁護する立場に立てていない．また，手術室看護師は病棟看護師と比較すると患者・家族と接する時間が少ないため，意思の疎通が図りにくく信頼関係が築きにくい．また，手術室は手術の円滑な進行が優先され1日に多くの件数をこなさなければならない．さらに緊急手術への対応も求められ，効率的に遂行することが優先され多忙を極める．これらのことから手術室看護師は患者との信頼関係が築けずに患者を中心に考えることができず，不安と緊張状態の患者の思いに寄り添うことができなくなる．患者の意識がないことを幸いとばかりに術中に患者への配慮を欠いた不適切な会話，術野以外の身体に寄りかかる，身体を物のように扱う，など医療者は無意識に患者の尊厳を守らず敬意を欠いてしまう．また，手術室では治療のため患者は衣服を身に着けられない状態で自分自身を他者にさらすことになる．このようなことが日常的になり医療者の患者のプライバシーに対する意識が次第に欠如し，患者は知らないうちに自分のプライバシーを侵害される．これらの行為は，「看護者の倫理綱領」[1]の第6条「看護者は，対象となる人々への看護が阻害されているときや危険にさらされているときは，人々を保護し安全を確保する」に反することになる．さらにこれらは患者の人権を無視する行為であり，不安と期待を抱きながら手術に臨んだ患者の信頼を裏切る不誠実な行為である可能性が高く，第1条「看護者は人間の生命，人間としての尊厳及び権利を尊重する」および第3条「看護者は対象となる人々との間に信頼関係を築き，その信頼関係に基づいて看護を提供する」こと，さらに第5条「看護者は，守秘義務を遵守し，個人情報の保護に努めるとともに，これを他者と共有する場合は適切な判断のもとに行う」にも反することになる．

　また，手術中は麻酔などにより患者は十分な情報提供を受けることや，自分の意思で物事を決めることができない．たとえば，術中に予期しないことが発生する，生命の危険度が高い治療が必要となる場合など，患者の予後に大きな影響を及ぼす事態が発生することがあるとしても，このような非常に重要な自分自身の状況を理解したうえで意思決定することができない．手術室看護師は患者の意志を尊重し擁護する責任がある．術前の患者訪問で患者の意思を確認しておき手術中に患者の意志が必要とされた場面が生じた場合は積極的に患者の意志をチームに伝え家族と連携して安全に手術が終了するように見守っていく義務がある．手術室では患者が何をされているかわからない状態にあるからこそ他の領域にない，看護師として見守る，という大きな倫理的役割の特徴があるといえる．

　サラ・フライは，患者と看護師の関係の視点からアドボカシーの3つのモデル[5]を示している．①権利擁護のモデル：看護師は患者の権利について説明し，患者がこれらの権利について理解したことを確認し，患者の権利に侵害があった場合は報告し患者の権利の侵害を防ぐ．②価値による決定モデル：看護師は患者に決定や価値を強要せず患者の信念や価値に最も近い決定ができ，いろいろな医療の選択肢がもつ利点や欠点を患者が検討できるように援助する．③人として尊重するモデル：看護師は患者の基本的人権をまず考え，次に患者の人間としての尊厳，プライバシー，選択を守るために活動する．患者が選択で

きない状態のときは，患者が病気になる前に言っていたあるいは患者の家族や代わりに決定する者が言うように患者の福利について代弁する．患者の福利について言うことのできる人が誰もいない場合は，看護師はできる限りの看護能力を駆使して患者にとって最も良いと思われることを行う．手術室看護師は，術中の患者の権利の擁護者としての役割を常に意識し，高い倫理感を持ち実践することが求められる．

手術室看護師には，麻酔・手術という人生の危機に臨み，自らの意思を表現できない状況にある患者の安全・安楽を保障し，手術が円滑に進行できるように専門的な知識と技術を提供するという役割がある．患者・家族は手術医療を選択し，希望・期待・不安を抱いて手術室に来られる．手術室看護師は安全・安心・円滑な手術医療を提供する手術チームの一員として患者・家族に一番近い存在であり，また，代弁者としての役割を果たし患者を擁護しなければならない．それゆえに，手術室看護師の役割は代替できないものであり，その専門性の発揮は手術医療において必要不可欠である．手術看護の専門家として，術中に何の意思表示ができなくともそこに生き手術医療を受けている人の存在を尊ぶ厳しい姿勢で看護を実践しなければならない．

2. 事例

右指を不全切断し局所麻酔で再接着術を受けた女性J氏との手術室での関わりをナラティブで紹介し，事例として考えてみたい．

> J氏は右手を左手で支えるようにして車いすに座っていた．指が不全切断となったため，大変な思いをしているだろう，これは危機的状態であると考えた私（看護師）はJ氏に挨拶した．J氏は眉間にしわを寄せ，微かに震えているようだった．J氏の傍にしゃがみ込み「大変でしたね．痛いですか？　ビックリしましたでしょ」と声をかけ，背中をさすった．J氏は「そうですね」と涙ぐんだ．「そうですよね．まさかこんなことになるなんて，思ってもいませんでしたよね」と返した．J氏は「そうなんです．あっという間でした．私，乳がんの手術をしているんです．左手が……．また，右手もこんなことになってしまって」と言った．私は，乳がん術後の後遺症があるのだと思った．「左手，むくみや痺れがあるんですね」J氏は「そうなんです」と涙ぐんでいる．引き継ぎが終わるまでの2〜3分のことだった．私はJ氏が手に対していろいろな思いを持っていると感じた．
>
> 車いすで手術室内に移動する．車いすを押しながら入室してからのモニタリング・腕神経叢ブロックについて説明した．入室後モニタリングをしたところ血圧に異常はなかったが心拍数が速かったため，深呼吸を促した．処置ごとに内容を説明し，神経ブロックの際は左手を握って傍にいた．手は末梢冷感があったので，過緊張により交感神経興奮状態であると思った．J氏はずっと私の手を握っていた．神

経ブロックが効き，痛みも取れたのでJ氏の心拍数も落ち着いた．不全切断の指の色が悪く皮膚一枚のみで，かろうじて付いている状態だった．手術が始まり，J氏はずっと閉眼していた．痛かったり何かあったら我慢しないで伝えるように話した．J氏は「手を握って痛かったでしょ．ありがとう」と私の顔を見た．私は「とんでもない．かまいません」と話した．受け持ち看護師に入室前のJ氏との関わりを情報提供し手術室から出た．

　数十分がたち，なんとなく気になった私はもう一度J氏の手術室を訪室した．医師が手を止めており，様子がおかしいと感じた．医師は訪室した私の顔を見て，首をかしげた．そしてJ氏に「血管が細く，今再接着術をしても指として機能しない．さらにつないでも血行が悪く壊死を起こしてしまう可能性が高い．これから数時間がんばっても無理です．指を切り落として丸くしたほうが良いでしょう」と説明した．私はJ氏の傍にしゃがみ込みJ氏の表情を見ていた．J氏は呆然としていた．「でも，つないで欲しい」と声にならない声で話した．私はJ氏の手を握り溢れる涙を拭いていた．「Jさんは，つないで欲しいそうです」と医師に言った．しかし，医師は同じ内容の説明を繰り返した．J氏は，私の手をぎゅっと握りしめたまま涙を流していた．「でも……」と声にならなかった．私は，「先生，Jさんは乳がんの手術をしてから左手が思うようにならないので，だからできればつないで欲しいそうです」と伝え，J氏に「そうなんですよね．機能しなくてももし腐ったとしても今はつないで欲しいんですよね」と声をかけた．J氏は涙ぐみながら大きくうなずいていた．しかし医師は譲らなかった．これではJ氏の意志決定が尊重されないと考えた．麻酔の効果時間も短くなっていく．私は医師に夫の意見も聞いてみるように提案した．J氏にもご主人にも相談にのってもらうことを提案した．医師もJ氏も承諾した．すぐに病棟に連絡し夫が手術室にこられた．私は夫に，今の状況とJ氏の意志を伝えた．夫は「そうなんです．あいつは乳がんしてから腕が思うようにならなくてつらいんです．これで右手もそんなことになったら」と言った．その後，医師が夫に説明した．夫は乳がんの術後の後遺症に対するJ氏の思いを話し，J氏の希望通りにして欲しいと話した．すると医師は「分かりました」ときっぱり言った．「これから予定通り手術を行います」と告げ手術室に戻った．夫は「よろしくお願いします」と頭を下げ病室に戻った．医師はJ氏に「指つないでみます」と話し手術を再開した．私はJ氏に「ご主人もJさんと同じ思いでしたよ」と伝えた．J氏は大きくうなずき「そうですか」と言った．「これから長くなりますが，頑張ってくださいね．痛かったら遠慮しないで言ってくださいね」と話した．医師も「頑張ろうね．よし頑張るぞ」と顕微鏡に向かった．

　医師が患者，家族の意志決定を尊重しリスクの説明をした後，J氏は再接着手術を受けた．手術はその後4時間かかり，途中で麻酔の効果も切れたため，再度術中にブロックが追加されるなどしたが，J氏は泣くこともなく手術を終えた．術後の

> 経過は良好で血行不良に至らず指の機能を回復することができた．

　この事例では，看護師は入室前のJ氏の不安な思いに共感している．その関わりによりJ氏の思いや考えを引き出すことが出来た．緊急手術において術前の短時間の患者との関わりであってもJ氏の意志を確認した．手術の途中で医師から，傷の状態から再接着術ではなく断端形成術に移行することを告げられた．その重要な意志決定の場面において，看護師はJ氏の価値観や患者自身の思いを尊重したケアを実践している．パターナリズム（父権主義）に陥りやすい状況でJ氏と医師のコーディネーター役となり，J氏の再接着術をしてほしいという意志を伝えている．

　また，重要な意志決定の場面で，看護師はJ氏の意志を確認し，医師による夫に対するインフォームドコンセントの場を提供した．ともすればJ氏は，医師と患者のパターナリズムに陥り，納得できずに断端形成術を受けたかもしれない状況であった．今回のJ氏は，再接着術を受け幸いにも経過は良好であった．看護師の関わりによりJ氏も夫も医師より説明を受け，リスクも含め納得し治療を選択することができたといえる．

　手術医療において患者は非日常的な環境に置かれる．さらに緊急手術の場合は心理的・身体的・社会的に危機状態に陥っている．その状況で患者・家族のその後の人生を左右する意志決定をしなければならない．患者の一番身近にいて支援する手術室看護師は，このような患者の意志決定を支援する役割と責任がある．

3. 患者・家族の代弁者・擁護者としての役割

1 患者の意志を尊重し擁護する責任

　手術室看護師は，術前の患者訪問や緊急手術の場合などは短時間の術前の情報や関わりから患者の意志を確認する．そして，手術中に患者の意志が必要となる場面が生じた場合は積極的に患者の意志を医療チームに伝えなければならない．手術室において，患者は自分自身がどういう状況にあるかわからない．だからこそ看護師として患者を見守る，という大きな倫理的役割がある．患者の意志を最優先し，患者に代わり患者の意志を医療チームに伝えることで患者を擁護しなければならない．

2 家族への看護実践

　手術看護は，患者中心の看護であることはいうまでもない．さらに，家族への援助も重要な看護の1つである．家族にとっても家族の一員が手術を受けることは患者と同じくらい不安を抱いている．手術室看護師は家族に安心感を与え，家族としての役割が果たせるように援助することが重要となる．術前の患者訪問の際には家族にも同席してもらい情報を提供する．術中は，手術室の外にいる家族の不安に共感する姿勢を忘れてはならない．

手術時間の延長や急変，予測しない術式変更などがあった場合，家族に対する手術チームとしてのケアを行わなければならない．手術室看護師は，手術チームに働きかけ，必要に応じて手術室看護師や医師より手術の様子や経過を伝え，家族が安心し納得できるように関わることが家族への看護実践となる．

> **memo インフォームドコンセント**
>
> 　インフォームドコンセントとは，患者・家族が病状や治療について十分に理解し，また，医療職も患者・家族の意向や様々な状況や説明内容をどのように受け止めたか，どのような医療を選択するか，患者・家族，医療職，ソーシャルワーカーやケアマネジャーなど関係者と互いに情報共有し，皆で合意するプロセスである．
> 　インフォームドコンセントは，ただ単に病状を告げ，同意書をとることではない．日常の場面においても，患者と医療職は十分に話し合って，どのようなケアを行うか決定する必要がある．
>
> http://www.nurse.or.jp/nursing/practice/rinri/text/basic/problem/informed.html
> 日本看護協会HP　看護実践情報　看護職のための自己学習テキスト　基礎知識編　看護職が直面する倫理的問題とその考え方　インフォームドコンセントと倫理　倫理的課題の概要（2017.4.29 閲覧）

文献
1) 日本看護協会：看護者の倫理綱領
　　https://www.nurse.or.jp/rinri/case/assent/column.html　2017.4.29　閲覧
2) 日本看護協会：看護業務基準
　　http://www.nurse.or.jp/nursing/practice/kijyun/pdf/kijyun2016.pdf　2017.4.29　閲覧
3) 日本看護協会：看護実践情報　看護倫理――看護職のための自己学習テキスト基礎知識編看護実践上の倫理的概念
　　https://www.nurse.or.jp/nursing/practice/rinri/text/basic/approach/index.html#p2　2017.4.29　閲覧
4) 中村裕美・志自岐康子：手術看護における倫理的課題．日保学誌，8(4)，218，2006．
5) サラT. フライ，メガン・ジェーン・ジョストン：Ethics in Nursing Practice A GUIDE TO ETHICAL DECISION MAKING．第2版．ICN，2002/片田範子，山本あい子訳：看護実践の倫理　倫理的意思決定のためのガイド．第2版．pp48-49，日本看護協会出版会，2005．

> **COLUMN** 認定看護師に期待すること

　手術看護領域の認定看護師教育は，2004年東京女子医科大学，2013年兵庫医科大学，2014年福井大学でスタートしました．2018年7月現在，591名の手術看護認定看護師（日本看護協会ホームページより）が誕生し，現場で活躍しています．長年，手術看護に関わってきた者として，認定看護師が職場や地域，学会などで大きな成果を上げていることをたいへん嬉しく思います．今後の皆様のご活躍に期待を込めて，応援のメッセージを送ります．

1．手術看護の専門性を実践で意識してほしい

　あらためて，手術看護の専門性7項目を示します．
　①心身の危機状態のアセスメント　②心理的支援　③安全の確保（体位の固定，体位固定に関連して起こる二次障害の予防，体温管理，事故防止，感染防止など）④手術の器械出し業務　⑤急変での対応　⑥チームプレイ　⑦倫理的配慮
　これら手術看護の専門性を如何に実践の中で意識し，看護行為として示すか！看護行為の1つひとつが，目の前の患者にどのような意味があるのか？　常に自分やチームの行動に対し，問いかける習慣をつけてください．
　手術医療で協働する多くの職種は，それぞれの専門性を追求しています．その中にあって手術室看護師は，手術を受ける患者の安全・安楽・安心を守るために，従来から以下の3つの視点を大切にしてきました．それは，患者の情報を多職種間で共有すること，職種間のコミュニケーションの重要性，そしてチームマネジメントです．これらのことを常に意識して，看護を実践していただきたいです．

2．手術医療一連の連携に関わってほしい

　在院日数の短縮や超高齢化など，医療を取り巻く環境は著しい変化を遂げています．手術が決定した段階（外来）から，手術や麻酔の説明をし，患者・家族が手術を決定するための教育的支援が必要であり，退院を見据えた生活者としての支援も重要です．外来（地域）・病棟・手術室・ICU・病棟・外来（地域）という一連のプロセスの連携には看護師の力が必要です．特に手術や麻酔の実際や手術室内での患者の状況やリスク，手術環境を熟知している手術室看護師が，他職種や他領域の看護職たちに積極的に声をかけ，意識的に情報を確認し，発信していく必要があります．この役割をぜひ認定看護師の方々に担っていただきたいです．

3．生き生きと輝いていてほしい

　認定看護師として10年以上経つ人，経験の浅い人，それぞれが多くの課題や他者からの期待に押しつぶされそうになることが多くあると思います．他者との関係のなかで，人間として職業人として成長していってください．そのためには，自分

のあり様，他者との関係について振り返り，自分を冷静に見つめ，頑張っている自分を認め褒めることも重要です．

1）目標を明確にする

目標は，組織や上司・スタッフの意見も取り入れながら，可能なものから設定してみましょう．達成のために一歩一歩前に進み，達成感や満足感を味わってほしいのです．上手くいかなくても，その目標に向かって頑張っている自分を認めてあげてください．自分一人ではなく，他者の力や言葉も助けにして，また，物事は簡単にはうまくいかないことも念頭に置いてください！

2）良い人間関係作り

組織内の仲間とたくさんディスカッションしてほしいと思います．その中で，上司や同僚・先輩・他職種が何を考えているのか，どのようにしたいと思っているのか？　何を自分に期待しているのかなどを受け止めてください．そして自分が何を考え，何をしたいと思っているのか？　どういう協力がほしいのか？　などを言葉にして伝えてください．

日々，手術看護の専門性を意識した看護行為を実践し，スタッフのロールモデルとなってください．スタッフに対しては，看護行為の根拠をわかりやすく説明し，共に看護を実践し，積極的にポジティブなフィードバックを行う，意識的に後輩に重要な役割を任せ，見守ることも効果的です．また，他職種のメンバーにも積極的に声をかけることにより，職場の雰囲気も良くなります．人間関係が良いと，楽しく仕事ができますし，安全も担保できます．

3）チームとしての達成感

手術チームとしての共通の目標である，患者の安全・安楽・早期回復・患者の生き方の尊重などを，メンバーと共に実践してください．看護師の持っている情報を積極的に提供し，他職種の情報をもらい，互いに助け合い良い成果を出す．特に難しい手術やハイリスク，新しい手術などの時には多職種カンファレンスでお互いの役割を確認し，声を掛け合い手術が予定通りに終了し，「ありがとう！お疲れ様」と言い合えたら，嬉しいですね．また，術後訪問で，患者の経過が良好で，患者から感謝の言葉をいただいたとき，手術チームのメンバーとして最高です．

4）自分の内的感覚を大切に

忙しく大変な業務であっても，組織に貢献しているという実感が持てたらいいですね．学会や研修会の参加により，新しい知識・技術の習得をすること，仲間と語り合うことはワクワクします．厳しい職場環境ですが，看護することが楽しく思えたり，上手くいったらそれを糧に，上手くいかなかったら次にどのようにすればよいか工夫したりするなどポジティブ思考で行動しましょう．他者に感謝の気持ちを持ち，今ここにいる自分を OK とする感覚を持ってください．

5）手術看護を研究的視点から整理してほしい

　安全の確保（感染予防　医療事故予防　患者の損傷　体温管理等）に関する研究は今までも多くの施設で行われています．今後は，人材育成（手術領域として他の領域と違う関わり，対応，方法），患者の倫理的擁護者としての役割，手術チームにおける手術室看護師の役割（コミュニケーション，人間関係，マネジメントなど），器械出し看護の専門性，手術医療の効率性・経済性などの研究に取り組んでいただきたいです．

6）仕事以外の自分を大切に！

　仕事から自分を解放して，趣味や地域活動でリフレッシュするなど，私生活を楽しんでください．また，自分を磨くことも自信につながります．

〔菊地　京子〕

第 2 章

手術侵襲と生体反応

1 手術侵襲と生体反応

　生体の内部環境は，外部からの刺激を受けたとしても，内部環境を一定の状態に維持するよう調整する力が働く．この生体の特性を恒常性(ホメオスタシス)という．この維持された内部環境に変化をもたらすような，生体への刺激を「侵襲」という．

　侵襲は，手術操作や検査，外傷，温度変化や騒音など外部からの間接的直接的な刺激である物理化学的侵襲，睡眠不足や飢餓，疲労や感染など生体の内部からの刺激である生物学的侵襲，不安や緊張，恐怖や興奮などの情動の変化に伴う社会的侵襲に分類される．

　手術操作であるメスや剪刀類での切開，鉗子による剥離や把持，筋鉤やレトラクターを用いた牽引・圧排，電気メスなどによる凝固，出血や結紮，血管の遮断などによる循環の変動や細胞の損傷，組織の断裂などは，生体の許容できる限界を超えた侵害刺激であり，手術侵襲と呼ばれる．また，これらの痛み(侵害刺激)や炎症を伴う侵襲以外にも，手術に対して患者が感じる不安や恐怖といった心理的ストレスは，自律神経や内分泌，行動反応に影響を及ぼし，術野展開による体腔の露出なども寒冷刺激によって体内の熱を奪うことから手術侵襲に含まれる．

　手術侵襲によって術野で起こる局所的な反応に加えて，自律神経系，代謝・内分泌系，免疫系を中心に全身的な防御反応も起こる．これを生体反応という．生体反応は侵襲の大きさ，時間，生体の持つ予備能などによって異なる．日常的な生活場面では侵襲を受けることを回避する，または対処行動を取ることができるが，手術を受ける患者は，全身麻酔であれば麻酔の影響によって意識を消失しており，局所麻酔であっても手術台の上で行動を制限されているため，侵襲に対する対処行動をとることができない．そのため，手術室看護師は麻酔科医師とともに患者の擁護者として安全を守る重要な役割を担っている．

　手術看護の臨床実践では，手術侵襲や麻酔の影響，それに伴う生体反応は手術の進行に応じて常に変化しているため，術野の状況と各種モニター機器，身体の観察を総合的に判断しながら看護を提供していくことが重要である．

1. 侵害情報の伝達

　手術による組織の損傷によって，皮膚や筋肉，関節や内臓等の感覚神経末端に分布する自由神経終末に痛みの刺激(侵害刺激)が与えられる．血管の損傷により出血を伴うため循環血液量は減少する．損傷部位からは細胞間情報伝達物質(ケミカルメディエータ)が産生され血管透過性が亢進する．血管透過性の亢進は血管内の細胞外液を血管外に漏出させ，非機能的細胞外液(サードスペース)に移行する．

　生体には，内部環境の変化に即応するために，生体内を監視するさまざまな受容器が存

表2-1 おもな受容器の働き

受容器	検知する対象	分布	伝達経路
侵害受容器	痛みや熱，機械的刺激，化学的刺激	皮膚・筋肉・関節・内臓	大脳皮質・辺縁系
圧受容器	血管の緊張，血圧変動	頸動脈，大動脈弓部	脳幹
容量受容器	静脈系の血液容量の上昇・下降	右心房静脈接合部，肺血管，左心房，腎傍糸球体輸入細動脈	視床下部
浸透圧受容器	ナトリウムイオンの上昇・下降の変化	前視床下部	視床下部
化学受容器	吸気・呼気のリズム，体液中の酸素濃度，二酸化炭素濃度	延髄，頸動脈小体，大動脈小体	延髄

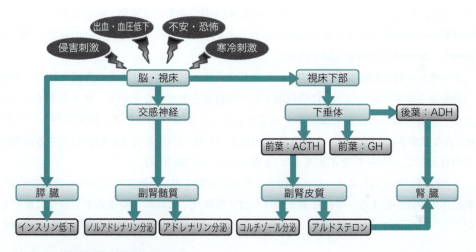

図2-1 侵害情報の伝達経路と反応

在する（表2-1）．侵害刺激や組織の損傷，痛みを感知する侵害受容器，血圧を感知する圧受容器，血液容量の増加・減少を感知する容量受容器，電解質の変化を感知する浸透圧受容器，細胞環境の変化を感知する化学受容器などから刺激が自律神経中枢に伝達され，情報として統合され，身体の各部位に指令を伝えることで生体反応が引き起こされる（図2-1）．

2. 自律神経系の生体反応

自律神経は全身に分布しており，随意的制御を受けることなく呼吸・循環・代謝・消化や排泄などの自律機能を環境の変化に対応させ，恒常性を維持する役割を果たしている．おもに内臓，血管平滑筋，心筋などに分布しており，生体を緊張状態にする交感神経と，安静状態にする副交感神経に分類される．心臓，肺，消化管，膀胱，膵臓などは交感神経と副交感神経双方にコントロールされており，機能の亢進と抑制をしながら調整されてい

る．一方，血管や副腎髄質，汗腺などは交感神経，瞳孔括約筋は副交感神経のみでコントロールされている．

　受容器から脳幹や視床下部に伝達された情報は，大脳皮質を介しない反射として，脊髄から標的器官まで神経線維を通って伝達される．交感神経は，神経節で複数の節後線維に接続されており同時に複数の反射を引き起こすのに対し，副交感神経は単一の標的器官に作用する特徴を持つ．交感神経では，節後線維終末よりノルアドレナリンが分泌され，各臓器のα1，α2，β1，β2受容体に結合することで異なる生体反応を引き起こす．副交感神経では，節後線維終末からはアセチルコリンが分泌され，ムスカリン受容体と結合する．

3. サイトカインによる炎症反応・免疫系

　侵襲に対する情報伝達物質として，サイトカインは多くの役割を担っている．サイトカインとは，単球，マクロファージ，リンパ球，好中球，血管内皮細胞，線維芽細胞など種々の細胞から分泌されるホルモンに似た低分子タンパクの総称で，免疫反応の強さと期間を調節し，細胞同士の情報交換を媒介している．

　ホルモンが特定の臓器に作用するのに対して，サイトカインは多くの作用を持ち，多数の細胞から産生されつつ互いに情報網としての役割を果たすことから，サイトカインネットワークと呼ばれる．おもなサイトカインとして，IL-1～11，CSF，IFN-α～γ，TNF-α・βなどが挙げられるが，その中でも，IL-1，IL-6，TNF-αなどは侵襲に対する情報伝達物質として，「炎症性サイトカイン」と呼ばれている(表2-2)．

　手術侵襲が加えられると，それに伴う生体反応が起こり，傷害された部位の修復や治癒，病原体の排除が始まる．手術侵襲が強ければ，生体反応は局所に留まらず全身性に反応を起こし，炎症性サイトカインがマクロファージなどの産生細胞によって活性化し，過剰産

表2-2　炎症性サイトカインの種類と主な役割

サイトカインの種類	産生細胞	主な役割
IL-1 （インターロイキン-1）	単球・樹状細胞・好中球・T細胞，B細胞・マクロファージ・内皮細胞など	炎症時における発熱 急性期タンパク質の産生誘導 リンパ球，単球，顆粒球など増殖促進 血管内皮細胞への接着促進 破骨細胞活性の増強
IL-6	T細胞・B細胞・線維芽細胞・単球・内皮細胞など	造血や炎症反応 マクロファージを刺激し急性反応を誘導 B細胞から抗体産生細胞への分化促進 制御性T細胞の活性の抑制
TNF-α （腫瘍壊死因子-α）	マクロファージ単球，T細胞やNK細胞，平滑筋細胞，脂肪細胞	細胞接着分子の発現 アポトーシスの誘導 炎症メディエーター(IL-1，IL-6，プロスタグランジンE_2など)や形質細胞による抗体産生の亢進

生・放出されると全身性炎症反応症候群(SIRS；systemic inflammatory response syndrome)となる．SIRSの診断基準は，次の4項目のうち2項目以上を満たす場合である．
　①体温 38℃以上または 36℃以下
　②脈拍 90/分以上
　③呼吸数 20/分または $PaCO_2$ 32 Torr 以下
　④白血球 12,000/mm^3 または 4,000/mm^3 未満，または幼若型 10%以上

SIRSでは，IL-1などが肝細胞に直接作用してフィブリノーゲンや急性期反応タンパク合成を促進させ，凝固機能が亢進することでDICを引き起こす一因となり，全身性の異常な炎症により臓器が障害されるMODS(多臓器機能不全症候群)などを引き起こす一因となる．そのため，手術室看護師は患者への侵襲が最小限になるよう手術を円滑に進行することが重要であり，術後管理にあたる医療職に対して術直後の患者の状態の観察から合併症予防対策に繋がる情報提供を行う必要があるといえる．

4. 神経・内分泌系の生体反応

神経・内分泌系では，手術侵襲によってカテコールアミン・ACTH(副腎皮質刺激ホルモン)・ADH(抗利尿ホルモン)・GH(成長ホルモン)などの血中濃度が上昇し，インスリン，甲状腺刺激ホルモン(TSH)，甲状腺ホルモン(T_3，T_4)，アンドロゲン・エストロゲン(性ステロイドホルモン)などの分泌には著しい変化はみられない(表2-3)．視床下部には，下垂体ホルモンの分泌を調節するフィードバック機構が備わっているため，ホルモン分泌が少なければ下垂体の刺激作用は増強され，末梢のホルモン分泌が多ければ刺激作用は減弱する．

手術侵襲によって，交感神経系が活性化されカテコールアミンが動員される．損傷した局所からの侵害刺激や恐怖，疼痛，出血，血圧低下，低血糖などの刺激は交感神経中枢を介して副腎髄質を刺激する．エピネフリンの分泌は副腎髄質から，ノルエピネフリンはその他に交感神経終末からも分泌される．これらのことから，手術中の神経・内分泌系の生体反応としては，心拍数増加・血管収縮・心収縮力増加・循環血液量の増加・心拍出量増加・血流再分布・尿量減少・換気量増加などが起こる．

また，手術操作による眼球の圧迫や眼輪筋の牽引，頸部手術での頸動脈洞の刺激，腸管の牽引や胸膜・腹膜の刺激，膀胱伸展刺激などは反射的に迷走神経を刺激するため，迷走神経興奮による徐脈や心停止を引き起こすことがある．そのため，術中の操作でこれらの部位を刺激する場合は，モニタリングに注意を払うとともに必要な薬剤の準備や，発生時の対応などを確認しておく必要がある．

表 2-3　手術中に手術侵襲によって血中濃度が変化するおもなホルモンの種類と機能

ホルモンの名称	血中濃度の変化とおもな役割
ACTH（副腎皮質刺激ホルモン） コルチゾール・アルドステロン	麻酔や手術によって著明に上昇し，ACTH は副腎皮質から産生されるすべての副腎皮質ホルモンの分泌を促進するため，抗炎症作用や血糖値の上昇などを引き起こす．
GH（成長ホルモン）	麻酔方法によって差はあるものの，手術侵襲で上昇する．骨や筋肉の成長だけでなく，代謝系の作用も有しており，代謝促進や血糖値の上昇に関与している．侵襲による異化の亢進や手術時高血糖の一因である．
ADH（抗利尿ホルモン）	不安や緊張，麻酔，手術侵襲によって増加する．ヘンレループ上向脚における NaCL の再吸収，集合管での水および尿素の再吸収を促し，血圧を上昇させ，血漿浸透圧を調整する．
インスリン	手術侵襲によるカテコールアミンによって分泌は一時的に抑制されるが，その後は回復する．しかし，手術侵襲時はインスリン拮抗ホルモン（カテコールアミン，コルチゾール，GH，グルカゴンなど）の分泌増加によってインスリン感受性は低下しているため，血糖値は上昇する．

5. 代謝系の生体反応

1 水分・電解質代謝

　一般の成人男性の体内総水分量は約 60％とされている．女性は脂肪率が高いためやや少なく約 50％，小児では新生児期では約 75％を占めている．体液は，細胞外液と細胞内液に分類され，両者の間を水・電解質が相互に行き来しながら生体の恒常性を維持している．細胞外液は，血液内の血漿と組織間液，骨・軟骨組織内液などが含まれ，血漿の体液全体に占める割合は約 7.5％である．つまり，体重 60 kg の男性であれば，体内の総水分量は約 36 L となり，循環血液量は約 4.6 L と推測することができる．

　手術侵襲における圧迫や牽引，伸展，摩擦などの機械的刺激により，組織間質の隙間が大きくなると，その隙間は水分を保持しやすい構造となる．そこに，水分が移行し，一定期間（24～72 時間以上）貯留することで，生体内で利用できる細胞外液は減少する．その際に発生する隙間をサードスペースと呼ぶ．サードスペースに貯留する水分量は，細胞内外を行き来することができないことから，「非機能的細胞外液」と呼ばれる．つまり，サードスペース形成によって，水分・電解質バランスの調整に関わらない細胞外液が増えることにより，循環動態を維持・安定させるためには侵襲の大きさを考慮したうえで水分・電解質の補充を考える必要がある．サードスペースは，侵襲の大きさや刺激を受けた組織の状態に左右される（図 2-2）．

　手術侵襲に対する生体反応として下垂体後葉から ADH（バソプレシン）の分泌が亢進し，低血圧・循環血液量減少により，レニン-アンギオテンシン系が亢進するため，腎尿細管で

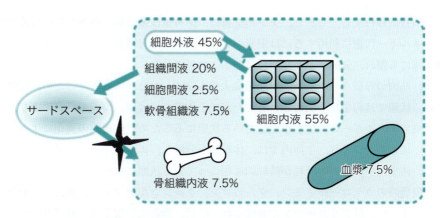

図 2-2　体内水分バランスとサードスペース

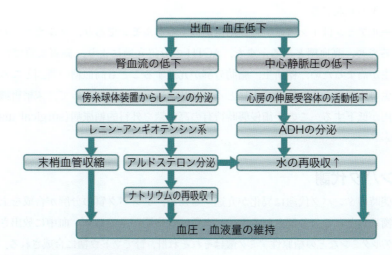

図 2-3　循環血液量の調節機構

のNaと水の再吸収が促進される．手術侵襲により術中から術後2〜4日にかけては水，Naは体内貯留傾向となり，尿量，尿中Na排泄は減少する．この水，Naの体内貯留はADH，アルドステロンの分泌増加によるもので，細胞外液量増加は侵襲時の循環維持機構の1つである（図2-3）．この間，低Na血症がみられるが，これは水分貯留傾向が強いためと，Naの細胞内移動が起こるためである．細胞内のイオンであるKは骨格筋細胞の崩壊や損傷部の細胞からの遊出によって，多量に組織間や血管内に移行し，尿中排泄が増加するが，このような水分・電解質代謝の変動はADH，アルドステロンの分泌が減少する術後3，4日目頃には正常化に向かい，尿量，尿中Naの排泄増加と尿中K排泄の減少が起こる．

2 糖・エネルギー代謝

　手術侵襲時は，さまざまな生体の防御反応を引き起こすことからエネルギー消費を亢進させる．エネルギー代謝は肝臓，筋肉のグリコーゲンが消費された後，続いてタンパク質，

脂肪の消費に移行する．しかし，タンパク質は，保有量は多いが，重要な生体機能に関わり，エネルギー代謝に利用するには限界がある．脂肪は保有量が多く，エネルギーとしての熱効率にも優れ，分解によって容易に血中に動員される．

肝臓，筋肉の貯留グリコーゲンは一般成人でも300〜400 gに過ぎないため，侵襲を受けている状態では約半日で消費される．一方で手術前の患者は，術前の絶食により，手術開始時点でエネルギーの供給が不足している状態にあるため，体組織の異化によって補われることになる．つまり，生体内では，体組織を分解し，エネルギーとして消費されることから，体重減少や体力の消耗が持続的に起こっている状態になっている．

手術侵襲時のカテコールアミン，グルカゴン，グルココルチコイド，成長ホルモンの分泌増加によって，肝グリコーゲンが分解され，解糖，糖新生が起こる．筋グリコーゲンは乳酸となって血中に放出され，肝でブドウ糖になる．また筋タンパク分解産物のアラニンからの糖新生も亢進する．

カテコールアミンはインスリンの作用に拮抗するホルモンであり，グルカゴンの分泌も亢進させるため，高血糖となる．また，ACTHの分泌亢進により，副腎皮質でのコルチゾール産生が高まるため，糖新生，脂肪分解が亢進することも高血糖の要因となる．グルコース産生の増加による血糖値の上昇とインスリン感受性低下によって，末梢組織でのブドウ糖利用が低下する．この手術侵襲時特有の高血糖を外科的糖尿病(surgical diabetes)という．

3 タンパク代謝

手術侵襲時のタンパク代謝は異化が亢進するため，タンパク質の分解が合成を上回るため窒素平衡は負となる．分解されるタンパク質は骨格筋が主であり，血中に放出されたアラニンやグルタミンなどの糖原性アミノ酸はそれぞれ肝，腎でブドウ糖に合成される．その結果，筋タンパクの分解産物である尿素窒素，クレアチニンなどの尿中排泄が増加する．

負の窒素平衡は術後数日間持続し，尿素窒素が少しずつ排泄されるが，合併症の併発や重症感染下では排泄の持続や増加が起こる．100 g程度のブドウ糖投与によってタンパク異化をある程度抑制することが可能であり，これをブドウ糖のタンパク節約作用(protein sparing effect)という．

コルチゾール分泌過剰は骨格筋を中心としてアミノ酸放出・タンパク異化を亢進させる．血中および尿中窒素代謝産物が増加し負の窒素バランスとなる．肝でのアルブミン合成や凝固因子産生は侵襲により抑制される．

4 脂質代謝

手術侵襲によって増加したカテコールアミンなどは，脂肪組織中のトリグリセリドを加水分解させて遊離脂肪酸とグリセロールの血中放出を促進する．遊離脂肪酸は肝および末梢組織でアセチルCo-Aを経てTCAサイクルに入り，エネルギー源として利用される．糖質やインスリン不足時はアセチルCo-Aは肝で円滑に代謝されずケトン体として血中に放出され，末梢組織のエネルギー源になるほか，尿中や呼気中に排泄される．非侵襲下で

は通常，遊離脂肪酸濃度と血糖値は互いに補い合う関係にあるが，侵襲時は両者とも上昇する．この脂肪異化は術後2〜3週間の長期にわたって続く．

6. 手術侵襲による生体反応とその機序（まとめ）

これまで，手術侵襲により侵害刺激が自律神経系，免疫系，神経・内分泌系，代謝系に伝達されることで，各侵害受容器から引き起こされる生体反応の機序について述べてきた．

手術侵襲による生体反応は，生体の恒常性の維持を目的とした反応であるため，術操作による出血や不感蒸泄により失われる体液を補う方向で作用する．交感神経末端よりノルアドレナリン，副腎からアドレナリンが分泌され心拍数が増加するとともに，ノルアドレナリンのα作用により，血管収縮が収縮し血圧を保持する．重要臓器の血流を維持するため，抗利尿ホルモンの作用により尿量は減少し，レニン−アンギオテンシン系の賦活により水・Naの再吸収が促進される．酸素運搬機能を維持するため，呼吸中枢への刺激により換気量が増加するとともに，出血そのものを最小限にするため，凝固・止血機能が亢進される（表2-4，図2-4参考）．

表2-4　手術侵襲に対する生体反応とその機序

生体反応	機序
①心拍数の増加	交感神経末端から分泌されたノルアドレナリン，副腎から放出されたアドレナリンなどの作用によって心拍数は増加する．
②血管収縮	交感神経末端から分泌されたノルアドレナリンのα作用により血管が収縮する．全身的な血管収縮は血圧を上昇させる．
③心収縮力増加	心筋細胞膜のβ受容体が刺激されると筋小胞体からのCaの放出とCaチャンネルを介してのCa流入が増加することで心収縮力が高まる．
④循環血液量の増加	ADH（抗利尿ホルモン）の上昇や，レニン−アンギオテンシン系の賦活によって水・Naの再吸収が促進されるため循環血液量は増加する．
⑤心拍出量の増加	心拍数の増加と心収縮力の増大によって，心拍出量が増加する．
⑥循環血液の中心化	血管収縮は，臓器によって反応が異なり，脳や冠血管では収縮せず，皮膚や内臓で強く収縮する．このことから，血流の再分布が起こる．また，動静脈の収縮により，皮膚・筋肉などから心臓・肺領域へ血液が集まる．これを循環血液の中心化という．
⑦尿量減少	出血や血圧の低下によって，腎血流は低下し，レニン−アンギオテンシン系の不活化やADHの分泌により，尿量は減少する．
⑧換気量増加	精神的ストレスや侵害刺激などは呼吸中枢を刺激し，換気量を増加させる．
⑨凝固・止血能の亢進	手術侵襲は，生体の止血機構にも影響を及ぼす．侵襲初期の炎症反応として，出血における凝固因子の活性化，血小板の粘着や凝集を引き起こす．炎症後期になると，炎症性サイトカイン（IL-1，IL-6，IL-8，TNF-α）などの作用によって白血球の浸潤や粘着，血栓形成が促進される．手術侵襲による血液凝固の活性化，血栓準備状態は深部静脈血栓症，肺塞栓・梗塞，急性心筋梗塞，脳梗塞などの誘因となる．

第2章 手術侵襲と生体反応

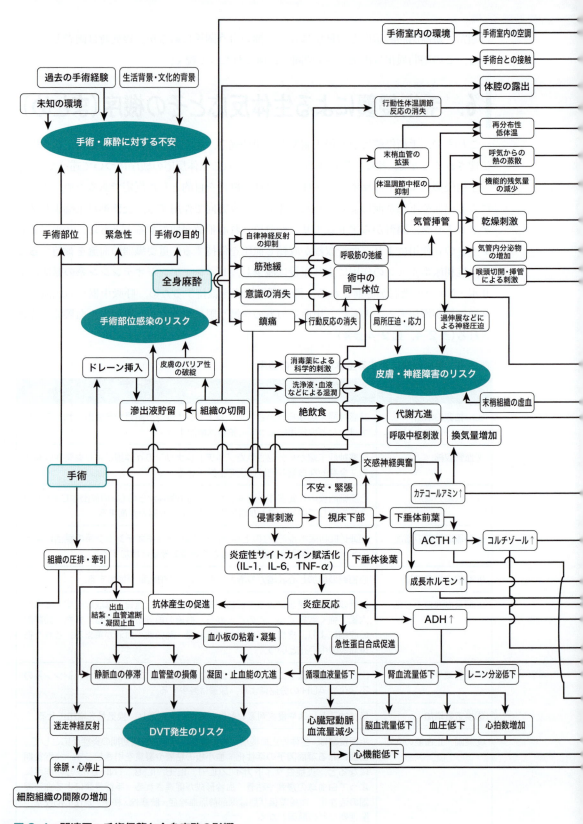

図2-4　関連図：手術侵襲と全身麻酔の影響

1 手術侵襲と生体反応

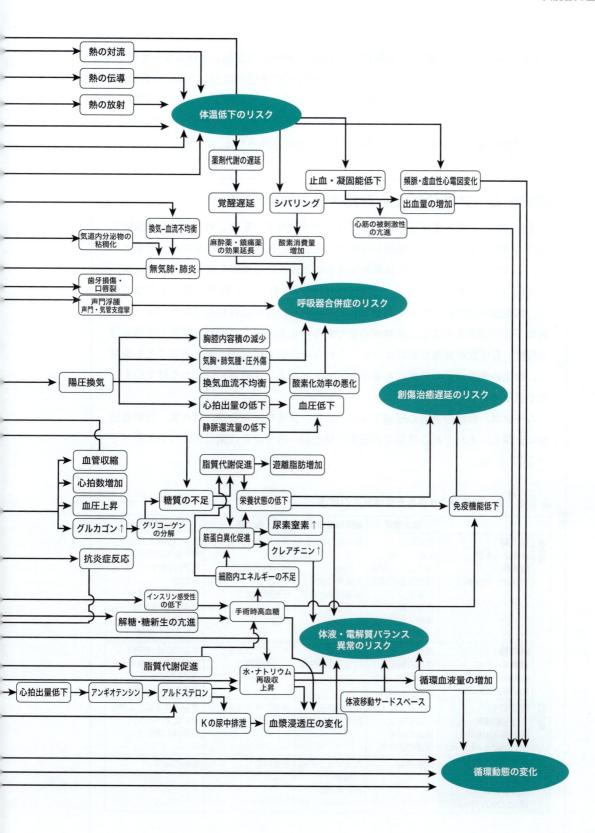

第2章 手術侵襲と生体反応

さまざまなモニターが発達した現在においても，術中に引き起こされるすべての生体反応がモニタリングできる訳ではない．手術・麻酔を受ける患者に対して適切な看護ケアを提供するためには，侵害刺激から生体の恒常性を維持するための反応の基本を理解したうえで，患者の個別性を重ね合わせ，直接的な観察やモニター，各種検査データ，あるいは術野の状況から患者の状態をアセスメントすることが求められる．

> **COLUMN ムーアの分類からみた生体反応の推移**
>
> 手術侵襲に対する生体反応については，サイトカインをはじめとする分子生物学分野の研究成果によって，細胞レベルでの生体反応の機序が明らかになってきている．しかし，周術期を通じて体系的な患者の生体反応の推移を理解するためには，半世紀以上前に提唱されたムーアの分類は現在においても有用な学説の1つである．広範囲の開腹胃切除術を対象としている点や，現在は行われていないエーテル麻酔下での話であることに留意が必要である．また，個々の患者の状態や手術侵襲の程度，合併症の有無などによって，これらの回復過程は個人差があることも理解し，術後の患者がどの時期にあるかをアセスメントし，看護実践につなげていくことが重要である．
>
> ムーアは，術後の患者の経過を4つの時期，傷害期，転換期，同化期，脂肪蓄積期に分類し，それぞれの時期での臨床症状と創，内分泌と代謝反応について述べている（表2-5）．

表2-5 ムーアの分類からみた生体反応の推移

		臨床症状	創傷部位の状態	内分泌	代謝反応
異化期	第1期： 術後2〜4日 傷害期 (Injury Phase)	傾眠傾向 周囲への無関心 出血による頻脈 腸管運動の減弱 体重減少 体温上昇 頻脈・血圧上昇	創の癒合は弱い コラーゲン生成開始 免疫系の活性化 細菌汚染と毒性の低減	カテコールアミンの増加 ACTHの増加 コルチゾールの増加 好酸球の減少 アルドステロンの増加	タンパク異化亢進 負の窒素バランス BUNの増加 高血糖 尿中Na排泄減少 尿中K排泄増加 尿量減少 不感蒸泄の増加
	第2期： 術後4〜7日 転換期(Turning Point Phase)	周囲への関心 疼痛の軽減 正常体温に移行 腸蠕動の回復	創傷治癒 コラーゲン生成のピーク	ACTH，コルチゾールの正常化	タンパク合成開始 窒素バランス負から正 BUNの減少 尿中Na排泄増加
同化期	第3期： 7日〜数週間 同化期(Muscle Strength Phase)	バイタルサインの安定化 食欲の回復 便通の正常化	赤色瘢痕化 創傷治癒完成	ステロイドホルモンの正常化	タンパク合成の正常化 正の窒素バランス 筋組織の再合成
	第4期： 数週間〜数カ月 脂肪蓄積期 (Fat Gain Phase)	体重増加	コラーゲンの再構築 白色瘢痕化	変化はなし	脂肪の回復

文献

1) 尾野敏明:イラストでわかる!ICUナースの生体侵襲ノート.日総研出版,2015.
2) 熊澤光生監修,弓削孟文,古家仁・他編:標準麻酔科学.第5版,医学書院,2006.
3) 小川龍・他:手術侵襲とその防御 21世紀の指針.真興交易(株)医書出版部,2001.
4) 三村芳和:医学生・コメディカルのための外科侵襲学 生体反応のタネ明かし.永井書店,2011.
5) 中田精三:THE BEST NURSING 手術室看護の知識と実際.メディカ出版,2009.
6) 丸山一男:周術期輸液の考え方 何を・どれだけ・どの速さ.第2版,南江堂,2005.
7) 大村健二:身につく水・電解質と酸塩基平衡 症例満載!基礎から学ぶ臨床輸液.南江堂,2007.
8) 釘宮豊城監修,西村欣也編:麻酔の基礎知識と周術期ケア 全身麻酔・領域麻酔の実際と術前・術中の患者管理.医学芸術社,2002.

第 3 章

麻酔による生体反応

1 基礎的な解剖生理とモニタリング

手術室看護師は，手術侵襲によって患者に引き起こされる生体反応が，身体にどのような影響を及ぼすのかをアセスメントし，看護につなげていくための知識が必要である．

1. 呼吸

人は呼吸することで生命の維持に必要な酸素を体内に取り込み，体内で生産された不必要な二酸化炭素を体外に排出している．手術中は，全身麻酔で麻酔器による呼吸管理がされるため，全身麻酔薬，陽圧換気，手術体位などによって呼吸器系は大きな影響を受ける．

① 呼吸器系の解剖

呼吸器系の解剖は，口腔，咽頭，喉頭，気管，気管支，肺から構成されている．それらは輪状軟骨を境に上気道と下気道に分けられる（図3-1）．呼吸管理と気管挿管の介助には解剖を理解しておく必要がある．

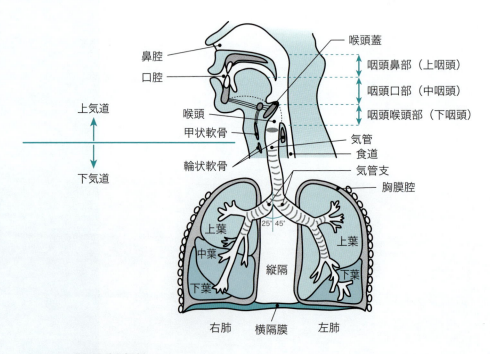

図3-1 呼吸器系の解剖

(1) 口腔

口の中の空洞をいい，歯や舌を含み口蓋とも呼ぶ．手前の歯側 2/3 は骨があり硬いため硬口蓋，奥 1/3 は骨がなく柔らかいため軟口蓋に分けられる．舌は下顎に付着している．

(2) 咽頭

口腔と鼻腔の後部を咽頭といい，咽頭鼻部(上咽頭)，咽頭口部(中咽頭)，咽頭喉頭部(下咽頭)の 3 つの部分に分けられる．

(3) 喉頭

喉頭は甲状軟骨(のど仏)，輪状軟骨，披裂軟骨，喉頭外軟骨などで構成されている．喉頭の開口部は声門である．声門は第 5～6 頸椎の高さに位置し，そこに声帯がある．喉頭蓋は葉型の弾力性に富んだ軟骨で，甲状軟骨に付着している．甲状輪状靱帯は，甲状軟骨と輪状軟骨の間にある組織で，気管挿管困難のときに穿刺をする甲状輪状間膜のことであり，縦幅は 1 cm，横幅は 3 cm ほどである．

(4) 気管および気管支

気管は成人では長さ約 15 cm，第 4～5 胸椎の高さで左右の主気管支に分かれている(気管分岐部)．成人では右の主気管支は短く(約 2.5 cm)，分岐角は成人では左に比べて狭い(約 25 度)．このため，異物が入った場合，右の気管支に入りやすい．一方，左主気管支は長く(約 5 cm)．分岐角は広く(約 45 度)，右の主気管支は上葉，中葉，下葉の 3 つの気管支に，左主気管支は上葉と下葉の 2 つの気管支にそれぞれ分かれる．

(5) 肺

肺は胸郭の中の胸腔内に右肺は 3 葉，左肺は 2 葉と非対称に位置している．各肺は胸壁の内側に付着している壁側胸膜と肺の外表面を包む肺胸膜によって覆われ，両膜は辺縁で連続している．この 2 つの膜に囲まれた隙間には少量の液体を含む胸膜腔があり，そのために，呼吸により肺が動くときに，摩擦が少なくなり，臓側と壁側の 2 枚の胸膜がぴったりとくっつき，胸膜腔内は陰圧に保たれている(胸腔内圧は安静時で -4 ～ -2 cmH$_2$O で大気圧より低い)．

(6) 小児の解剖

小児は咽口腔に占める舌の容積が大きい．また，8 歳以下の小児では，喉頭の形状が声帯部よりも，声帯下の輪状軟骨部が最も狭窄している．

❷ 呼吸器系の生理

呼吸器は手術侵襲や全身麻酔による影響がとても大きいため，換気のメカニズムや正常の呼吸状態を理解していることが不可欠である．

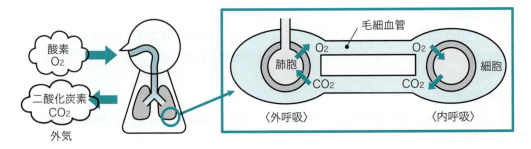

図 3-2　換気のメカニズム

(1) 換気のメカニズム(図 3-2)

　呼吸とは外界から体内に酸素を取り入れ細胞へ運び，細胞がその酸素を消費して，代謝を行い，その結果生じた二酸化炭素を体外へ排出することである．呼吸は，肺胞中の空気と肺の毛細血管の血液の間で，酸素や二酸化炭素のガス交換を行う外(肺)呼吸と，各組織における毛細血管と細胞との間でガス交換を行う内(組織)呼吸に分かれる．自発呼吸の場合は，脳幹部にある呼吸中枢によって潜在意識下でコントロールされている．脳や頸動脈の内部には小さな感知器官があって，血液中の酸素や二酸化炭素の分圧によって，呼吸を調節している．二酸化炭素の濃度が高くなると，それが強い刺激となって，呼吸が深く速くなる．反対に，二酸化炭素の濃度が低くなると，呼吸は遅くなる．つまり，呼吸の回数や量は脳からの指令で増減する．健康な成人の呼吸回数は，15〜17回/分で，睡眠時には少なく，運動時には増加する．

(2) 呼吸運動(図 3-3)

　空気を肺に取り込んだり，排出したりするためには肺を拡張させたり収縮させたりする必要があり，これを呼吸運動という．呼吸運動は空気を肺に取り込む吸息運動と空気を排出する呼息運動に分かれる．

　吸息運動は横隔膜が下がり，外肋間筋が収縮すると胸郭が広がり，胸腔内の容量が増大し，胸腔内圧がさらに陰圧(安静吸気で$-6\,cmH_2O$)となり，肺が拡げられて肺胞内圧は低下し，大気が肺内へ流入する．強い努力性の吸気時には胸腔内圧は$-30\,cmH_2O$ほどに達し，胸郭をさらに拡大させようとする．

　呼息呼吸は内肋間筋が収縮することによって胸郭が沈下する．安静時の呼気では積極的な呼気筋の収縮は起こらず，吸気が終わると肺の弾性収縮力により受動的に肺が収縮する．強制的な呼気時には内肋間筋や腹筋群などの働きにより，胸腔内の容量を小さくして，肺を圧縮して肺胞気の二酸化炭素を排出させる．

　肺そのものには肺を動かす骨格筋がないので，呼吸は横隔膜，肋間筋(肋骨の間にある筋肉)，頸部，腹部の筋肉によって行われる．肺や胸壁には，外力に対して元に戻ろうとするゴムのような性質(弾性収縮力)があり，弾性収縮力は肺組織自体の弾力のほか，表面張力が関与している．表面張力とは，液体の表面積をできるだけ小さくしようと働く性質で，肺胞表面では気体と液体が接することで表面張力が生じ肺胞が収縮する力となっている．

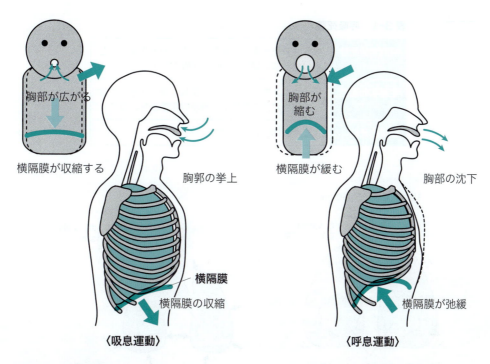

図 3-3　呼吸運動

　横隔膜はドーム状の筋肉の薄い膜で，肺と腹部を仕切っており，吸気時に使われる最も重要な筋肉である．横隔膜は，胸骨，肋骨，脊椎からなる胸郭の底部にくっついている．呼吸運動は胸郭の運動と横隔膜の収縮弛緩によって行われるが，胸郭運動を主とする胸式呼吸と，横隔膜運動を主とする腹式呼吸に分けられる．

(3) 不均等換気

　正常な肺のすべての肺胞で均一な換気が行われているのではなく，換気は重力の影響を受け，立位において肺の下部領域は肺尖部より換気量が多い．肺底部では重力の影響で陰圧が小さく，肺胞が十分拡張していない状態から換気が始まるのに対し，肺尖部ではすでに肺胞が拡張して含気量が多い状態から換気が始まる．その結果肺底部でより大きな換気が生じる．このような不均衡換気は病的肺での局所的なコンプライアンスの減少や気道抵抗の上昇によって増加する．

(4) 死腔(表 3-1，図 3-4)

　一回換気量約 500 mL のうち，鼻腔，気管，気管支など気道を出入りするだけで肺胞に達せず，ガス交換に関与しない呼吸死腔がある．

表 3-1 呼吸死腔

解剖学的死腔	吸入された気量から肺胞内にある肺胞気量を差し引いた気道容量で，死腔量は約 150 mL である．
生理学的死腔	吸入された空気のうちガス交換に関与することなく排出された空気量で，機能的死腔ともいう．
機械的死腔	人工呼吸の回路や挿管チューブなど

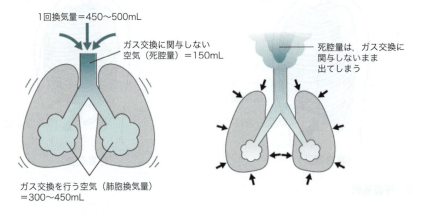

図 3-4 死腔と肺胞換気量

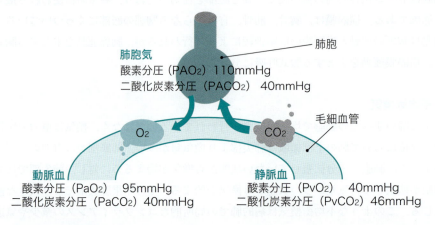

図 3-5 ガス交換

(5) ガス交換（図 3-5）

体内に取り込んだ酸素の多くは，細胞の代謝によって身体内で産生された二酸化炭素（CO_2）を排出する．

空気呼吸下では肺胞気酸素分圧は 110 mmHg になるが，動脈血酸素分圧（PaO_2）は，健康な人でも 100 mmHg にはなりえない．それは，健康な人でも 5～6 億個ある肺胞のうちには働いていない肺胞もあり，また，気管支動静脈系や冠循環系の一部は肺を通らず動脈

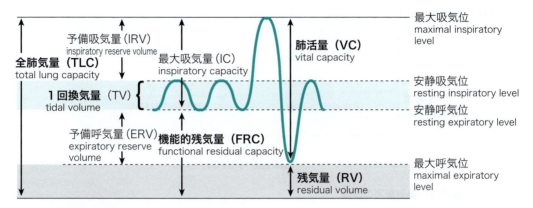

図3-6 肺気量分画

表3-2 肺気量分画の種類

1回換気量（TV）	安静呼吸時の換気量で約500 mLである．
肺活量（VC）	最大吸気位からに息を吸い，最大に息を吐いたときの呼吸量をいい，成人男性では3,000〜4,000 mL，女性で2,000〜3,000 mLである．
全肺気量（TLC）	5,500〜6,000 mLである．
残気量（RV）	最大呼気位にて肺内に残っている量で約1,500 mLである．
機能的残気量（FRC）	横隔膜収縮が始まる直前には，呼吸筋は完全にリラックスしている．この時，肺の弾性収縮力（縮小する力）とそれに拮抗する胸壁の弾性収縮力とがバランスをとる．この肺気量を機能的残気量と呼ぶ．約2,400 mL（全肺気量の約40%）である．

血に合流するため，PaO_2は95 mmHg程度となる．

(6) 肺気量

呼吸によって肺に出入りする空気の量（肺容量）の変化は肺気量分画で示される（図3-6）．これは，術前に行われる肺機能検査で，呼吸器合併症のリスクを判断する．肺気量は最大吸気位，最大呼気位，安静吸気位，安静呼気位の4つの基準値をもとに分類される（表3-2）．

(7) 換気障害の診断

肺機能検査は，空気が気道をスムーズに出入りできるか，必要な空気を取り込めるように肺が膨らむか，の2つの視点で評価する．この検査は，最大吸気位からできるだけ速やかに力強く呼出させて測定する努力肺活量（FVC）を測定する．努力肺活量のうち最初の1秒間に呼出される1秒量（$FEV_{1.0}$）で，1秒量の努力肺活量に対する割合，1秒率（%$FEV_{1.0}$）を算出する．1秒率（%$FEV_{1.0}$）の正常は70%以上で，これ以下であると閉塞性換気障害であり，呼息時に気道が閉塞して吐き出しにくい肺気腫や気管の浮腫や痙攣で呼息が困難に

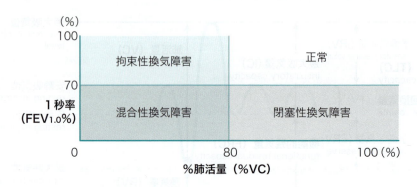

図 3-7　換気障害の診断

なる喘息の疾患があることが多い．肺活量は年齢や体格などによって異なるため，予測肺活量で評価する（%VC）．%VCが80%以下を拘束性換気障害といい，肺が伸展しにくい間質性肺炎，胸膜肥厚などの疾患があることが多い．%VCが80%以下かつ%FEV$_{1.0}$が70%以下を混合性換気障害という（図 3-7）．

3　全身麻酔による影響

全身麻酔時には人工呼吸管理下での麻酔が実施されるため，全身麻酔薬，気管挿管，陽圧換気，手術体位などが大きく呼吸器系に影響することを理解しておく必要がある．

(1) 麻酔器

全身麻酔時には，麻酔器による閉鎖循環式陽圧換気が行われる．麻酔薬，筋弛緩薬などで自発呼吸を消失させているため，機械的に酸素，笑気，揮発性吸入麻酔ガスを，肺胞に送り込み，呼気は閉鎖された回路内を循環させている．挿管チューブや麻酔ガスの刺激により気管内分泌物が増加し，さらに，呼吸器回路内は加湿されておらず，乾燥した酸素やガスが循環するため，気管内分泌物は粘稠化する．

(2) 陽圧換気と体位

陽圧換気では自発呼吸とは異なり，酸素やガスを肺胞に押し込んで膨らませるため，受動的に胸郭が広がり，横隔膜は下降する．そのため，肺胞の拡張は不均等になる．手術体位は仰臥位が多く，この場合背側の横隔膜は腹部臓器に圧迫されている．自発呼吸では，腹部臓器を押し下げて背側の換気量は多くなるが，陽圧換気では腹側の横隔膜が受動的に動くため，背側の換気量が少なくなる．また，肺は重力の影響を受けて，背側の組織圧の高い部分が広範囲となる．さらに，筋弛緩薬の使用により，肺の重さで肺胞が虚脱するため，機能的残気量も減少する（図 3-8）．

(3) 換気-血流比不均衡

換気-血流比とは，肺毛細血管の血流のバランスのことをいう．健常人の自発呼吸では，

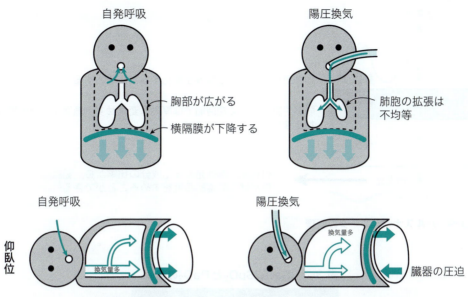

図3-8 自発呼吸と陽圧換気の違い

仰臥位でも換気-血流比は均衡する．しかし，全身麻酔下では，背側の肺胞が虚脱しやすいため換気は上方で行われ，血流は背側に多くなるため，換気-血流比の不均衡が生じる．

❹ 呼吸のモニタリング

呼吸器系をモニタリングするモニターは，手術中の患者管理に役立っているが，最も大切なことは，自らの目で患者を観察し，患者に触れ，呼吸音や心音を聴取することにある．これらの情報とモニター機器から得られる情報をもとに看護を行う必要がある．

(1) パルスオキシメータ

❶ 測定のメカニズム

パルスオキシメータは，経皮的酸素飽和度(SpO_2)と脈波形（プレチスモグラフ），脈拍を連続的に測定する，呼吸と循環のモニターである．組織への酸素供給が行われているかを非侵襲的にかつ連続的に測定することができる．SpO_2の安静時の正常値は95〜100％である．

「S」は「Saturation（飽和度）」，「p」は「Pulse（脈拍）」，「O_2」は「Oxygen（酸素）」の略で，「脈拍から観た酸素飽和度」のことを意味する．

パルスオキシメータは，心拍ごとに指先などの末梢組織に送り込まれる動脈血の酸素飽和度を，その血液の色（赤さの程度）から測定する．脈拍ごとの血液中に含まれる酸素をもったヘモグロビン（酸化ヘモグロビン）と，酸素をもたないヘモグロビン（還元ヘモグロビン）との吸光度の比を測定して，この酸化ヘモグロビンがどのくらいあるかを，可視光と赤外線の2つの光を当てて，その吸光度から計算している．パルスオキシメータで測定さ

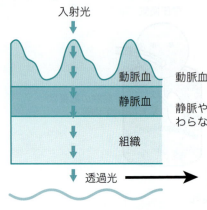

図 3-9 パルスオキシメータの原理

表 3-3 SaO_2/SpO_2 と PaO_2 の関係

SaO_2/SpO_2 (%)	PaO_2 (Torr)
98	100
97	90
95	80
90	60
88	55
85	50
75	40
50	27

れる SpO_2(動脈血酸素飽和度)は，ヘモグロビン全体に対する酸化ヘモグロビンの割合として，％で表示される(図 3-9)．

❷ 酸素飽和度と酸素分圧(表 3-3)

　酸素飽和度と酸素分圧の関係は S 字状の酸素解離曲線で示され，SpO_2 の値から PaO_2(動脈血酸素分圧)の値がおおよそ測定できる(図 3-10)．PaO_2 とは動脈血の中に含まれている酸素の量を分圧で表したもので，単位は Torr(＝mmHg)である．

　正常範囲は PaO_2 が 90〜100 Torr(mmHg)，SpO_2 が 95％以上とされており，PaO_2 が 60 Torr(mmHg)以下，SpO_2 が 90％以下の場合は積極的な対処が必要となる．

❸ SpO_2 低下の原因

　測定部位の血流低下，体動，色素の投与，マニキュア，周囲光，電気メス，異常ヘモグロビン，プローブの位置異常や欠陥などがある．

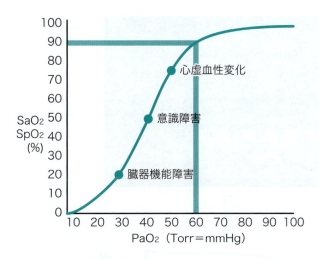

図3-10　酸素解離曲線

(2) カプノメータ(呼気CO_2モニター)

呼気ガス中に含まれる二酸化炭素濃度を測定する器械である．肺によるガス交換が十分に正しく行われているかどうかを判断するうえで重要である．この呼気ガス二酸化炭素濃度の測定は，患者の呼吸循環機能に障害が起きた際の変化にただちに反応する．そのため，麻酔中や人工呼吸器使用時，呼吸循環器系/代謝機能系疾患の患者などでは，不可欠なモニターとなっている(図3-11)．

❶ 測定のメカニズム

呼気終末期二酸化炭素分圧($PETCO_2$)は，動脈血二酸化炭素分圧($PaCO_2$)を反映し，正常値は35～45 mmHgである．二酸化炭素は特定の波長(約4.3 μm)の赤外線を吸収することを利用し，赤外線を照射して，その際の吸収量の程度を測定すれば，二酸化炭素濃度を推測することができる．カプノメータには，センサーを配置する位置によって，「サイドストリーム方式(ガスサンプリング方式)」と「メインストリーム方式(フロースルー方式)」とがある．

❷ カプノメータの異常

$PETCO_2$は過換気や低体温，心拍出量低下や肺血流量低下に伴って低下し，低換気や高体温，代謝亢進や悪性高熱では心拍出量増加に伴って上昇する．カプノグラム波形から挿管時の食道挿管と気管挿管の判別，気道，狭窄や呼吸回路のトラブル，呼気障害(吸気障害)，自発呼吸の出現，肺塞栓などの情報が得られる(表3-4)．

(3) 動脈血液ガス分析

血液ガスとは血液中に溶解している主要なガス成分の分析結果であり，呼吸，循環，代謝，電解質・酸塩基平衡などの状態を反映するため，手術中の全身状態を把握するために重要である．一般的に，動脈血を採血して血液のpH，酸素分圧(PaO_2)，二酸化炭素分圧($PaCO_2$)などを測定するものである(表3-5)．

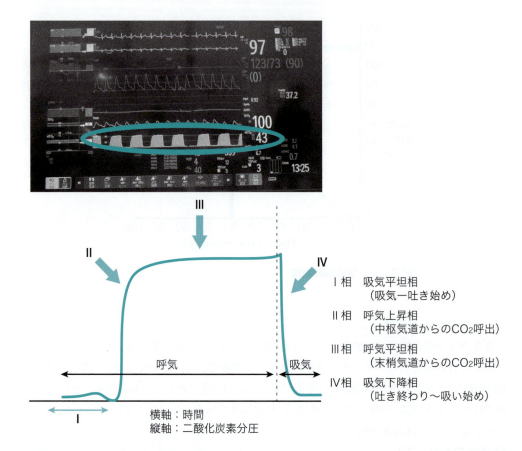

図 3-11　カプノメータ（カプノグラムの見方）

Ⅰ相　吸気平坦相
　　　（吸気-吐き始め）
Ⅱ相　呼気上昇相
　　　（中枢気道からのCO_2呼出）
Ⅲ相　呼気平坦相
　　　（末梢気道からのCO_2呼出）
Ⅳ相　吸気下降相
　　　（吐き終わり～吸い始め）

横軸：時間
縦軸：二酸化炭素分圧

表 3-4　カプノグラムが意味すること

	波形が高い	低換気による$PaCO_2$の上昇，高体温による代謝率上昇（CO_2産生増加），心拍出量増加，ソーダライムの消耗や呼吸器の一方弁故障などによるCO_2再呼吸，腹腔鏡下手術時のCO_2による気腹の影響，閉塞性肺障害，ターニケット解除後
	波形が低い	過換気による$PaCO_2$の低下，低体温による代謝率減少（CO_2産生低下），肺塞栓，心拍出量減少，人工心肺時などによる肺血流の減少
	波形なし	無呼吸，食道挿管，呼吸回路や気管内チューブのはずれ，気道閉塞，サンプリングチューブ閉塞

表 3-5　動脈血液ガス分析

検査項目	基準値	検査値からわかること
pH	7.35～7.45	生体における酸-塩基平衡を評価する
酸素分圧（PaO_2）	80～100mmHg	血液の酸素化能の指標
二酸化炭素分圧（$PaCO_2$）	35～45mmHg	肺胞換気量の指標，pHの変化の原因（呼吸性因子）の評価
重炭酸イオン（HCO_3^-）	22～26mEq/L	pHの変化の原因（代謝性因子）の評価

❶ 酸-塩基平衡

体内の代謝によってCO_2をはじめ数多くの酸が産生されている．この代謝を円滑に進めるためにpHを一定に保持するように調節される．生体内において酸およびアルカリの平衡状態を保ちpHを一定に維持する状態が酸-塩基平衡である．基準値は7.35〜7.45である．

酸-塩基平衡障害とは，代謝や呼吸障害(低換気や過換気)によって血液が酸性(アシドーシス)やアルカリ性(アルカローシス)になった状態である．心電図・カプノメータなどのモニターの観察，経時的に血液ガスを測定し，原因に対して治療を行う．

5 気道確保と麻酔覚醒

(1) 気道確保の意義

全身麻酔薬のほとんどは呼吸抑制作用を持ち，気道反射を抑制・消失させ，のど(咽頭)が詰まる(上気道閉塞)ため，気道確保は麻酔において最も重要である．

(2) 気道確保法の種類

気道確保の方法には①フェイスマスク，②声門上器具，③気管挿管の3種類があり，上気道閉塞と誤嚥を防ぐ効果に差がある(表3-6)．

(3) 気管挿管に伴う合併症

気道確保時に下記のような合併症が起こる可能性がある．モニターのパルスオキシメータは上気道閉塞が発生しても，高濃度酸素がマスクで投与されているため，少しの二酸化炭素の蓄積では低下しない．また，呼気二酸化炭素濃度も，挿管前の呼気サンプリングとしては不確実であるため，自発呼吸の呼吸パターンの観察が重要となる．

❶ 気管支痙攣

チューブによる刺激により気管支が痙攣して，送り込まれた酸素が肺に入りにくくなってしまう．喘息発作と同じ病態である．

❷ 喉頭痙攣

声門が閉じたままになってしまうため，陽圧換気では酸素を肺に送り込めなくなる．

(4) 誤嚥の危険性

胃内容物が逆流して気管に入ると肺炎を起こしてしまうため，誤嚥の可能性について患者の状態を把握する必要がある．

❶ 絶飲食の有無

緊急手術など絶飲食をしていない症例は誤嚥の可能性が高い．

❷ 胃内容物停滞状態

通常，胃内容物は数時間で腸に移行するが，痛みや外傷により，胃内容物が長時間残留することがある．

表 3-6 気道確保の種類

気道確保法	特徴
① フェイスマスク	・下顎挙上を保ち換気を行う． ・上気道閉塞と誤嚥が起こりやすい． ・換気困難の場合は経口エアウェイを用いて，舌根沈下による閉塞を解除する． ・マスク周囲からの呼吸ガスが漏れやすい．
② 声門上器具 ラリンジアルマスク インターサージカル i-gel™ （写真提供：Intersurgical Limited）	・喉頭鏡を使用せずに，口腔，咽頭あるいは食道上部に挿入して換気を可能にする． ・LMA® や i-gel™ など種類がある． ・マスク換気がうまくできない場合に，可及的に挿入して換気する． ・口腔内に逆流してきた胃内容物の誤嚥を防ぐことができない． ・咽頭痙攣など声門が閉鎖すると換気ができない．
③ 気管挿管 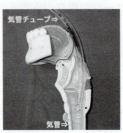	・経口，経鼻，気管切開口からチューブを気管に挿入して気道確保をする． ・確実な気道確保法で誤嚥を防ぐ． ・チューブという異物を気管に挿入するため，声門や気管を損傷する危険がある．

❸ 妊婦
妊婦は胃酸分泌が増えているうえ，腹圧が高くなっている．

❹ イレウスなどの胃腸障害
胃内容物が残留している危険性が高い．

（5）気道確保困難
麻酔挿入後に，気道確保が困難でかつマスク換気ができない場合，必要な酸素を体内に

表3-7　挿管困難時に使用する器具

ビデオ喉頭鏡 エアウェイスコープ・ マックグラス （McGRATH）	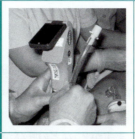	・声門, 喉頭, 咽頭などがビデオ画像で表示されるため, 映像を見ながら挿管ができる喉頭鏡. ・頭頸部の伸展・屈曲が少なくて済むため, 侵襲が小さい.
気管支鏡 （写真提供：オリンパスメディカルシステムズ）	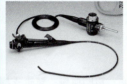	・気道の変形や病変を目で確認しながら, スコープの先端の角度を調節しながら気管内に進めることができる. ・挿管困難, 肥満などによる誤嚥のリスクが高いときの覚醒下挿管に用いられる.
DAM*カート	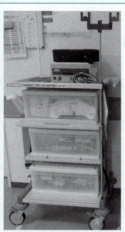	整備物品例 ・喉頭鏡（マッキントッシュ, ミラー型, マッコイ, ビデオなど各種, 各サイズ） ・各種の気管チューブ ・チューブエクスチェンジャー, ガムエラスチックブジーなどの気管チューブガイド ・ファーストトラックラリンジアルマスクなど ・輪状甲状膜（CTM）穿刺セット （*DAM：difficult airway management）

供給できなくなり（低酸素血症），数分で死に至ることがある．このような事態を防ぐために，気道確保のアルゴリズム（日本麻酔科学会ホームページ参照.2014）が制定された．
　看護師もこのアルゴリズムに従って，迅速な準備と介助ができる必要がある．また，挿管困難時に対応できるデバイスをあらかじめ整備し，緊急時に備える必要がある（**表3-7**）．

(6) 麻酔覚醒

　麻酔からの覚醒は，麻酔状態から，麻酔前の状態に戻る移行期のことをいう．手術終了に合わせて麻酔薬の投与を中止して，麻酔からの覚醒を待つが，使用する麻酔薬によって異なる．

❶ 抜管前

　麻酔からの覚醒を待つと同時に喉頭鏡，カフ用マスク，バイドブロック，酸素マスク，経鼻エアウェイ，吸引などの準備をする．抜管のタイミングは麻酔薬の残存効果と気道やそのほかの反射の回復状況によって決まる．

❷ 抜管の基準
基本項目
血圧，脈拍が安定しており，体温が回復している(35℃台では抜管しない).
呼吸
8〜30回/分の声をかけなくても規則正しい自発呼吸があり，1回換気量が5 mL/kg以上ある．口腔内，気管内に分泌物がなく，気管吸引でのバッキングが十分ある．
筋弛緩薬の作用が消失し，筋力が回復している
筋弛緩が拮抗されており，「○○さん聞こえますか？」などの呼びかけに対し，うなずきなどの動作がある(呼名開眼)．「手を握ってください」「舌を出してください」「目を開いてください」などの簡単な指示に応じることができる(従命反応)．TOF比0.9以上．

❸ 抜管時
抜管時の合併症として，低換気，上気道閉塞，声門痙攣，気管支痙攣，咳嗽，声門の機能不全，誤嚥，高血圧，頻脈，不整脈，心筋虚血などがある．

十分な酸素化を行い，胃管を吸引して胃内容を十分に空にする．口腔内や必要に応じて鼻腔内(とくに新生児などでは鼻呼吸が重要なため)も吸引する．気管内チューブは必要時にのみ吸引し，肺音をよく聴診する．患者に開口してもらい，バッグを加圧しながら，介助者がカフを抜き抜管する(加圧抜管)．口腔内分泌物を吸引しながら抜管することもある(吸引抜管)が，どの方法でも抜管時には血圧上昇や歯牙・口唇などの損傷に気をつける．

❹ 抜管後
抜管後は喉頭痙攣などの上気道閉塞に注意し，抜管直後の呼吸パターンをよく観察することが重要である．胸腹部の動きが閉塞性のパターンになっていないか，マスクが呼気で曇るなどの気道閉塞がないことを確認する．特に意識が十分に覚醒していない場合は上気道閉塞を起こす危険性が高い．再挿管の可能性もあるためバイタルサインやチアノーゼの有無なども頻回に観察を行う．

文献
1) 日本麻酔科学会・周術期管理チーム委員会編：周術期管理チームテキスト．第3版，日本麻酔科学会，2016．
2) 鎌倉やよい・深田順子：周術期の臨床判断を磨く．医学書院，2008．
3) 土肥修司：イラストでわかる麻酔科必須テクニック．羊土社，2006．
4) 尾崎眞：手術患者の体温管理．メディカ出版，2003．
5) 深井喜代子・佐伯由香：新・看護生理学テキスト．南江堂，2008．
6) 讃岐美智氏：手術室モニタリング攻略ガイド．メディカ出版，2009．
7) 日野原重明・井村裕夫：看護のための最新医学講座　麻酔科学．中山書店，2002．
8) 小松徹：麻酔と体位．小川節郎・他編，麻酔科学スタンダードⅠ臨床総論．pp305-314, 克誠堂出版，2003．

2. 循環

　麻酔薬による心抑制や末梢血管拡張作用，迷走神経反射，低酸素，低体温などによって，術中に血圧が低下することがある．一方で，麻酔深度や疼痛によって血圧が上昇することもあり注意が必要である．

　循環動態の変動に伴い，心筋に供給する酸素の需給バランスが崩れ，心筋虚血や不整脈が生じることもある．

　また，術後は循環血液量の変動や不安・疼痛などにより頻脈や血圧の低下・上昇をきたすため，体液バランスの管理とともに疼痛コントロール，不安や緩和するためのケアが必要になる．

1 循環器系の解剖

(1) 心臓の構造

　心臓の大きさは，成人の場合，重さが約250～350gである．縦隔内の中央やや左寄り，第2肋間の右胸骨線から第5肋間の左鎖骨中線上に位置する(図3-12)．心嚢にすっぽり包まれた形で存在し，心臓に出入りしている大血管以外に固定したり支えたりする構造をもたない．心臓の左右は肺に，下は横隔膜に接している．

　内部構造は，4つの心腔(右心房，右心室，左心房，左心室)とそれらに出入りする4種の大血管(上・下大静脈，大動脈，肺動脈，肺静脈)，左右心室の出入り口に位置する4つの弁膜(三尖弁，肺動脈弁，僧帽弁，大動脈弁)から成り立っている(図3-13)．左右の心房と心室の間にある隔壁をそれぞれ心房中隔，心室中隔と呼ぶ．三尖弁と僧帽弁，肺動脈弁と大動脈弁は構造上類似しており，前者は腱索と乳頭筋を付属しているが，後者は付属していない．いずれも血液の逆流防止弁としての役割(例えば，三尖弁は，右心室の血液を右心房側へ逆流させない役割)を担っている．僧帽弁は2葉，三尖弁，肺動脈弁，大動脈弁は3葉のポケット状の半月弁から成る．

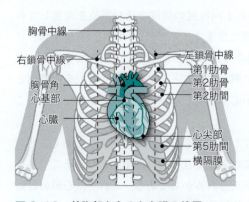

図3-12　前胸部からみた心臓の位置

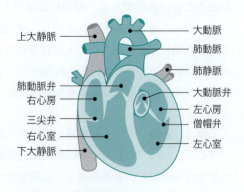

図3-13　心臓の構造

(2) 心臓組織

心臓は，内側を心内膜，外側を心外膜（側壁心膜）という膜で覆われており，心筋組織を主体とした臓器である．

心筋細胞は固有心筋細胞と特殊心筋細胞に分類される．固有心筋細胞は収縮によって血液ポンプとしての役割を担っている．特殊心筋は，心臓を収縮させるための電気刺激を伝達することを専門にしている．

(3) 冠(状)動脈

心腔壁を栄養する冠動脈は，大動脈基部から左冠動脈と右冠動脈に分岐し，心外膜から心筋組織内に血流を供給する．左冠動脈は，左冠動脈主幹部から，左回旋枝と左前下行枝という大きな2本の動脈に分かれる．アメリカ心臓協会(AHA)では冠動脈を1～15区画に分類している(図3-14)．左回旋枝，左前下行枝，右冠動脈ともに心筋組織中を広く還流して，心臓に酸素と栄養を供給した後，静脈系を経て，右心房内にある冠状静脈洞に戻る．

冠動脈の血流は，左冠動脈は拡張期に血流が増加する．これは，心筋が発達した左室では，収縮期に心筋が収縮することにより，左冠動脈が圧迫され血流が低下するためである(図3-15)．一方，右冠動脈は，右室の心筋が左室に比べ，あまり発達していないため，収縮期にも拡張期にも血流は保たれる．頻脈時には，収縮・拡張に要する心臓の仕事量が増えて，酸素や栄養源の需要が増す一方で，拡張時間が収縮時間に比べてずっと短くなるため，血液が流れにくくなり，心筋への血液供給量が減少する．

安静時の左心室の血液量は，心筋100 g当たり約90 mL/分，右心室は左心室の約70～80％である．心房は心室の約半分の血液量が必要である．つまり，心臓の活動を維持するためには，約240 mL/分の血液が必要となる．冠動脈中に含まれる酸素の約70％は心臓で消費されてしまうため，心筋組織中を流れて冠静脈に戻ってきた静脈血の酸素濃度は極度に低い．他の臓器組織中を循環するどの静脈血と比べても最低である．

(4) 刺激伝導系・自動能

刺激伝導系とは，洞房結節で発生した心拍のリズムを心臓全体に伝え，有効な拍動を行わせるための構造である．洞房結節は約1秒に1回程度の頻度で活動電位を産生しており，心房内を通って放射状に広がり，房室結節に集まる．その後，His束，右脚左脚，プルキンエ線維，心室固有筋へと伝達される(図3-16)．心筋細胞は，一度興奮すると，次の刺激が伝わってきても一定の時間が経つまで興奮することができない．これを不応期という．つまり，刺激伝導系の細胞も興奮後，不応期を脱しなければ，次の興奮を伝えることはできない．

心臓は，心臓へ入る中枢神経を切断されたりしても，心臓だけで規則正しく動くことができる．これは，右心房の洞房結節に自ら動くことができる心筋細胞があり，そこで生じた電気信号が刺激伝導系を通じて心筋全体に伝えられるからである．これを，心臓の自動能という．自動能は，刺激伝導系のどの特殊心筋細胞(房室結節やヒス束など)にも備わっ

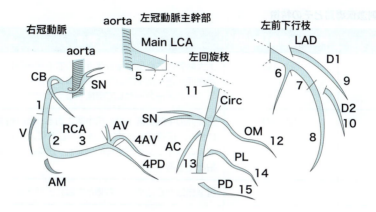

図 3-14　AHA による segment 分類

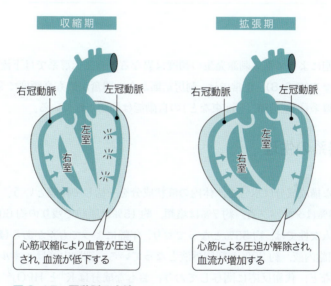

図 3-15　冠動脈の血流

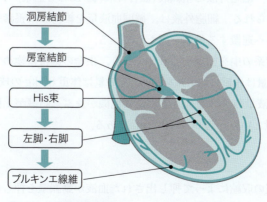

図 3-16　刺激伝導系

表 3-8　刺激伝導路とその特徴

部位	刺激発生回数(回/分)	特徴
洞房結節	60～80	上大静脈と右心房の接合部近くの右心房後壁にある．心臓が血液を送り出す際のペースをコントロールする．いわゆるペースメーカーとして機能する．
房室結節	40～60	三尖弁の中隔尖直上の心房中隔にある．他の刺激伝導費系に比べ，伝導速度が非常に遅く，これにより心房と心室の収縮のタイミングが生理的にずれ，効率よく心臓は血液を拍出できる．
His 束	50～55	房室結節から始まり，右脚と左脚に分岐する．
右脚・左脚	40～50	左脚は，僧帽弁に付属する前乳頭筋周囲に分布する左脚前肢と後乳頭筋周囲に分布する左脚後枝に分かれる．
プルキンエ線維	30～40	心室壁全体に分布し，網状構造をしている．

ているが，細胞によって電気刺激発生の頻度は異なる．刺激伝導系では下流に行くほど，自動能は遅くなる(表3-8)．正常では，洞房結節からの興奮が最も高頻度で発生するため，下流の刺激伝導系(房室結節，His 束など)の自動能は抑制されている．

❷ 循環器系の生理

(1) 血液

　身体のおもな構成成分は水分で，体内の液状成分を一括して体液という．成人男性の場合，体重の 18％はタンパク質，約 7％は塩類，約 15％は脂肪で残りの約 60％は水分で占められる．成人女性では，約 55％となっており，年齢によっても差がある(表3-9)．体重の約 40％は細胞内液，約 20％が細胞外液となっている．細胞内液はエネルギー産生やタンパク質合成など，代謝反応に関与しており，おもな成分は K^+ と HPO_4^{2-}(リン酸)である．細胞内の K^+ 濃度は，細胞外の約 40 倍である．細胞内液の，変動許容範囲は±10％前後と考えられている．細胞外液は組織液(血管外液)約 15％と血漿，リンパ，髄液などの血管内液約 5％に分けられる．細胞外液は，循環血液量を維持し栄養素や酵素を細胞へ，老廃物やガスを細胞外へ運搬する役割を果たしている．

　血液は，心・血管系の中を循環する液体であり，生命の維持に極めて重要である．通常の成人の場合，血液量は体重の約 8％を占め，その量は体重 60 kg の成人では約 4,800 mL となる．また，全血液量の 1/3 を失うと生命に危機が及ぶ．心臓が 1 回の収縮で送り出す血液量を 1 回拍出量といい，約 60～100 mL である．

(2) 脈拍

　脈拍とは，左心室の収縮によって押し出された血液が動脈壁を押し広げたものである．心臓の電気刺激による収縮回数を示す心拍数と異なる拍動やリズムがみられることがある．

表 3-9 発達段階による体液の割合

	新生児	3 カ月乳児	1 年	成人	老人
全体	80%	70%	60%	60%	50%
細胞内液	40%	40%	40%	40%	30%
細胞外液	40%	30%	20%	20%	20%

(3) 血圧

一般に血圧とは大動脈圧のことを指し，心臓から拍出された血液が血管壁にぶつかり生じる圧のことをいう．心室が収縮するとき(収縮期)にみられる最も高い血圧を収縮期血圧，心室が拡張するとき(拡張期)にみられる最も低い血圧を拡張期血圧という．また，収縮期血圧と拡張期血圧の差を脈圧という．血圧は，心拍出量と全末梢血管抵抗の積で表される．

(4) 心拍出量

心臓のポンプ機能を表す指標として心拍出量がある．心拍出量は，心臓が1分間に拍出する血液の総量である．心拍出量は，「1回拍出量×心拍数」で表される．1回拍出量は前負荷，後負荷，心収縮力で決定される．

❶ 前負荷

心室の拡張末期までに心室に流入した血液量のことをいう．心室拡張末期容積や心室拡張末期圧で表される．この前負荷と1回拍出量の関係(Frank-Starlingの法則)は図 3-17 のような曲線関係となり，生理的な前負荷の範囲では，前負荷が増えるほど1回拍出量が増えることを意味する．つまり，十分な前負荷(心室の充満)がないと，心臓のポンプ機能が悪くなくても心拍出量は減少する．

❷ 後負荷

心臓が行う仕事を妨げようとする力である．増大する場合には，心収縮力が増加しなければ心拍出量が減少してしまう．後負荷は，左室では大動脈圧，右室では肺動脈圧に関連する．肺動脈圧や大動脈圧の上昇や肺動脈弁・大動脈弁の狭窄は，後負荷の増大を招く．

❸ 心収縮力

心室内に流入する血液量(前負荷)が増加し，心室が伸ばされて心筋の長さが増すと，心筋の収縮力は強くなり(Frank-Starlingの法則)，結果的に1回拍出量が増加する．心拡大や心不全の場合，心収縮は弱くなり，前負荷が増えても1回拍出量はあまり増加せず，血液のうっ滞が生じ，肺うっ血の原因となる．

(5) 循環調節機構

循環調節の目的は，血圧を一定範囲に保ち全身の血流を維持することである．そのために，自律神経系による神経性調節，ホルモンなどによる液性調整が働いている．

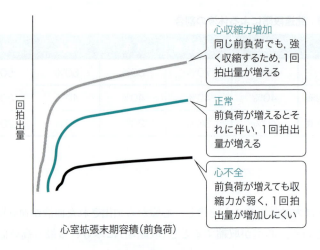

図 3-17　Frank-Starling の法則

❶ 神経性調節

　神経性調節は，交感神経系と副交感神経系の支配により営まれ，迅速かつ短期的に作用するのが特徴である．心臓にはおもにアドレナリン受容体（$β_1$）とムスカリン（M_2）が存在しているが，心室筋には副交感神経系とその受容体である M_2 がない．心筋収縮性を変化させる作用を変力作用，心拍数を変える作用を変時作用と呼ぶ．各々，減少方向の変化を陰性，増加方向を陽性で表現する．つまり，交感神経系は陽性変時作用（心拍数を増加させる作用）と陽性変力作用（心収縮力を増加させる作用）を，副交感神経系は陰性変時作用（心拍数を減少させる作用）をもたらす（表 3-10）．

❷ 液性調節

　血圧調整に関するホルモンの働きは様々であり，血管に作用するものや，腎臓に作用するもの，他のホルモン分泌に影響するものなどがある（表 3-11）．

❸ 体循環のモニタリング

(1) 血圧

　一般的に血圧といえば，座位で血圧計を用いて測定された上腕動脈の血圧のことを指す．血圧を測定する際には，動脈にカテーテルを挿入する観血的血圧測定と圧迫帯（マンシェット）を使用して血圧を測定する非観血的血圧測定の 2 種類がある．一般的には侵襲の少ない非観血的血圧測定法が選択されるが，患者の状態や術式によって急激な血圧低下や上昇が起こり，患者の安全が保たれない場合は，両者を併用する．血圧の正常値や高血圧に関しては，日本高血圧学会にて基準が示されているが（表 3-12），低血圧に関する基準が存在しない．世界保健機関（WHO）は世界共通の基準として，収縮期血圧 100 mmHg 以下，拡張期血圧 60 mmHg 以下を低血圧と定義している．

表 3-10　心臓の神経性調節

	交感神経		副交感神経	
神経伝達物質	ノルアドレナリン（β_1）		アセチルコリン（Ach）	
	支配の有無	作用	支配の有無	作用
刺激伝導系	＋	心拍数↑	＋＋	心拍数↓
固有心筋（心房）	＋	収縮力↑	＋	収縮力↓
固有心筋（心室）	＋	収縮力↑	－	－

表 3-11　循環調節を行う様々なホルモンとその作用

	血圧を上昇させるホルモン				血圧を低下させるホルモン
名称	アドレナリン・ノルアドレナリン	アルドステロン	アンギオテンシンⅡ	バソプレシン	心房性ナトリウム利尿ペプチド（ANP）
分泌する部位	副腎	副腎皮質	肝臓	下垂体後葉	心臓
おもな働き	・心拍数を増やす ・心収縮力を増強する ・血管を収縮させる	・腎臓でのナトリウムの再吸収を促す	・腎臓でのナトリウム再吸収を促す ・アルドステロン分泌を促す ・バソプレシン分泌を促す ・血管を収縮させる ・視床下部に働きかけ、口渇感を引き起こす	・腎臓での水の再吸収を促す	・腎臓でナトリウムの再吸収を抑制する ・アルドステロンの分泌を抑制する ・全身の血管を拡張させる

❶ 非観血的血圧測定

　非観血的血圧測定は，マンシェットの巻き方やサイズによって値が変動しやすいため，測定方法に注意が必要である．

　マンシェットは，成人〜乳児までそれぞれ適切なサイズに選択する（表 3-13）．

　巻く位置と巻き方により誤差が生じるため注意する（表 3-14）．

❷ 観血的血圧測定

　観血的血圧測定は，動脈内にカテーテルを挿入し，血圧波形によって連続的に観察することができる．手術室で測定対象となる患者は，術前から大量出血が予想される場合，術

表 3-12 成人における血圧値の分類

分類		収縮期血圧		拡張期血圧
正常域血圧	至適血圧	<120	かつ	<80
	正常血圧	120〜129	かつ/または	80〜84
	正常高値血圧	130〜139	かつ/または	85〜89
高血圧	Ⅰ度高血圧	140〜159	かつ/または	90〜99
	Ⅱ度高血圧	160〜179	かつ/または	100〜109
	Ⅲ度高血圧	≧180	かつ/または	≧110
	(孤立性)収縮期高血圧	≧140	かつ	<90

表 3-13 マンシェットの幅(JIS規格)

成人

	幅	長さ
上腕	13 cm	22〜24 cm
大腿	18〜20 cm	48〜50 cm

小児(上腕で測定する場合)

	幅	長さ
3カ月未満	3 cm	5 cm
3歳まで	5 cm	8 cm
6歳まで	8 cm	13 cm
9歳まで	9 cm	25 cm
9歳以上	12 cm	25 cm

表 3-14 マンシェットの巻く位置と巻き方による測定誤差の変動

	最高血圧	最低血圧
測定部位が心臓より高い	↓	↓
測定部位が心臓より低い	↑	↑
マンシェットの巻き方が緩すぎる	↑	↑
マンシェットの巻き方がきつすぎる	→	↓
測定部位に対してマンシェットの幅が狭すぎる	↑	↑
測定部位に対してマンシェットの幅が広すぎる	↓	↓

中頻繁に血液ガス分析が必要となる場合(心臓血管外科手術や呼吸器外科手術など)，既往歴に重度の心疾患を有する患者など，患者自身の状態によって使用の有無が判断される．
　観血的動脈圧波形はさまざまな有効な情報を有するため，正常な波形の構成，心臓の収

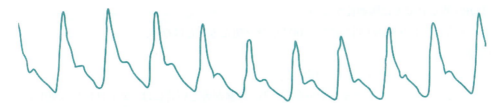
図 3-18　呼吸性の脈圧変動

縮から拡張に至るサイクルとの関係，カテーテルを留置する部位により波形が異なるということを，十分に理解する必要がある．

呼吸性の脈圧変動と循環血液量の状態
　一般の循環血液量が十分な状態では，陽圧吸気中に増加した肺容積が肺静脈の血液貯蔵部を圧迫することで，左心室に流入する肺静脈の血液量が増加する．また，同時に胸腔内部圧は，収縮期における心室壁の内側への収縮を容易にするため，結果的に左心室の後負荷を減少させる．以上の機序より，陽圧吸気中の 1 回拍出量と動脈圧は上昇する．ほとんどの患者では，前負荷の影響のほうが重要であるが，重症左心不全の患者では後負荷が低下し左心室駆出の増加に重要な役割を果たす．一方，循環血液量が不足している場合，胸腔内陽圧により全身静脈還流が減少し右室前負荷が減少する．また，吸気時に増加した肺容積は肺血管抵抗を上昇させ，右心室の後負荷を上昇させる．以上の機序により，陽圧呼気時の 1 回拍出量と動脈圧は低下する．このような陽圧換気中の脈圧変動，1 回拍出変動は循環血液量が不足しているほど著明であるため，輸液管理の指標となる（図 3-18）．

(2) 心電図
　洞房結節に発生した電気的刺激が心房に伝導され，さらに房室結節，His 束および右脚，左脚からプルキンエ線維を経て，心室にそれぞれ正常に伝導されて心収縮が起こる．この心臓の電気的刺激を体外から観察したのが心電図である．心収縮が，正常範囲内で規則正しく反復して生じる調律を正常洞調律という．心電図の異常には，①リズム異常，②波形異常がある．
　不整脈は刺激伝導系の障害が原因で発生する．上室性の不整脈は脱水，貧血，低酸素が原因で発生することが多く，心室性の不整脈は術中に心筋虚血などに伴い発生する．術中にとくに注意すべき不整脈に心室細動がある．

＜注意が必要な不整脈＞
❶ **VT（心室頻拍）**
　心室の異所性の興奮によって，幅が広く，変形した心室性期外収縮の心室調律が，連続して生じているものを心室頻拍という．

心電図の特徴
①QRS 波の幅が広く（0.12 秒以上），変形したものが連続して出現する．

②QRS波とP波とは関連性がない．
③心拍数は，120〜180回/分で，200回/分を超えることはない．

治療
①基本的には，早急にCPRを実施する．
②①の後に，厳重なリドカイン治療が行われ，徐脈が著しい時には，アトロピンの使用や，ペースメーカー治療を行う．

❷ Vf（心室細動）

心室の異所性中枢が，随所で極めて速い周期で，繰り返し興奮を起こし，心室の部分的収縮が持続的に反復する状態をいう．心室は，有効的な心収縮を行っておらず，心室壁の一部が不規則に収縮し，小刻みに揺れているだけである．脳をはじめとする全身の血流が停止し，脈拍も触知できなくなる．つまり，心停止の状態である．

心電図の特徴
①波形の形状，振幅，および周期などがまったく一定しない不定の波が，不規則に連続して示される．
②心室拍の頻度は，ほぼ分時150〜500回/分である．
③P波，QRS波，およびT波は明瞭に示されず，区別することはできない．

治療
心室頻拍と同様

（3）中心静脈圧

中心静脈圧とは，大静脈と右房接合部の圧のことである．中心静脈圧は，血液が大静脈から右房，右室へ充満するための推進力，つまり右心室の充満力を表す．中心静脈圧と他の血行動態パラメータ（血圧，尿量など）を組み合わせることで，循環血液量と右心機能をより詳細に推測することができる．また，病態把握から治療方針の決定，さらにはその効果判定の指標として役立てることができる．

中心静脈圧の正常値は2〜6 mmHgであり，胸腔内圧の影響を受けやすく，呼吸性に変動する．また，トランスデューサーと右房の位置関係など様々な要因によって，値の変動をきたす（図3-19）．

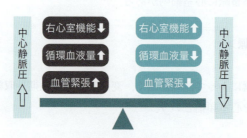

図3-19　様々な要因による中心静脈圧の変化

表3-15 各臓器の血流自動調節能

	血流自動調節能の範囲(mmHg)
腎臓	90〜180
脳	60〜160
小腸	30〜125
骨格筋	20〜120
冠動脈	60〜180

(4) 尿量

　尿量は循環管理を行ううえで重要な指標であり，「水分バランスの管理」と「循環動態の評価」として用いられる．循環管理を必要とする症例全てに肺動脈カテーテルや中心静脈カテーテルが挿入されているわけではない．その場合，血流自動調節機能の観点から評価する必要がある．血流自動調節機能とは，灌流圧がある一定の範囲内にある場合に，その臓器における血流量は一定に保たれるというものである．腎臓の自動調節下限が最も高く(表3-15)，尿量の確保が行えている場合は，他の臓器(脳，小腸，骨格筋，冠動脈など)への血流が確保できていると評価できる．腎臓は，糸球体濾過率も重要であり，血圧が約60 mmHg以下では，糸球体濾過率が0になる．つまり，約60 mmHg以下では尿が生成されないことになる．大量出血など循環血液量が大きく減少している場合や心拍出量が低下している場合は，さまざまなホルモンや交感神経の活動により灌流圧を自動調整能の範囲に維持しても，糸球体濾過率が低下する防御機能が備わっている．その結果，尿は産生されない．以上のことより，尿量は循環管理において重要な指標となる．

文献
1) 布田伸一編：循環器疾患ナーシング．学習研究社，2001．
2) 岡庭豊：病気が見える Vol2 循環器．第4版．メディックメディア，2017．
3) 岡庭豊：病気が見える Vol5 血液．第2版．メディックメディア，2017．
4) Phillip I. Aaronson・村松準監修：一目でわかる心血管系．第2版．メディカル・サイエンス・インターナショナル，2008．
5) 尾野敏明：重症患者の循環管理　急性・重症患者ケア，2(3)，総合医学社，2013．
6) 島田和幸・宗村美江子：新体系　看護学全書　第16巻　成人看護学3　循環器，メヂカルフレンド社，2001．
7) 岡本和文・道又元裕：重症患者に必要な輸液管理と体液ケア，急性・重症患者ケア，2(1)，総合医学社，2013．
8) 深井喜代子：新体系　看護学全書　基礎看護学2　基礎看護技術Ⅰ，メヂカルフレンド社，2014．
9) 日本高血圧学会：高血圧治療ガイドライン，2014．
10) 佐川寿栄子：目的に叶った手術中の体温測定は．OPE Nursing 95 春季増刊号，118-124．メディカ出版．1995．
11) 及川慶浩：目的にかなった手術中の体温測定部位はどこか？　臨床麻酔　臨時増刊号，pp399-410．真興交易医書出版部，2009．
12) 山陰道明：体温測定法─その利点とピットホール─．周術期の体温測定，pp26-41．克誠堂出版，2011．
13) 日本麻酔科学会編：基礎的生理学とモニタリング．中心静脈圧．周術期管理チームテキスト．第2版，p268，日本麻酔科学会，2011．

3. 神経

脳・脊髄から身体各部へ興奮(信号)を伝え，また身体各部からの刺激を脊髄，脳へ伝える白色の神経線維の束をいう．血管，リンパ管，結合組織を伴っている．神経細胞とここから出る突起を合わせてニューロンといい，神経系構成の1つの単位となっている．

1 神経の解剖

神経系は，中枢神経系(CNS)と末梢神経系(PNS)とで構成される(図3-20)．それらの神経は，様々な情報を中枢(脳・脊髄)や末梢(身体の各器官)に伝える働きをしている．このうち代表的なものが大脳からの運動指令を骨格筋などへ伝える運動神経，感覚受容器でとらえた情報を大脳へ伝える感覚神経，無意識的に働き呼吸・循環・体温・消化などのホメオスタシスの維持に関わる自律神経である．中枢から末梢へ情報を伝える経路を遠心路(運動神経)，末梢から中枢へ情報を伝える経路を求心路(感覚神経)という．

神経系は，ニューロン(神経細胞)とそれを支持・保護しているグリア細胞によって構成される．ニューロンは情報の伝達や処理，グリア細胞はニューロンの働きを調節したり，免疫系に関与したりすることで正常に機能するのを助ける役割がある．それらのニューロン同士は1本つながっているわけではなく，複数のニューロン同士が連結し合っている．その連結部をシナプスといい，大脳(中枢)からの指令を末梢へ伝達したり，末梢からの感覚入力を大脳(中枢)へ伝達したりする．ニューロンからの電気的な刺激(情報)は，髄鞘によって保護され進み，シナプス間で神経伝達物質(ドパミン・セロトニン・ノルアドレナリン・アセチルコリンなど)による科学的な信号変換を受けて次のニューロンへと伝達されていく．大脳には，そのニューロンが140億個・そしてグリア細胞はその5倍以上存在するといわれている．このように，神経系は身体の内部や外界からの刺激を伝達し合いながら，必要な各器官の反応を引き起こすための重要な調節器官である．

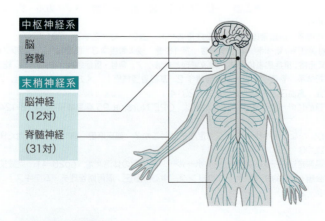

図 3-20　神経系

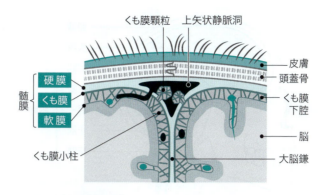

図 3-21　髄膜の解剖

(1) 中枢神経系(CNS)の解剖と構造

脳と脊髄からなり，運動・感覚・自律機能などの生体の諸機能を統括する．脳や脊髄の断面をみると，灰白質と白質を区別できる(髄鞘が白く見える)．ニューロン(神経細胞)が多く存在するところは灰白質であり，グリア細胞と髄鞘などの有髄神経線維が多く存在するところが白質である．大脳では皮質(外側)が灰白質で，髄質(内側)で白質である．逆に，脊髄では皮質(外側)が白質で，髄質(内側)が灰白質である．

脳と脊髄は，外側から皮膚，骨(頭蓋骨・脊椎)で覆われ，さらに髄膜(硬膜・くも膜・軟膜)によって包まれている．髄膜のうち最も硬い膜を硬膜といい，脳硬膜に関しては大脳鎌を形成し左右の大脳や小脳の半球を仕切っている．また，くも膜と軟膜の間にある空間はくも膜下腔と呼ばれ，脳脊髄液(髄液)によって満たされ，外部環境からの変化や衝撃などから脳・脊髄を保護するショックアブソーバーの役割を担っている(図 3-21)．

❶ 脳

脳の解剖は，大脳半球・間脳(視床・視床下部・下垂体)・小脳・脳幹(中脳・橋・延髄)に分けられる(図 3-22, 表 3-16)．また大脳の外側表面(皮質)は，いくつかの脳溝により4つの葉(lobe)に分けられている(図 3-23, 表 3-17)．そして大脳は左右にも分けられ，中心溝を境に前側は運動野，後側は感覚野がある．これらは，身体の各部位を受け持つニューロンが，小人(ホムンクルス)が逆立ちしている様に分布している．運動情報を大脳皮質から脊髄へ伝える伝導路を皮質脊髄路(錐体路)といい，感覚情報を脊髄から大脳皮質へ伝える伝導路を脊髄視床路という．それらの伝導路は，延髄下部で交差(錐体交叉)するため，それぞれの半球は主に対側の運動や感覚を司る．言語機能に関しては，主に左大脳半球であり優位半球とも呼ばれる．

❷ 脊髄(図 3-24)

脊髄は脳の延長として伸びる神経の束である．頸髄(8分節)・胸髄(12分節)・腰髄(5分節)・仙髄(5分節)，および1つの尾髄に分けられ，それぞれの髄節より末梢に脊髄神経が伸びている．脳から伸びた脊髄は第1腰椎(L1)から第2腰椎(L2)のあたりで終わっており，以降は神経線維の束のみが走行している．馬の尻尾に似ていることから，馬尾神経と呼ばれている．つまり腰椎穿刺がL3・4・5間で行われる理由は，この部分に脊髄がなく

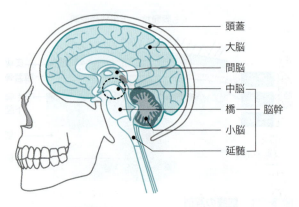

図 3-22　脳の解剖

表 3-16　脳の機能

名称	機能
大脳半球	知的活動・本能・情動・記憶
間脳	感覚情報の中枢・自律神経機能
小脳	運動調整
脳幹	呼吸・循環などの生命維持活動
脊髄	反射

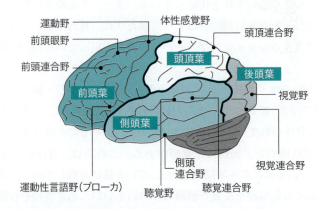

図 3-23　大脳皮質

表 3-17　大脳皮質の機能

名称	機能
前頭葉	精神活動・運動・運動性言語（優位半球）
側頭葉	聴覚，嗅覚認知・感覚性言語（優位半球）
頭頂葉	体性感覚の統合
後頭葉	視覚認知

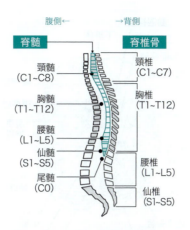

図 3-24　脊椎・脊髄の解剖

馬尾神経のみの走行であり，損傷リスクが低いためである．

(2) 末梢神経(PNS)の解剖と構造

中枢神経系(脳・脊髄)と末梢の各器官(効果器や受容器)を連結する神経路のことであり，脳神経と脊髄神経からなる．末梢神経は，多くの神経線維の束がいくつか集合した構造をしている．神経内膜内に神経線維が包まれ束になり，その神経束が神経周膜や神経上膜，さらに包まれて(3重膜)形成されている．神経束には，運動神経や感覚神経といった機能的に異なる神経線維を含み，さらに自律神経(交感神経や副交感神経)を含む部分もある．そのため，末梢神経は混合神経とも呼ばれている．ただし，脳神経の場合は対照的であり，運動神経のみか感覚神経のみか，またその両方や自律神経(副交感神経のみ)機能を併せもつかなど，その神経によっての特徴的な機能を持っている(表3-18)．

❶ 脳神経

おもに，脳幹から線維が伸び頭頸部の運動や感覚，自律神経機能(副交感神経のみ)を司る末梢神経である．脳神経は，左右12本ずつあり，中枢神経系から出る高さに順次Ⅰ～Ⅻの番号が付けられている．脳神経は，頭蓋骨の孔を通り頭蓋外へ出て，主に頭頸部の運動や感覚を支配している(図3-25，表3-18)．

❷ 脊髄神経

31対ある脊髄神経は，脊髄から伸び，神経根，前枝・後枝，神経叢などを経て末梢神経として身体へと至る．神経根とは，脊髄の各髄節に直接出入りする神経線維の束のことである．前根は運動性(遠心路)・後根では感覚性(求心路)の神経線維で構成されている(ベルマジャンディの法則)．その後，神経根は合流し椎間孔を経て脊柱管を出る．脊柱管を出た後は，前枝・後枝に分かれ四肢・体幹の運動や感覚を支配している．

❸ 自律神経

自律神経には，交感神経系と副交感神経系の2種類があり，互いに相反する役割を担っている．呼吸・循環・消化・分泌・排泄・体温調整など，基本的な生命活動の維持に働く神経系としてある．内臓・心筋・平滑筋(血管・消化管・瞳孔括約筋など)・腺などほぼ全

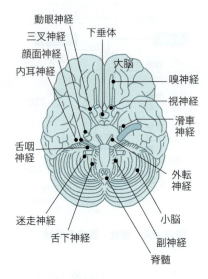

図 3-25　脳神経

表 3-18　脳神経の機能

	脳神経	運動系	感覚系	副交感神経系
Ⅰ	嗅神経		嗅覚	
Ⅱ	視神経		視覚	
Ⅲ	動眼神経	眼球運動	瞳孔括約筋	●
Ⅳ	滑車神経	眼球運動		
Ⅴ	三叉神経	咀嚼運動	顔面の感覚・舌の前2/3の触覚	
Ⅵ	外転神経	眼球運動		
Ⅶ	顔面神経	顔面表情筋	舌の前2/3の味覚	●
Ⅷ	聴神経		聴覚・平衡感覚	
Ⅸ	舌咽神経	咽頭筋	舌の後1/3の味覚と触覚	
Ⅹ	迷走神経	咽頭・喉頭筋	喉頭感覚・内臓感覚	●
Ⅺ	副神経	呼吸補助筋		●
Ⅻ	舌下神経	舌筋		

身に分布する(表3-19)．機能面からは，四肢骨格筋の随意的で意識的に制御可能な運動や感覚を司る体性神経系とは別に，自律神経系は不随意的で無意識的な制御を受けるため大別される．おもに，交感神経系は胸腰髄系(胸髄や腰髄から始まる)・副交感神経は頭仙系(脳幹・仙髄から始まる)と呼ばれている．

表 3-19 自律神経の機能

器官		交感神経系	副交感神経系
瞳孔		散瞳	収縮
唾液腺		少量の濃い唾液	多量の薄い唾液
気管支		拡張	収縮
気道分泌		↑	↓
血圧		↑	↓
心拍数		↑	↓
肝臓		グリコーゲン分解	グリコーゲン合成
消化管	運動	↓	↑
	分泌	↓	↑
皮膚	血管	収縮	—
	汗腺	発汗	—
	立毛筋	収縮	—
膀胱	排尿筋	弛緩	収縮
	内尿道括約筋	収縮	弛緩
男性生殖器		射精	勃起

❷ 中枢神経系の生理

脳は，生体の生命維持活動において最も重要な臓器である．脳は，酸素消費量の多い臓器であり，約 4 分間酸素供給が途絶すれば不可逆的な障害を生じる．脳の活動を維持するためには，適切な脳血流量を維持し酸素と糖(グルコース)の供給を一定に保つ必要がある．

(1) 脳血流

全身の血流の約 15％が脳血流であり，肝臓や腎臓に次いで多い．脳の循環は，血圧の変動には左右されず，ほぼ一定に保たれるような自動制御機構が存在する．正常な人では，平均血圧 50〜150 mmHg の範囲ではそれに合わせて，脳血管の収縮や拡張によって血流を一定に保つ働きがある．これを，脳循環自動調節能(オートレギュレーション)と呼んでいる．また，脳の酸素消費量は肝臓と並んで臓器の中で最も多い．脳 100 g 当たり約 3.5 mL/分である(脳の重さは，約 1,300 g)．

(2) 脳波

脳波とは，数多くある脳細胞の電気活動をとらえたものであり，睡眠や覚醒といった脳の活動状態を示す．脳波は，その周波数(基線の広さ)によって分類する．デルタ波・シー

タ波・アルファ波・ベータ波である．覚醒時はベータ波であり，安静時はアルファ波，睡眠時はシータ波やデルタ波である．一般的に，睡眠のサイクルは90分程度であるが，このサイクルの後半，つまりREM睡眠時は眼球の動きや呼吸の不規則性など，覚醒時の脳波であるベータ波を示し眠りが浅い状態を示す．臨床場面では，脳波を測定する事は難しく手間がかかるため，簡易的に装着でき脳波の解析結果を数値化するモニターとしてBISモニターを使用している．

❸ 手術中に行われる神経系のモニタリング

モニタリングには様々な種類があり，それらは手術の種類ごとに異なる．モニタリングすることによって，術後神経脱落症状を可能な限り防ぎ，手術リスクを最小限にする．

(1) BIS モニター（図3-26，表3-20）

BISとは，前額部に貼った電極シールにより計測された脳波を測定し，それを解析算出した「推定鎮静度」である．BIS値は，患者の鎮静度を0～100の数値で示している．BIS値のSQI（クオリティインデックス）が100％であれば，患者の今の睡眠レベルを判断できるモニターである．

(2) 誘発電位

外部からの微弱な刺激や電流を与え，それにより誘発される電気活動を確認するモニター方法である．

❶ 聴性脳幹反応（ABR）（図3-27）

外耳より音を聞かせることで，蝸牛神経と脳幹部の電気活動を記録する．脳幹活動を客観的に見ることができため，脳死判定にも用いられる．微小血管減圧術や聴神経腫瘍，脳幹腫瘍の手術に用いられる．

❷ 運動誘発電位（MEP）（図3-28）

頭皮もしくは脳表に刺激電極を留置し，皮質脊髄路（錐体路）を刺激する．刺激に対応できる条件下（筋弛緩薬効果の消失・セボフルレンの未使用状態）では，対応する上肢あるいは下肢の筋収縮運動がみられ，筋電図として記録される．錐体路障害や虚血が問題になる，主に脳血管系手術などで用いられる．

❸ 体性感覚誘発電位（SEP）（図3-28）

上肢または下肢の感覚神経に，電気的あるいは機械的に刺激を与えることによって誘発される脳波を記録する．末梢神経から脳幹，大脳皮質に至る長い新経路である脊髄視床路の機能障害を確認する．脊髄病変，脳幹病変，大脳半球病変などの手術に用いられる．

❹ 視覚誘発電位（VEP）

網膜に一定の刺激（点滅信号）を加えて，後頭葉などで電気信号を記録する．視神経・視索など視路あるいは近傍病変の手術に用いられる．

❺ 顔面異常筋反応（AMR）

顔面痙攣に対する微小血管減圧術のモニタリングで用いる．術前に認められる異常波形

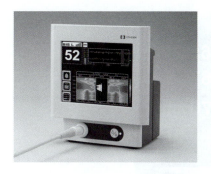
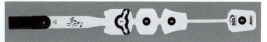

図 3-26　BIS モニターとクワトロセンサー

表 3-20　BIS モニター

BIS 値	状態
100	完全覚醒
80-90	覚醒の可能性あり
70-80	強い侵害刺激に反応
60-70	浅麻酔
40-60	至適麻酔
40 以下	深麻酔
0	平坦脳波

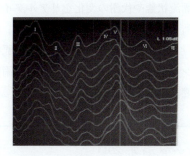

図 3-27　ABR

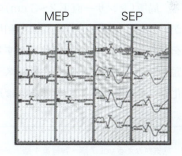

図 3-28　MEP・SEP

を，減圧操作後に消失するかどうかを確認する．このモニターも筋電図を記録するため，MEP 同様に刺激に対する条件下(筋弛緩薬効果の消失・セボフルレンの未使用状態)でなければならない．

❻ 顔面神経刺激

聴神経腫瘍の手術には，不可欠なモニタリングである．腫瘍によって顔面神経が圧排さ

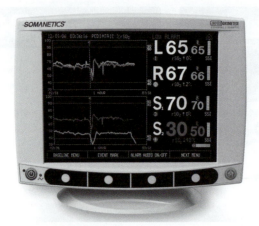

図 3-29　INVOS™

れて薄くなっていることが多いため，術中に電気刺激を繰り返しながら同定・温存する方法をとっている．

❼ 脊髄誘発電位

　刺激・記録とも脊髄表面で行う．直接・間接的に脊髄を刺激し，誘発される電位を測定する．この検査は，筋弛緩薬の影響は受けずに行うことができる．脊髄・脊椎の手術に用いられる．

(3) 経皮的局所脳血流酸素飽和度（rSO$_2$）（図 3-29）

　rSO$_2$ とは，微小血管（細動脈・細静脈・毛細血管）の酸素飽和度であり組織酸素飽和度とも呼ばれる．局所（センサー直下 2～3 cm）の灌流状態や代謝の変化をリアルタイムにとらえることができる．無侵襲混合血酸素飽和度監査システム（INVOS™）を用いて，前額部にセンサーを貼り非侵襲的にモニタリングする．正常値は，50～70％程度．頸動脈病変の手術である頸動脈血栓内膜摘出術や頸動脈ステント留置術などで用いられる．手術後，20％程度の変化率は異常であり，上昇であれば過灌流・低下であれば虚血を示す．

文献
1) 岡庭豊：病気がみえる vol.7 脳・神経 第 1 版．メディックメディア，2011．
2) 森田明夫：見てわかる！流れでわかる！脳神経外科手術レクチャー　適応疾患の理解から術中看護のポイントまで．学研メディカル秀潤社，2016．
3) 日本麻酔科学会・周術期管理チームプロジェクト：周術期管理チームテキスト．第 2 版．日本麻酔科学会，2011．
4) 川口昌彦：術中神経モニタリングバイブル　術後神経合併症予防のための実践的手法とその解釈．羊土社，2014．

2 麻酔侵襲と安全管理

　麻酔科学は，新しい麻酔薬やモニターの普及とともに急速に進歩している．次々と新しい麻酔薬が開発され麻酔方法も大きく変わり，旧来の「麻酔」に比較してその安全性は飛躍的に向上した．多種多様な麻酔薬の開発により，その特性を生かしたバランス麻酔(図3-30)が発展し，個々の患者の病態や手術内容に則した多様な麻酔法の選択が可能となっている．術前の患者の状態を的確に把握し，予定された手術内容に則した最適な麻酔計画を立案することは，安全な麻酔管理を行ううえで最も大切なプロセスの1つといえる．手術室で関わる看護師として，麻酔の方法や使用する麻酔薬は多岐にわたるため，これらの特徴や合併症について理解しておくことが重要である．

1. 麻酔の種類と適応(表3-21)

　麻酔とは，痛みや刺激などの侵襲が加わっても痛いと感じない状態のことをいう．麻酔方法として，全身麻酔と局所麻酔に分類される．全身麻酔は，①導入方法や気道確保の方法，②麻酔維持の方法，③筋弛緩薬使用の有無，④疼痛管理など多くの選択肢がある．そのため，術式や患者の状態を考慮したうえで麻酔方法が選択される．局所麻酔は，表面麻酔・局所(浸潤)麻酔・区域麻酔に分けられており，術式や手術部位，手術時間と患者の状態や希望などを考慮して決定される．下肢や下腹部の手術では，脊髄くも膜下麻酔が用いられるが，持続時間の制限や患者が意識下にあることから，2時間程度が適応とされている．また，術式や手術時間によって，脊髄くも膜下麻酔と硬膜外麻酔を組み合わせて行う麻酔を脊髄くも膜下併用硬膜外麻酔といい，持続硬膜外麻酔を用いることで，長時間の手

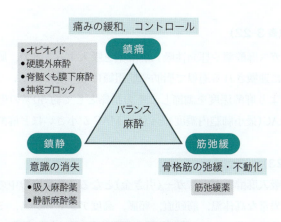

図3-30 バランス麻酔の構成要素

表3-21 麻酔法の種類

種類	定義	方法	特徴
全身麻酔	大脳や脳幹部，脊髄などの中枢神経系に薬物を作用させて麻酔状態を得るもの	●吸入麻酔 ●静脈麻酔	●意識消失に伴い，気道確保・呼吸・循環など，患者の生命維持や異常の発見は，すべて麻酔科医に委ねられる（常に患者の状態を把握する必要がある）． ●人工呼吸器の装着を必要とすることが多い． ●麻酔状態から覚醒状態に至るまでは，全身状態の管理が必要． ●単に中枢神経の活動を抑制するのみではコントロールが難しいためバランス麻酔で組み合わせることが多い．
局所麻酔	局所麻酔薬により末梢神経のみをブロックし除痛を得るもの	●表面麻酔 ●浸潤麻酔 ●区域麻酔 ・脊髄くも膜下麻酔 ・硬膜外麻酔 ・神経ブロック	●末梢神経のみの除痛になるため，意識は保たれる． ●体に生じた異常を患者自身が訴えることができ，医師や看護師は患者の表情や呼吸状態などの変化で読み取ることができる． ●長時間になると患者自身に大きな負担を感じさせる． ●副作用や合併症が起こった場合は，直ちに対処できるように準備しておく必要がある．

（文献2）第16章麻酔計画と麻酔の準備　Ⅰ麻酔法の選択，pp422〜429を参考に表作成）

術にも対応することができる．

2. 全身麻酔

　全身麻酔とは，中枢神経の機能を抑制することにより刺激に対し反応しない状態のことをいい，麻酔薬により手術侵襲や侵害刺激に対して，①無痛（鎮痛・鎮静），②有害反射の消失，③不動化（筋弛緩），④意識の消失，⑤麻酔薬の中止により麻酔から覚醒できること（可逆性）の5つの条件を満たしている状態をいう．近年では，全身麻酔には鎮痛薬や鎮静薬，筋弛緩薬など様々な薬剤を目的に応じて使用することから，バランス麻酔と称される（図3-30）．

1 吸入麻酔(表3-22)

　吸入麻酔とは，ガス麻酔薬や揮発性吸入麻酔薬を吸入することで，肺胞より血中に取り込まれ，中枢神経に運搬される過程で脂肪や筋組織に取り込まれていく．吸入濃度と換気のコントロールにより麻酔深度を調節し，その指標として約50％の患者の体動がなくなる肺胞内濃度をMAC（最小肺胞内濃度）といい，MACが小さいほど麻酔作用は強いとされている．

悪性高熱症(表3-23)

　すべての揮発性吸入麻酔薬がトリガー（引き金）となる，全身麻酔中の重篤な合併症として知られている．異常な高体温，筋硬直，頻脈，高度アシドーシス，ミオグロビン尿などを主症状とし揮発性吸入薬によって発症する．骨格筋の筋小胞体からのカルシウム遊離機

表 3-22　吸入麻酔薬の特性

	亜酸化窒素(笑気)	セボフルラン	イソフルラン	デスフルラン
常温での性状	気体	液体	液体	液体
MAC(%)	105	1.71	1.15	7.6
血液/ガス分配係数	0.47	0.66	1.4	0.45
臨床使用濃度(%)	40〜60	1.0〜3.0	1.0〜3.0	3〜10
オゾン破壊	あり	少ない	あり	不明
特性	鎮痛作用を有する．閉鎖腔の内圧上昇(気胸・イレウス禁忌)	小児麻酔の導入気管支拡張作用	頻脈気道刺激性が少ない．	気道刺激性が非常に強い．筋弛緩作用がある．生体内で代謝なし覚醒が非常に早い．

(日本麻酔科学会・周術期管理チーム委員会編：周術期管理チームテキスト，第3版, p424 より，特性については筆者加筆，改変)

表 3-23　悪性高熱症の診断基準(盛生ら[1])

体温基準	A．全身麻酔中の体温上昇(40℃以上)	B．①38℃以上で 15 分間に 0.5℃以上の体温上昇 ②1 時間に 2℃以上の体温上昇	
その他の症状	※ A か B の状態に加え，以下のいくつかの症状を認めた場合，劇症型悪性高熱症とする． ①頻脈：血圧の変動・不整脈の出現 ②代謝性・呼吸性アシドーシス：過呼吸 ③筋強直：身体の一部または全身の筋硬直(特に咬筋強直)が，脱分極性筋弛緩薬投与直後，または麻酔中に発生 ④ミオグロビン尿：ポートワイン様の赤褐色尿を認める ⑤血液の暗赤色化：PaO_2 低下 ⑥血清 LDH・AST・ALT・CK・K^+ の上昇 ⑦異常な発汗 ⑧異常な出血傾向		

(盛生倫夫・他：悪性高熱症診断基準の見直し．麻酔と蘇生, 80：771-779, 1988 より)

構の異常が原因とされている(→体温管理の項参照)．

若い男性を中心に 1 万〜8 万人に 1 例程度の発症率といわれる．また発症後は，進行が早く，体温が 41℃以上になると致死率は 50％以上となる．

❷ 静脈麻酔(表 3-24, 表 3-25)

静脈麻酔とは，麻酔薬を静脈より血液中に送り込み麻酔作用を示す方法である．麻酔薬の濃度調整ができ，吸入麻酔に比べ気道への刺激が少ないとされている．麻酔方法としては，麻薬性鎮静薬(フェンタニル・レミフェンタニル)・非麻薬性鎮痛薬(ペンタゾシン・ブプレノルファン)と鎮静薬(プロポフォール)を併用して行われる．プロポフォールは，血中濃度で麻酔深度を調整するためコントロールが難しいが，標的濃度調節持続静注(TCI；

表 3-24　おもな静脈麻酔薬—就眠鎮静薬

薬品名	用途	特徴	注意
プロポフォール propofol	麻酔導入・維持	術後悪心・嘔吐が少ない 投与時血管痛あり TCI 投与可能	卵・大豆アレルギー要注意
チオペンタール thiopental チアミラール thiamylal	麻酔導入	頭蓋内圧低下作用	強アルカリ性 血管外漏出に注意. 喘息患者，ポルフィリン症には禁忌
ミダゾラム midazolam	麻酔導入・鎮静	健忘作用 拮抗薬あり(フルマゼニル)	ときに不穏，せん妄になることあり．拮抗後の再鎮静に注意
ケタミン ketamine	麻酔導入・維持・鎮痛	交感神経刺激作用 循環血液量減少状態に適する	麻薬 頭蓋内圧亢進作用 覚醒時に悪夢を見ることあり
デクスメデトミジン dexmetomidine hydorochioride	麻酔維持・鎮静	呼吸抑制作用が少ない	血圧低下，徐脈

(日本麻酔科学会・周術期管理チーム委員会編：周術期管理チームテキスト，第3版，p513，表1より抜粋)

表 3-25　おもな静脈麻酔薬—鎮痛薬

薬品名	用途	特徴	注意
フェンタニル fentanyl	術中・術後鎮痛	気管挿管に伴う交感神経反応を抑制 ナロキソンで拮抗可能	麻薬 急速投与で筋硬直(鉛管現象) 呼吸抑制作用が強い
レミフェンタニル remifentanyl	術中鎮痛	投与終了後，速やかに濃度減少(超短時間作用性) 肝腎機能低下患者にも使用可能 持続静脈内投与が必須	麻薬 急速投与で筋硬直 呼吸抑制作用が強い PONV(術後嘔気・嘔吐)に注意

(日本麻酔科学会・周術期管理チーム委員会編：周術期管理チームテキスト，第3版，p513，表1より抜粋，色文字は筆者追記)

target controlled infusion)ポンプを用いることで濃度調整が容易となった．近年では，吸入麻酔薬を併用せず，静脈から投与する薬物のみによる完全静脈内麻酔法(TIVA；total intravenous anesthesia)が一般的に実施されている．

3　筋弛緩薬

　筋弛緩薬とは，骨格筋を弛緩させ挿管時や術野での不動化を目的とした薬である．筋弛緩薬は脱分極性筋弛緩薬(スキサメトニウム)と非脱分極性筋弛緩薬(パンクロニウム・ベクロニウム・ロクロニウム)に分類される(表 3-26)．脱分極性筋弛緩薬とは，アセチルコリン受容体に結合し，一過性に神経接合部を遮断する．筋弛緩薬としての効果の発現は最

表 3-26 筋弛緩薬

	脱分極性筋弛緩薬	非脱分極性筋弛緩薬		
	スキサメトニウム	ロクロニウム	ベクロニウム	パンクロニウム (薬価削除, 2012年3月)
作用発現	1分	1分	3分	4分
作用持続	10分	1〜1.5時間	1時間	2時間
代謝・排泄	血液中	肝	肝	腎
副作用	多い	少ない*	少ない*	頻脈*
注意点	緊急気道確保時の使用に限られる	*アナフィラキシー様症状(頻度はまれ)に注意		

(文献2)pp316〜318, 文献4)pp141〜158を参考に作成)

表 3-27 麻酔導入方法と使用する薬剤

	導入方法	方法	適応	使用する薬剤
通常の麻酔導入	急速導入 (Rapid Induction)	①静脈麻酔薬で入眠させ、非脱分極性筋弛緩薬を用いて気管挿管をする ②通常の全身麻酔で最も用いられる	①待機手術	鎮静薬 ・チアミラール ・プロポフォール 鎮痛薬 ・フェンタニル ・レミフェンタニル 筋弛緩薬 ・ベクロニウム ・ロクロニウム
特殊な状況での麻酔導入	緩徐導入 (Slow Induction)	①吸入麻酔薬のみで麻酔を導入する ②静脈ラインの確保が難しい場合や自発呼吸を残したい場合に用いる	①小児 ②気道異常 ③換気困難	鎮静薬 ・セボフルランのみ
特殊な状況での麻酔導入	迅速導入 (Rapid Sequence Induction)	①静脈麻酔薬を投与後、脱分極性筋弛緩薬を投与し、換気を行うことなく挿管する ②緊急手術やフルストマック(食後)の患者に用いる	①緊急手術 ②イレウス	鎮静薬 ・チアミラール ・プロポフォール 鎮痛薬 ・フェンタニル 筋弛緩薬 ・スキサメトニウム ・ロクロニウム

(文献2),3),7)を参考に作成)

も早く,緊急手術に適しているが,重篤な副作用(一過性の血中カリウム上昇・徐脈)を引き起こす可能性もある.非脱分極性筋弛緩薬とは,アセチルコリン受容体に結合し,神経接合部のアセチルコリンの作用を競合的に阻害することにより筋弛緩の効果を発現する.抗コリンエステラーゼ薬(ブリディオン)を用いることで拮抗されるのが特徴である.それぞれの薬剤の特徴を生かした麻酔の導入法が選択される(表 3-27).

3. 脊髄くも膜下麻酔

　脊髄くも膜下麻酔は，局所麻酔薬をくも膜下腔に注入することによって，脊髄前根と後根を可逆的に遮断する麻酔方法である．おもに，腰椎3・4間(L3-4)で穿刺するのが普通である(図3-31)．遮断のされかたは，太い神経ほど時間がかかり程度も弱いことを知っておく必要がある．つまり，自律神経(交感神経)が最も麻痺されやすく，次いで知覚神経(冷覚・温覚・痛覚・触覚)そして運動神経へと続いていく特徴がある．薬液注入後30分ほどは，薬液の比重・患者の体格・脊椎の弯曲・ベッドの角度などにより，薬液の広がりが異なる．手術開始前には，ピンプリックテストやコールドテストを用いて知覚神経への麻酔の効き具合と麻酔高を確認し，麻酔を必要とする範囲が麻酔されているかをデルマトームを考慮して確認する．穿刺時の看護のポイントは「体位の保持」で，一般的には側臥位で行い(図3-32)，特殊な症例では坐位で行うこともある．

❶ 脊髄くも膜下麻酔の特徴

　おもに，臍部から下の手術で用いられる．術中に意識を保つことができるほか，少ない道具で手技を実施できる．また，局所麻酔薬の使用量が少なくて済むなどの利点がある．その反面，持続投与は一般的に行われず，また間欠投与ができないため調節性に乏しく，手術時間が限られるという特徴がある(長時間手術では不向き)．

❷ 脊髄くも膜下麻酔に主に使用される薬剤

　麻酔薬の効果出現について，使用した薬液の比重によって，麻酔域の広がり方は全く逆になる特徴がある(表3-28)．またその他には，以下の特徴をもつ．
①女性は上に広がりやすく，男性は上に広がりにくい(図3-33)．

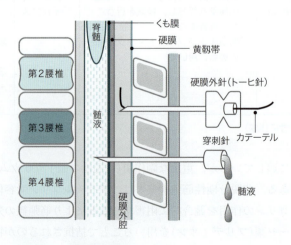

図3-31　腰椎横断図

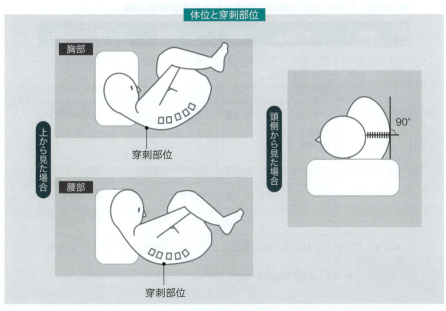

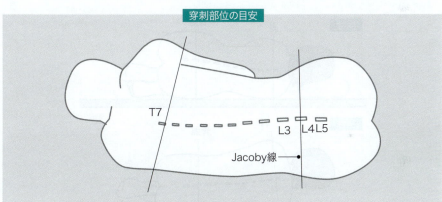

図 3-32 脊髄くも膜下麻酔・硬膜外麻酔時の穿刺ポイント

②高齢者は少量で広い麻酔域を得る．
③身長の低い人はよく広がるが，高い人は十分な麻酔域を得るにあたり多くの薬液が必要である．
④妊婦，肥満者，腹圧のあがっている患者は薬液が広がりやすい．

3 脊髄くも膜下麻酔時の代表的な副作用

(1) 徐脈・血圧の低下

　自律神経が遮断されることにより交感神経遮断効果として，徐脈になるうえに，血管が拡張され相対的に循環血流不足（血管内容量の低下）に陥り血圧が極端に低下する．平均血圧で約15％低下するといわれる．細胞外液の急速輸液や昇圧剤を投与するため，迅速な準備と介助を要する．

表 3-28　脊髄くも膜下麻酔に使用される局所麻酔薬の例

一般名	薬品名	比重	溶媒	作用時間(分)
ブピバカイン	マーカイン®脊麻用0.5%高比重	高比重	(調整済)	120～180
	マーカイン®脊麻用0.5%等比重	等比重	(調整済)	120～180
テトラカイン	テトカイン®	高比重	5%ブドウ糖液など	90～150
		等比重	生理食塩水	45～60
		低比重	蒸留水	45～150

高比重：脳脊髄液よりも高比重に調整されている．穿刺部よりくも膜下腔を低位に広がる
(文献2) pp245, 428 を参考に作成)

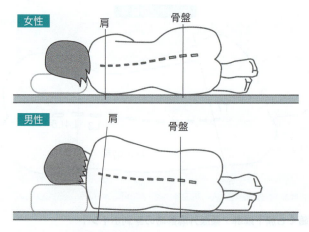

図 3-33　男女の体の特徴

(2) 呼吸抑制

　麻酔域が Th4 以上になると，肋間筋が動かなくなるため，呼吸が 30％程度抑制されるといわれる．また，C3 以上になると，横隔膜の動きも抑制されるため呼吸停止となる．バイタルの変動をチェックし，酸素療法(酸素投与・補助換気・人工呼吸)を状態に合わせて対応する．

(3) 硬膜穿刺後頭痛(PDPH)

　穿刺部から脊髄液が持続的に漏出するため脊髄内圧が低下し，頭蓋内圧の低下とともに脳支持組織が牽引され，脊髄刺激症状としての頭痛が起こる．頭痛の程度はかなり強烈で

あり，嘔吐を伴うこともある．太い穿刺針ほど発生しやすいといわれる．治療としては安静管理や鎮痛剤の投与を行う．それでも改善がみられない場合は，自己血パッチを行うことがある．

4. 硬膜外麻酔

　硬膜外麻酔は手術室で最も頻用される神経ブロックである．硬膜外腔は，硬膜に包まれた脊髄神経根と血管，脂肪組織がある粗腔であり，陰圧になっている性質がある．この解剖学的特徴を生かして，細いカテーテルを挿入し，持続硬膜外麻酔として手術に用いられる．挿入手技としては，ハンキングドロップ法と抵抗消失法が一般的である．

　近年，全身麻酔薬や筋弛緩薬の投与量を減らし，また術後の疼痛管理にも使用する目的から，全身麻酔にも持続硬膜外麻酔が併用されている．頸部から下の手術には，ほぼすべての手術に適応される．

1 硬膜外麻酔の特徴

　おもに，頭部および顔面の手術以外で用いられる．術中に意識を保つことができるほか，脊髄くも膜下麻酔と違い持続投与が可能で，長時間の手術に用いることができる．全身麻酔との併用で全身麻酔薬の量を削減でき，術後鎮痛管理にも用いられる．その反面，脊髄くも膜下麻酔よりも局所麻酔薬を大量に使用することから中毒症を起こしやすいなどの特徴がある．硬膜外麻酔の禁忌としては，穿刺部位に感染や皮膚炎のある患者（刺入部位からの感染症を起こす可能性がある），出血性ショックや敗血症患者（循環虚脱の可能性がある），中枢神経系の疾患（高度な頭蓋内圧亢進）がある．血液凝固能の異常や血小板数が低下した患者では，穿刺による硬膜外血腫の合併に注意を要する．

2 硬膜外麻酔に主に使用される薬剤

　よく使用される局所麻酔薬は，ロピバカイン 0.75・1％，ブピバカイン 0.25・0.5％，メピバカイン 1・2％，リドカイン 1・2％などがある．ロピバカインは低濃度（0.2％）において運動神経遮断作用に比べ痛覚遮断が強いため，術後疼痛によく用いられる．

3 硬膜外麻酔時の代表的な副作用

(1) 局所麻酔薬中毒

　硬膜外麻酔は大量の局所麻酔薬を必要とすることから，脊髄くも膜下麻酔よりも中毒症が格段に出現しやすい．局所麻酔中毒発現時には，脂肪乳剤（イントラリピッド®）の静注による局所麻酔薬の中和を行うことがある．局所麻酔薬の中毒症状[3]としては，初期には中枢神経系の症状（舌や口唇のしびれ，多弁，興奮，めまい，呂律が回らない，視力や聴力障害，ふらつき，けいれん）などがある．その後，意識消失，呼吸停止などが生じる．神経症状に伴って，心血管系の症候（高血圧，頻脈，心室性期外収縮）が生じ，循環虚脱，心停止を生じることもある．

(2) 全脊椎くも膜下麻酔

　手技によって硬膜が損傷したり，カテーテルがくも膜下に迷入したりしてしまった場合，大量の硬膜外麻酔薬が脊髄腔内に入ってしまい全脊髄くも膜下麻酔となる場合がある．この時は，呼吸停止・意識消失となるため直ちに気道確保や人工呼吸などの緊急処置を要する（過発的誤刺は，1％程度の頻度で起こる）．

> **memo「語りかけ看護」**
>
> 　局所麻酔では，前述で示したように患者の意識は保たれている．患者は，痛みそのものは感じない状態ではあるが，精神的ストレス，つまり不安や恐怖を感じることにより自律神経経過緊張状態となる．不安や恐怖などのストレスは交感神経を緊張させ，カテコールアミンを放出し，その結果血圧の上昇や不整脈を起こさせる要因となり，手術安全の妨げとなる．脊髄くも膜下麻酔や硬膜外麻酔では，側臥位で行うことによって背部側での状況が認識できないためその度合いは測りしれない．そのため，手術室看護師は，このような患者のケアとして，すべて手技の前には患者への声かけを行い手技の説明を行うこと，つまり「語りかけの看護」が重要となる．

5. 麻酔診療の介助・看護

① 全身麻酔患者の看護

(1) 気管挿管の介助

　全身麻酔の導入から気管挿管を行う時期は，自発呼吸や意識の消失，筋弛緩，気管・咽頭への刺激，人工呼吸開始により患者の呼吸・循環動態が不安定になる．看護師は，呼吸状態，血圧の急激な変化，不整脈，心電図の虚血性変化などの異常の出現に注意し，患者の全身状態を観察しながら，迅速かつ正確に麻酔科医の介助を行う必要がある（**表3-29**）．日本麻酔科学会は，麻酔中の患者の安全を維持・確保するために「安全な麻酔のためのモニター指針」[14]を推奨しており，各種の生体監視装置を装着し患者の状態を客観的に評価する．

(2) 覚醒・抜管の介助

　麻酔の覚醒から抜管は，麻酔導入時と同様に生命にかかわる合併症を引き起こしかねない行為であるので，抜管に必要な準備と手順に沿った介助が求められる（**表3-30**）．また，人工呼吸から自発呼吸への移行期であり，創部痛や抜管の刺激などにより，呼吸・循環動態の変動を来たす．特に，抜管の操作では，上気道閉塞，喉頭痙攣，麻酔薬残存による呼吸抑制など呼吸に関連した合併症を引き起こす可能性があるため，呼吸状態の観察を行うとともに，異常時にエアウェイの挿入や再挿管できるなど十分に対処ができる準備が必要

表 3-29 挿管介助のポイント

手順	看護師の介助のポイント
酸素投与	・マスクにより閉塞感を訴えることがあるので患者に酸素投与を開始したことを説明する
麻酔薬の投与	・挿管が確立するまではマスク換気のみが患者を酸素化する唯一の手段となるため急変などの事態に備える ・麻酔薬投与直後の浅麻酔時は気道粘膜刺激による喉頭痙攣のリスクが高いため身体への刺激を避ける ・麻酔薬投与直後は突然の体動に備えできるだけ患者のそばに立つ ・麻酔薬投与に伴い呼吸が抑制されるため，胸郭の動きを観察する ・上気道閉塞時には奇異性呼吸となるため胸腹部の動きを観察する
筋弛緩薬投与	・胸郭の動きや自発呼吸の消失で筋弛緩薬の効果を確認する ・良好なマスク換気が行えていることを胸郭の動きなどから確認する ・換気困難に備えて補助器具として経鼻・経口エアウェイを準備する ・喉頭鏡や気管チューブなど挿管に必要な器具を準備する
喉頭展開	・喉頭鏡挿入による歯牙損傷，口唇損傷の有無を観察する ・口腔内分泌物の吸引のために吸引器を準備しておく ・甲状軟骨を後方，上方，右方へ押すと声門が見えやすくなる（BURP）ため麻酔科医の指示により介助する ・不測の事態に備えて喉頭鏡以外の気道管理器具を準備しておく
気管チューブの挿入	・気管チューブの先からスタイレットが飛び出していないかを確認する ・気管チューブは挿管前にカフが破れていないかのカフテストを行う ・右上口唇を右上方に引き上げると気管チューブの口腔内への挿入および声門通過が容易となる ・気管チューブを麻酔科医の視界を遮らないように渡す ・スタイレットを抜くときは気管チューブを保持して気管チューブの抜去に注意する ・麻酔科医は挿管操作に集中しているため挿管に伴うバイタルサインの変化を観察する
カフエアー注入と麻酔回路への接続	・カフの量は少ないとリークし，多すぎると咽頭痛や組織壊死につながるため必ずカフ圧を麻酔科医に確認する ・カフの空気を注入したらパイロットバルーンが膨らんでいるかを確認する ・気管チューブと麻酔回路への接続は回路の重みや不注意で抜けることがあるので注意する ・麻酔回路への接続により気管チューブの深さが変動することがあるので注意する ・固定するまでは気管チューブが抜去しないように確実に保持する ・気管内に挿管できたことを肺音の聴取，カプノメーターの波形などから確認する
気管チューブの固定	・バイトブロック挿入と気管チューブ固定を介助する ・動揺歯のある患者では歯牙損傷に注意する ・口唇を歯とバイトブロックの間に挟まれていないか確認する気管チューブの径と固定の長さを確認し，記録する

表 3-30 覚醒・抜管介助のポイント

手順	看護師の介助のポイント
麻酔薬の投与終了	・覚醒に伴う転落事故，四肢の落下を予防するために四肢・体幹を適切に固定する ・麻酔薬が中止されたことを複数の目で確認する ・覚醒にともなう突然の体動に備えできるだけ患者のそばに立つ ・患者には状況を認識してもらうために「手術が終了したこと」「声が出せないこと」を説明する ・口腔内にバイトブロックを挿入し気管チューブの閉塞を防ぐ
気管内・口腔内吸引	・吸引は患者にとって苦痛であるため必ず声かけを行う ・気管内吸引は刺激が強く咳（バッキング）に伴う体動を引き起こすため転倒転落しないように患者のそばに付き添い，四肢・体幹を適切に固定する ・口腔内手術は術後出血の有無も確認する
気管チューブの抜管	・「1 回換気量，呼吸回数は適正か」「上気道閉塞はないか」「気管内分泌物は自力で喀出できる」などの呼吸状態を確認する ・カフ用注射器をパイロットバルーンのバルブに接続し麻酔科医のタイミングで脱気する ・カフの脱気のタイミングが早いとカフ上部の分泌物が気管内に落ち込み，遅いとカフが膨らんだまま抜管となり気管・声門の粘膜損傷の原因となるので，麻酔科医とカフの脱気のタイミングを合わせる
気道・呼吸状態の観察	・胸腹部を観察し「胸郭が十分に拳上しているか」「左右差がないか」「呼吸の回数や規則性に変化がないか」を確認する ・上気道閉塞，苦悶様表情，チアノーゼ・顔面蒼白，分泌物の自己喀出の有無を確認する

である．

❷ 局所麻酔患者の看護

(1) 穿刺体位の介助

側臥位で穿刺をする場合は，患者の腹部側に看護師，背側に麻酔科医が立ち，転落を予防する．患者の背面は，手術ベッドの端に来るように寄ってもらい，手術台に対して垂直になるように介助する．また，脊椎が手術台面と平行になるように頭の位置を調整する（前出・図 3-32）．両膝は患者の両手で抱えてもらい屈曲させ，膝を胸腹部に近づけ，頭部は臍を覗き込むようにと説明し，体位を整える．看護師は，患者の腹部側より介助し，患者の足底部と頭部を両腕でかかえるように保持し，患者の体位を固定する．

(2) 脊髄くも膜下麻酔の麻酔深度の判定

脊髄くも膜下麻酔による合併症を未然に防ぐためにも，麻酔深度の判定が非常に重要となってくる．脊髄くも膜下麻酔は，運動覚，触覚，温痛覚の順に効果が消失するため，皮膚分節（図 3-34）を用いて「動かない」「しびれている」「温度がわからない」を評価する．デルマトームは第 4 胸椎（T4）が乳頭，第 6 胸椎（T6）がみぞおち，第 10 胸椎（T10）が臍部，

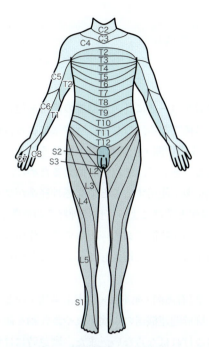

図 3-34 皮膚分節（デルマトーム）

表 3-31 麻酔レベルの判定

手術部位	麻酔レベル
上腹部	T4
下腹部	T6
鼠径部	T10
下肢	T12
会陰部	L5

　第12胸椎〜第1腰椎（T12〜L1）鼠径，第5仙椎（S5）が肛門の神経支配領域となっている．手術によって必要とされる麻酔領域は，上腹部であれば第4胸椎（T4），下腹部は第6胸椎（T6），鼠径部は第10胸椎（T10），下肢で第12胸椎（T12）までの麻酔効果が必要になってくる（**表3-31**）．判定には分節ごとにアルコール綿などの冷たいものを皮膚にあてて温覚刺激の有無を確認するコールドテストと，針などの尖ったものを皮膚にあてて痛覚刺激の有無を確認するピンプリックテストがある．

（3）硬膜外麻酔の患者の看護

　硬膜外麻酔は，硬膜外腔への穿刺が必要であり，脊髄くも膜下麻酔と比較して時間を要することから，穿刺の際は背部で行われている手技や処置について説明を行い不安の軽減を図る．硬膜外のカテーテルをテープで固定する際は，脊柱の骨上で固定したり，テープで皺にならないように注意する．また，仰臥位へ戻るときや体位変換時は，カテーテルが抜去しないように細心の注意が必要である．硬膜外カテーテル挿入中は，運動神経ブロックなどの神経学的評価を行い，上肢・下肢の運動障害が長時間に及ぶ場合は神経障害の可能性があるので，麻酔科医または主治医に報告が必要である．急速に進行する激しい背部痛や下肢筋力の低下・麻痺やしびれ，膀胱直腸障害（尿閉など）をみとめたら急性硬膜外血腫を疑い，必要であればCT・MRIなどの画像診断が必要となる．持続投与されている局所麻酔薬や鎮痛薬の作用でも生じることがあるため，早期から症状を把握して硬膜外血腫との鑑別が必要である．

6. 麻酔と安全管理

薬剤による生体の影響や薬物代謝について

　麻酔薬は基本，肝臓・腎臓で代謝される．患者がベースに肝・腎機能の障害を抱えていない限り，代謝負荷が原因で障害を起こすことは稀である．むしろ，麻酔薬による自律神経系への影響が非常に大きい．手術侵襲（挿管・皮膚切開・抜管など）が加わることによって，交感神経系が興奮し血圧の上昇や頻脈になる．そして，それらを抑えるために，フェンタニルやレミフェンタニルなどの麻薬性鎮痛薬を多く使用することで交感神経系がブロックされ低血圧や徐脈になってしまう．つまり，侵襲と薬剤によって自律神経系の影響から，特に循環器系などへの影響が全身に著明に現れるのが特徴である．そしてその作用は，鎮痛に脊髄くも膜下麻酔や硬膜外麻酔を追加併用するとさらに増大してしまうことから，生体への影響はとても大きい．

　手術医療にかかわる様々な職種の医療スタッフ（看護師・薬剤師・臨床工学技士など）は，麻酔科医とともに，薬剤の誤投与や管理不備，麻酔関連機器の点検不良や誤作動を防止するなど，麻酔の安全管理に重要な役割を果たさなければならない．また，緊急時には麻酔科医だけで対処することは不可能であり，日ごろからの連携や備えが重要である．緊急事態に対してチームで的確に対処できるかどうかで患者の予後が大きく左右される．

❶ 薬品の保管・管理

　手術室で日常的に取り扱う薬品の特徴としては，麻薬・毒薬・劇薬などの使用率が高いだけでなく，常備している種類が多いことがあげられる．現在の手術室薬剤管理方法は，麻酔法や術式に特化したセットや救急セットなどで，定数化して配備することが多い．薬剤師による定数化・管理が望ましいといわれているが，麻酔科医の補助業務として薬剤の準備や投与を行う手術室看護師は，その使用した薬剤の作用・副作用のほか，薬品の管理方法についても十分に理解することが重要といえる（**表3-32**）．

❷ 麻酔器の点検

　麻酔器は，厚生労働省医療法施行令の特定保守管理医療機器に定められている．麻酔器は，ガスの供給部分と呼吸回路部分から成り立っている．安全機構が備わっているので安心と考えるのではなく，日常の点検・整備が重要である．始業点検のチェックリストを作成し，記録を保管することが薬事法によって必須となっている．日常点検を行うのは，麻酔科医本人もしくは臨床工学技士が望ましいとされる．また，定期点検ではガス供給部分と呼吸回路部分，麻酔用人工呼吸器は，専門業者によって行わなければならないとされている．日常的に麻酔器の傍らで業務を行う手術室看護師として，麻酔器の構造・点検ポイント・アラームの示す意味などを十分に理解している必要がある．

表 3-32 毒薬・劇薬・麻薬・向精神薬・揮発性麻酔薬の管理方法

	法律	表示	管理	商品名
毒薬	薬事法	黒地のラベルに白枠白地で薬品名と「毒」の文字を記入する	他の医薬品と区別して鍵のかかる保管庫に保存すること	エスラックス® マスキュラックス®
劇薬	薬事法	白地のラベルに赤枠赤字で薬品名と「劇」の文字を記入する	他の医薬品と区別して保管庫に保管する	エフェドリン® ボスミン® オノアクト® ペルジピン® ロピオン®など
[習慣性医薬品]	病院・診療所における向精神薬取り扱いの手引き		向精神薬の管理方法に準ずる	ディプリバン® ラボナール® プレセデックス®
麻薬	麻薬及び向精神薬取締法	ラベルに「㊣」の記号	麻薬以外の医薬品と区別して堅固な設備内で鍵をかけて管理	フェンタニル® アルチバ® ケタミン®
向精神薬	麻薬及び向精神薬取締法	直接の容器またはラベルに「㊣」を記入	医療従事者が実地に盗難防止に必要な注意している以外は鍵をかけた設備内に保管	ソセゴン® セルシン® ドルミカム®
揮発性麻酔薬	該当なし		ボトルの定数管理・日々の本数確認	セボフレン® デスフルレン® イソフラン®

(草柳かほる・他:ナーシング・プロフェッションシリーズ 手術室看護. p59 より, 表一部改変)

3 急変時の対応

麻酔管理中の心停止は麻酔管理症例1万例に6.22例の割合で発生し,心停止後の死亡率は37.5%とされている[8].緊急時の処置によって予後が大きく左右されるため,的確な対応を求められる.原因としては,ヒューマンファクターによるもの(薬剤・麻酔薬・輸液などの過剰投与や誤投与,不適切な気道管理や高位脊髄くも膜麻酔など)や,予期せぬ偶発症としての大量出血,異常体温,薬剤アレルギーなどの様々な要因があげられる.

4 安全な麻酔中のモニター

手術中の患者は生命維持機能の多くを他人にゆだねており,病態の変化は突然生じ急激に進行する.重大な所見の見落としは死と直結する.そのため,患者を様々な角度から連続的にモニターすることが重要である.近年,多彩な種類のモニターは,手術中の患者管理に大きく貢献している.しかし,モニタリングで最も大切なことは,患者を「見る・聴く・触れる」ことであり,自らのフィジカルアセスメントで得られた主観的情報とモニターから得られた客観的情報とを正確に,多角的に把握して,患者を管理することである.手術室看護師は,モニターを正しく装着すること,そして患者状態をモニターが示すデータ

と手術進行とを照合しながら,麻酔科医と共に協働して麻酔管理にあたることが重要である.

基本的な麻酔中のモニターについては,米国麻酔科学会(ASA；American Society of Anesthesiologist)と日本麻酔科学会からは「安全な麻酔のためのモニター指針」が勧告されている.

文献

1) 盛生倫夫・菊地博達・弓削孟文・他：悪性高熱症診断基準の見直し.麻酔と蘇生,80：771-779,1988.
2) 日本麻酔科学会・周術期管理チーム委員会編：周術期管理チームテキスト.第3版,日本麻酔科学会,2016.
3) 日本麻酔科学会「局所麻酔薬中毒への対応プラクティカルガイド」(2017年6月制定)
   http://www.anesth.or.jp/guide/pdf/practical_localanesthesia.pdf　2018.10.31 閲覧
4) 日本麻酔科学会：麻酔薬および麻酔関連薬使用ガイドライン.第3版,Ⅵ 筋弛緩薬・拮抗薬　pp141-158,3版第4訂 2016.8.19
   http://www.anesth.or.jp/guide/pdf/publication4-6_20161125.pdf　2018.10.31 閲覧
5) 日本麻酔科学会：安全な麻酔のためのモニター指針.2014年7月改訂
   http://www.anesth.or.jp/guide/pdf/monitor3.pdf　2018.10.31 閲覧
6) AHRQ ウエブサイト.TEAMSTEPPS2.0
   http://www.ahrq/professionals/education/curriculum-tools/teamstepps/instructor/fundamental/index.html　2017.6.19 閲覧
7) 稲垣喜三：オペナースのための麻酔はや調べ便利帳.メディカ出版,2015.
8) 倉橋順子：カラービジュアルで見てわかる！はじめての手術看護.メディカ出版,2010.
9) 日本手術医学会：手術医療の実践ガイドライン(改訂版).日本手術医学会誌.2013.
10) 相馬孝博：患者安全のためのノンテクニカルスキル超入門編.メディカ出版,2017.
11) 澄川耕二：麻酔科学レビュー2017 最新主要文献集.総合医学社,2017.
12) 弓削孟文：イラストで学ぶ麻酔看護-手術室にたずさわる人たちへ.メディカ出版.2008.

第 4 章

術中看護技術の基本

1 手術体位固定

　手術における看護は，高齢化，重症化する患者や新たに増え続ける術式によって変化し，進歩し続ける．手術室看護師はその変化に適応し，根拠をもってよりよい看護を提供することが求められている．

　手術体位を整える際は，皮膚障害や神経障害などの合併症が生じないよう，患者の安全・安楽を確保すると同時に術者が手術しやすいように体位固定する．

　そのため看護師は，手術時間や手術内容などの情報から体位固定に必要な物品をアセスメントし，不足なく準備する必要がある．また，術中のローテーションや手術に集中している医師の患者への圧迫で体位が崩れないように，皮膚の保護を行うことなど，患者の安全と安楽を守るために手術中も観察を行わなくてはならない．

　手術は時に不測の事態に陥ることがあるため，手術時間が延長する場合があることや診療科・術式による特徴をよくふまえておく必要がある．

　手術中の体位は，医師にとっては手術がやりやすいことも重要な要素になるため，看護師が守りたい良肢位との間でジレンマが生じることもあるが，医師と協力して，よりよい体位をとることが必要である．

1. 安全・安楽な手術体位

1 手術体位決定の条件

　手術体位を決定する条件は，患者個別の身体的要因，手術や麻酔に関する直感的要因と手術室の環境的要因に分けられる．安全で安楽な手術体位とは，次の6条件が挙げられる．
①全身の関節が可動域内である．
②過度な圧迫・牽引・伸展がない．
③呼吸・循環・神経系の機能を障害しない．
④意識がある場合でも（麻痺していない状態でも）長時間耐えられる．
⑤十分な術野が確保でき，手術がしやすい．
⑥安全な麻酔管理ができる．

　病棟での体位と違い，麻酔により疼痛を感じない状態にあるので，圧迫や無理な体位であっても，患者は痛みを訴えることはできない．そのため手術室看護師は，良肢位を守り患者に損傷を起こさない，術中のローテーションや手術に集中している医師の圧迫で崩れてしまうことがないなど，手術前，中，後を通して観察を行う必要がある．麻酔の管理も重要であり，循環や呼吸を妨げないということも考慮に入れる必要がある．

2 倫理的配慮

手術体位は安全であり安楽であると同時に，患者が不用意な露出にさらされていないことが大切である．手術室看護師は，麻酔導入や手術開始前の処置などに気をとられて，患者が何の掛け物もなく裸で寝ているようなことがないように配慮する．手術室看護師は麻酔中の患者の気持ちに寄り添い，患者の人権を保護し代弁者としての役割を果たす．

2. 体位固定に必要な基礎知識

1 体位が生体に及ぼす影響

全身麻酔下では呼吸中枢の機能失調による呼吸抑制や全身的な筋弛緩薬の使用により，体位が換気状態に大きく影響する．さらに重力による内臓の移動，および体位保持のための固定具や抑制帯により，胸郭運動（肺の拡張）が制限され，横隔膜運動が妨げられる．また体位変換に伴い，頭部の向きや頸部の屈曲度が変わると，気管チューブの深さが変化したり，呼吸回路の接続が外れたりすることがある．体位変換時は十分な酸素化後，呼吸回路との接続を外してから行い，変換が完了してから再接続することが望ましい．また全身麻酔では末梢血管抵抗が低下することが多く，さらに通常，覚醒時に認められるような反射による代償機能が働かないため，重力の影響で身体の下の方に静脈血がうっ滞しやすくなる．これにより静脈還流の減少，心拍出量の低下が生じて血圧低下につながることが多い．

また，体位変換に伴う血圧低下は，体位をとる時だけでなく，手術終了時に体位を復帰する際にも生じることがあるので注意を要する．例えば截石位の手術の終了時に，挙上していた両下肢を急激に下ろしたりすると，麻酔の作用で血管が拡張した四肢に血流が戻るため，循環血流量が低下する．片方ずつ血圧の変動を確認しながら行うことが望ましい．体位変換する時には必ず麻酔科医に声をかけ，協力しながら影響を最小限にするよう観察をしながら行う．

さらに体位変換や固定具により各部の血管に圧迫が及ぶと，末梢組織の血行不良，循環不良，循環障害が発生する．各体位の循環・呼吸への具体的な影響は次節で述べる．

2 体位による二次的損傷予防

同一体位の保持や固定器具による圧迫が長時間に及んだ場合，神経障害と皮膚障害を引き起こす可能性がある．

神経障害は神経を栄養する血管が圧迫されることにより起こる虚血，過剰な進展・屈曲により引き起こる．体表面に近い部位を走行する神経が障害されやすく，不適切な体位の時間が長いほど障害は強く回復に時間がかかる．

皮膚障害は皮膚や皮下軟部組織の血行不良が生じ，摩擦やずれによる外力が皮膚組織の耐久性を上まわると，発赤，腫脹，びらん，水疱形成，硬結などが生じることがある．皮膚障害の要因には，患者要因としては浮腫，湿潤（多汗，尿便失禁），低栄養状態，病的骨突出・関節拘縮や肥満などがある．また，手術に伴う要因としては，長時間の手術，体重

が支える面積に高い圧がかかること，剪断力（ずれ力）がかかる体位，消毒薬の垂れ込みによる湿潤，また尿・便・洗浄液による皮膚の湿潤，脱水・出血など血圧低下を伴う手術などである．特にシーツのしわに当たり，摩擦された部分の皮膚は脆弱になり損傷されやすい．重篤な場合には，皮膚と皮下組織や筋層の間でのずれが大きくなり，深部組織内を走行する栄養血管が引き伸ばされ，血行遮断による組織損傷が伸展して褥瘡を形成する．湿潤した皮膚や骨の突出部では組織虚血のリスクが高くなる．仰臥位では耳介（軟骨），腋窩，下側の腸骨稜，腓骨頭，踝，腹臥位では眼，鼻，口唇，男性性器などの圧迫を避け，円座やスポンジなどで保護をする．近年，低反発素材の体圧分散（除圧）用具（ポリウレタンフォーム，ゲルなど）が普及している．体圧分散のための除圧用具などのほかにも皮膚保護剤の活用も効果的である．あらかじめ凹凸やよれる部位にはスプレータイプの被膜剤を選択し，平坦な部位にはフィルム上のシートタイプを部位によって使い分けることも効果的である．また，腹臥位で起こりやすい眼のトラブル（角膜損傷）では失明に至ることがあり，眼球圧迫の予防，眼の保護が重要である．

近年，医療関連機器圧迫創傷（MDRPU；medical device related pressure ulcer）が注目されている．皮膚保護材の弾性ストッキングのしわによる圧迫や間欠的空気圧迫装置のチューブやコネクターの圧迫，体位固定用バンドや生体モニターモード，体位固定具などによる圧迫創傷などがある．術前の患者の状態，また関節可動域の制限などを観察し，情報を得て，体位固定の対策を立て実践する．手術中も適時観察を行い，もし手術後に二次的損傷が発生してしまった場合には，原因を検証し分析することが，その後の対策をとるうえで重要である．また，病棟看護師への申し送りを行い，継続した看護を行うための情報を提供する．

術中の体位固定時に使用する除圧用具，物品例を表に示す**(表 4-1)**．

表 4-1　主な除圧用具

除圧用具	写真	特性
ピュアフィックス		ウレタンフォーム＆不織布シーツ．皮膚表面とフィットし動きがわずかであるため術中の小さな変動に対する荷重分散に適している．専用のシーツを使用することで，術中の圧・ずれ力による荷重を分散し，特殊体位（側臥位・腹臥位・パークベンチ体位など）によって引き起こされる皮膚障害・褥瘡のリスクを低減する．
ピュアフィックスⅡ		体圧分散を目的とした低反発弾性ウレタンフォーム．専用シーツとの組み合わせは接触面積を最大化させ体表面にかかる外力を分散する．適応体重は130kgまで．

表 4-1 主な除圧用具（つづき）

除圧用具	写真	特性
ソフトナース（クラシエ薬品（株））		低反発ウレタンフォーム 特徴：温度により硬さが変化する．体温で温まると柔らかくなって体にフィットすることで体圧を分散させる．
ボンマット（アルケア）		高分子人工脂肪（ポリマーゲル） 特徴：皮下脂肪組織に近い，柔軟性とクッション性を有し，荷重分散性に優れている．
テンピュール-MED 手術台用オーバーレイマットレス（テンピュール・ジャパン）		テンピュール素材（低反発フォーム） 特徴：温度感応性が高く，重さを感知して身体を包み込むようにぴったりとフィットすることで体圧が分散される．
医療用メディマット（いわしや医療（株））		医療用高耐久特殊マットレス 特徴：透湿性，防水性，耐熱性，耐薬品性で，ムレ防止・耐細菌性の高耐久カバー（医療用素材ePTEFメンブレン）と体圧分散効果の優れた高耐久性特殊ウレタンの組合せ．
アクションパッド（アクションジャパン（株））		AKTONドライポリマー 特徴：耐久性，耐熱性，耐薬品性に優れている．
床ずれナースパッド（エフ・アイ・ティー・パシフィック（株））		旭化成の立体メッシュ素材「フュージョン®」が3mm層で構成されたベッドパッド． 特徴：通気性に優れ，皮膚湿潤と寝床内温度を改善．3層の繊維の柱が，身体を支え体圧を分散．
ネオクッションチェストロール（フツロ）		特徴：体圧分散効果・蒸れ防止効果があり，はさみ等での損傷でも内容のジェルの漏れ出しがない．
アネスピロー2（センシンメディカル（株））		ポリウレタンフォーム 特徴：後頭部接触面の形状，材質に改良が加えられ後頭部の圧力が分散される．

表 4-1 主な除圧用具（つづき）

除圧用具	写真	特性
プロンビュー（メディカルリーダース，瑞穂医科工業(株)）		特徴：顔面の凹凸に合わせて，目や鼻，口の部分を空洞にした形状．ミラーが付いているため，挿管チューブの屈曲や眼窩の圧迫などの確認が容易．
マジックベッド（日興ファインズ工業(株)）		合成樹脂シートの柔軟な袋に，直径1〜3mmのプラスチックビーズが充填されている．空気を吸引するとプラスチックビーズが互いにかみ合ってマットが硬化する．約24時間はそのままの形状を保つことができる．
ハグユーバック		ハグユーバック内部には小さな弾性ビーズが入っており空気を抜くこと（陰圧にすること）で弾性ビーズが固まり長時間同じ形状を保つことができる．
MPOマットレス（瑞穂医科工業(株)）		ゲルとウレタンフォームの2層構造．手術体位の安定感が向上
ミズホEXマットレス（瑞穂医科工業(株)）		ウレタンフォーム 特徴：上下層に低反発ウレタンフォーム，中間層に高反発弾性ウレタンフォームを使用し，極度の沈み込みを防ぐ構造．
サージカルフォーム（ケープ）		特徴：軽量化と優れた体圧分散を実現した特殊ウレタンフォームの2層構造．厚さ10cm，さまざまな手術台に対応可能な4分割セパレートタイプ．

❸ 手術体位に関する看護の流れ

(1) 情報収集・計画立案

❶ 術前情報をもとにアセスメントし，最良の安楽物品，減圧具を選択する

- 年齢，身長，体重，栄養状態，皮膚状態，麻痺や拘縮，身体欠損の有無を把握する．
- 術式，手術部位，手術予定時間，手術体位により適切な安楽物品を過不足なく準備する．
- 必要に応じ術前訪問を行い，患者の関節可動域や骨突出部位を実際に確認し，安楽な体位をとるようなシミュレーションをする．

(2) 実施

❶ 体位変換を行い，体位を整える

- 体位変換時は循環血流量が変動するため，血圧の変動に注意しながら行う．
- 挿管チューブの屈曲やずれ，点滴やドレーン類の抜去などの事故がないように医師と協力し，声を掛け合いながらできるだけ多人数で体位変換する．
- 不必要な肌の露出は避け，患者のプライバシーを保つ．
- 各手術体位の特徴をふまえて整える（**表4-2**，各体位の項目を参照）．

❷ 安全で安楽な体位保持ができているかを確認する

- 接触面積を広くすることで，受圧箇所の局所圧迫がなく体圧が分散されているか．
- 神経の表在部位の圧迫がなく保護されているか．
- すべての関節は安全な可動域内であるか．
- 消毒薬による敷物の汚染や湿潤，敷物のしわはないか．
- 挿管チューブ，点滴ルート，電極コードなどのチューブ類の圧迫はないか．
- 手術台・離被架（スクリーン）・手台などの金属部位に皮膚が触れていないか，皮膚と皮膚の密着はないか．
- 手術中のローリングを考慮して，上下肢は固定帯で固定されているか，また固定帯で圧迫されていないか．

❸ 手術中の体位の確認と観察を行う

- ローリングによる良肢位の乱れや術者による圧迫がないか，常に観察し適宜修正する．
- 血流の阻害がないか，末梢の冷感や爪の色に注意して実際に触れてみて観察する．
- 可能であればマッサージを行い，定期的に減圧をはかる．患者の微動が手術や麻酔に大きく影響する場合もあるため，手術進行を確認しながら医師と調整し注意して行う．

(3) 評価

❶ 術後の皮膚状態，神経障害の有無の観察を行う

- 皮膚の局所圧迫症状（発赤，表皮剝離，水疱，硬結など），循環障害（皮膚変色，浮腫など）の有無を確認する．
- 手術部位と関係のない痺れや痛み，上下肢の動きづらさ（手握，足趾の動き）などの神経

表 4-2 手術体位とその適応

体位	適応と注意点
仰臥位	仰臥位は最も基本的な体位で，前頭部・顔面・口腔内・頸部・胸部・腹部・上肢・下肢前面の手術に適応される．（注意点は以下で述べる）
側臥位	・呼吸器外科：肺や食道などの開胸手術 　　　　　　　上になる上肢の位置が手術部位によって異なる（肋間の開き） ・整形外科：股関節手術，脊椎前方手術 ・脳外科：パークベンチ体位 ・泌尿器外科：腎臓摘出術の場合，腎部分を挙上
腹臥位	・脊椎外科後方手術（頸部・胸椎・腰椎） ・脳外科手術（後頭部） ・骨髄採取 ・背部手術（腎生検なども含む） ・下肢の後面手術（アキレス腱手術など） ・ジャックナイフ位（肛門手術，経肛門的手術，経仙骨部手術など）
砕石位	泌尿器科経尿道的手術，前立腺手術，直腸手術，産科・婦人科腟式手術など ・膝窩を支持する砕石架台を使用することや，下肢の左右非対称固定，股関節の過度の屈曲・伸展・外転・内転などによる下肢の神経障害や，長時間の手術においては動脈血流が妨げられることによるコンパートメント症候群*の危険性が高い． ・下肢の挙上や，手術終了後に下肢を下ろすことにより，血流量の急激な変化が起こり，血圧変動に影響するので，麻酔科医と調整を図りモニターで観察しながら体位を調整する必要がある．
座位 ビーチチェア位	座位：乳房再建術 ビーチチェア位：肩関節，上腕骨骨折手術 ・座位では，頭蓋内の静脈洞は陰圧となり，空気塞栓が起こる危険性が高い．また，心臓が高い位置になるため，静脈還流が妨げられて下肢に浮腫をきたしやすい． ・頭部が動いて挿管チューブがずれたり抜けたりしないよう頭部と枕を固定する． ・体幹は臀部や仙骨部が減圧できるよう，除圧効果の高いマットを使用する．
パークベンチ位	脳外科後側頭開頭術 ・基本は側臥位に準ずる．下になる上肢は頭部3点固定器と手術台の間に落として吊り下げるので，専用の物品を用意する． ・腋窩が圧迫され下になる上肢の循環障害が起きていないことを確認する．

*コンパートメント症候群：下腿前面は骨や筋膜など4つの部屋（コンパートメント）に囲まれている．下肢の灌流圧の低下ならびに再灌流障害によりコンパートメント内の虚血や低酸素性の浮腫および組織内圧の上昇が起こる．そのために，循環不全が起こり筋肉の壊死状態や神経症状を起こした状態のこと．

圧迫症状の有無を確認する．
・2次障害発生時は記録や写真に残し，適切な処置，対応を行い経過を観察していく．

3. 生体への影響と体位固定のポイント

❶ 仰臥位

仰臥位は最も基本的な体位で，前頭部・顔面・口腔内・頸部・胸部・腹部・上肢・下肢前面の手術に適応される．

(1) 仰臥位の生体への影響(図 4-1)

❶ 呼吸器系への影響

腹腔内臓器により横隔膜が押し上げられ，立位に比べて換気量が10%減少する．肺実質の重力が垂直に加わり，背部の肺に無気肺が生じやすく肺のガス交換が阻害される．

❷ 循環器系への影響

影響はほとんどみられない．妊娠子宮や腹腔内の巨大腫瘍がある場合，下大静脈が圧迫され仰臥位低血圧症候群を引き起こす可能性がある．

❸ 圧迫部位(骨突出部)

後頭部：虚血による脱毛→受圧面積の広い枕に交換
肩甲骨部，肘関節部，仙骨部，踵部

❹ 神経圧迫部位と症状(表 4-3)

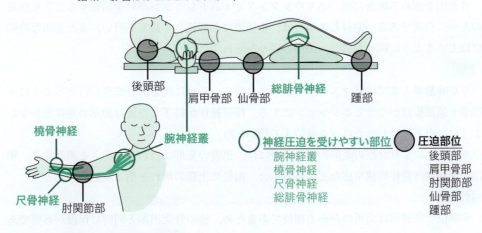

図 4-1　仰臥位での生体への影響

表 4-3 仰臥位による神経圧迫部位と症状

部位	症状	原因	対策
腕神経叢	手指感覚異常，運動障害，握力低下，筋力低下，猿手	・手台が手術台より低いことにより牽引 ・上肢の外転角度が 90 度以上	【肩関節を外転する場合】 ・肩関節の外転 90 度以内 ・前腕は回外位または中間位
橈骨神経	下垂手，手関節背屈困難	・上肢の抑制帯等での圧迫	【体側につけて固定する場合】 ・アームシールドの角で上腕骨周囲を圧迫しない ・前腕の向きは中間位
尺骨神経	鷲手，第 4, 5 指外側の感覚異常	・肘頭部の圧迫	
総腓骨神経	尖足	・下肢の抑制帯での圧迫 ・下肢の外旋	・膝は 10 度屈曲 ・固定用バンドは腓骨小頭周囲からずらす ・股関節は外旋 10 度以内

(2) 仰臥位の体位固定のポイント

❶ 必要物品の準備
頭部用枕，上肢用・下肢用抑制帯，下肢用除圧用具

❷ 身体各部位の固定の注意点

仙骨部
　仙骨部は仰臥位での褥瘡好発部位であるが，仙骨部の突出の仕方は年齢や性別によらずまちまちである．硬膜外麻酔などで側臥位をとる場合には背部を観察できる機会となる．長時間手術や危険要因の多い場合は，特殊ポリウレタンフォーム製手術台用マット（ソフトナース，サージカルフォームなど）減圧効果の高いマットを使用する．術前に背部，臀部，仙骨部の皮膚状態を意識して観察する．
　術前に敷物のしわや異物など圧迫がないか確認し，あれば除去する．
　骨突出を認める場合には，ポリウレタンフィルムドレッシング材を貼付することも保護のために有効である．貼付した場合は，手術後にも継続して観察を行い，また適切な時期に除去するように病棟看護師への申し送りを忘れずに行う．

頸部
　全身麻酔導入までにはマスク換気が十分に行え，それに続き挿管操作が行えるように下顎挙上頭部後屈ができるポジションにする．挿管操作が終了した後は頸部の過伸展がないように，患者に合わせた高さを維持する（図 4-2）．
　加齢などにより脊椎の変形がある場合には，患者の変形に合わせた高さを調節する．頸部の過伸展は脊柱管狭窄症などがある場合，術後に上肢の痺れを招く危険性がある．

後頭部
　仰臥位で後頭部は荷重のかかる部位であるため，他の骨突出部と同時に保護が必要である．円座を使用する場合には中心部位の循環障害と底付き（円座から後頭部がはみ出し，直

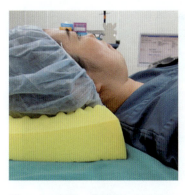
図 4-2　頭部：過伸展にならない高さを維持

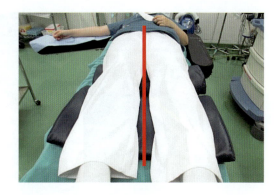
図 4-3　体幹：中心であること

接手術台に接してしまうこと)による圧迫で，長時間の同一体位では脱毛が生じることがある．術中は底付きがないことを確認し，手術が長時間に及ぶ場合には可能であれば身体の置き直しをする．しかし，頭部を大きく動かすと挿管チューブの先端が移動するため，置き直しをする際は，必ず麻酔科医に声をかけ，協力して行う．

背部

背部ではシーツのしわ，皮膚のずれなどから褥瘡の原因となる．これを予防するため，麻酔科医と協力して背部に手を入れ確認を行う．同時にシーツのしわも伸ばす．
体幹が曲がっていればまっすぐにし，手術台の中央に患者が位置しているかを確認する(図 4-3)．
この 2 つは安全な体位固定を行うための重要なポイントである．

上肢

手台と手術台の高さを合わせる．手台が低く肩関節・肩甲骨が過伸展すると鎖骨と第一肋骨との隙間が狭くなり，腕神経叢を圧迫する(図 4-4)．
外転位の場合，上肢の外転角度は 80 度以下にし，90 度以上の外転を避ける(図 4-5)．
術中に術者に押されて挙上してしまうことがあるため注意する．L 字スクリーンやレトラクターの支柱で上腕が圧迫されないように保護する．
長時間手術において，左手を体側に固定し，右手は外転で固定し，頭部を右側(外転した肩関節と同側)に傾けることで，術後の上肢の痺れのリスクが軽減したケースがある．外転した上肢と反対側に首を屈曲させると，腕神経の牽引に繋がるため行わないようにする．術中は術者の上肢の圧迫がないか注意する．
肘関節の位置は 20 度屈曲位で(図 4-6)手関節は回内・回外中間位で固定を行う(図 4-7)．
体幹に上肢を固定する場合(体側に付ける場合)，転落しない様アクリル板等を使用することで転落を防ぐ．ガーゼやタオルで心電図のコードによる圧迫や，自爪による皮膚損傷に注意する．橈骨神経は上腕周囲をらせん状に走るため，アクリル板などで上腕骨の内側や外側が圧迫されないようクッション等で保護する．前腕の向きは中間位にする．橈骨神

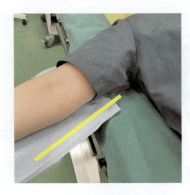
図4-4 手台の位置と高さを合わせて上肢を固定する

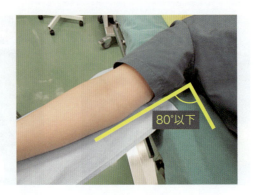
図4-5 外転角度80度以下

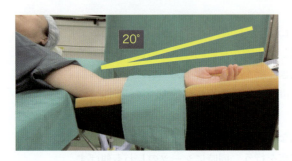
図4-6 肘関節：20度屈曲位

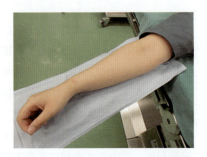
図4-7 手関節：回内・回外中間位

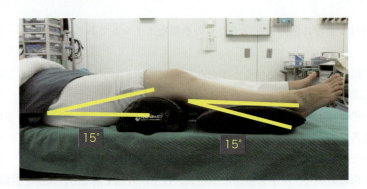
図4-8 股関節：15度屈曲，膝関節：15度屈曲

経が損傷すると手の伸展ができなくなる（下垂手）．

下肢

　下肢の固定は大腿後面に枕を入れ，股関節は15～30度，膝関節15度にする（図4-8）．これにより坐骨神経・大腿神経の牽引負荷による，腰椎の弯曲の増強を軽減させ腰痛を予防する．

　下腿は，全体を支えられる除圧用具を使用する．大腿後面には下腿よりも小さめの除圧用具を入れる（図4-9）．これにより下肢の外旋位を防ぎ，総腓骨神経の圧迫を予防できる．

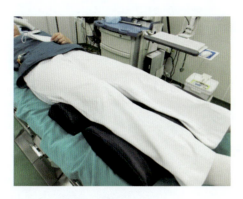

図 4-9　下腿，大腿の支え方

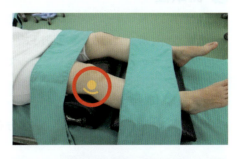

図 4-10　抑制帯の位置：腓骨小頭にかからないように固定

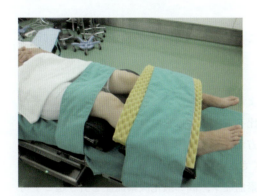

図 4-11　下肢の固定

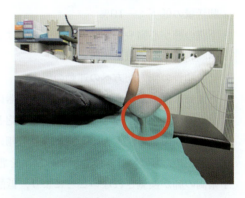

図 4-12　踵部が下につかない

腓骨神経は，腓骨頭下方の表面から 0.5〜1 cm の浅い部分を走行している．よって，腓骨小頭に注意し適度な緩みをもって固定する（図 4-10）．大腿部を下肢固定ベルトで固定する．枕で下肢を支持し（図 4-11），踵部を浮かせる（図 4-12）．

踵部は皮下脂肪が少なく，手術中だけでなく術後も容易に同一体位となるため，褥瘡の好発部位である．下肢の固定を行った後，踵部が浮いている事を手を入れて確認する．

大腿の内側は皮膚が密着すると湿潤し，皮膚障害を起こしやすくなるため，下肢を少し開いて固定する．膀胱留置カテーテルや対極板コードによる皮膚の圧迫がないようにそれぞれのルートを持って確認する．

足関節は 0 度〜軽度尖足の良肢位とし，長時間手術では足底板などで尖足予防する．

❸ 仰臥位の特殊体位

甲状腺手術（頸部伸展位）

肩枕を挿入するが，頭部が浮かないように枕の高さを調整して頸椎の損傷を防ぐ．首の過伸展は，頸動脈圧迫の脳虚血や経静脈圧拍によるうっ血，腕神経牽引による神経麻痺につながるため注意する．

肩関節手術（ビーチチェアー）

膝窩に大きめのレストンロールを挿入して膝関節の伸展を予防する．

❷ 側臥位

側臥位はおもに以下の手術に適応される．
- 呼吸器外科：肺や食道などの開胸手術
  上になる上肢の位置が手術部位によって異なる（肋間の開き）
- 整形外科：股関節手術，脊椎前方手術
- 脳外科：パークベンチ体位
- 泌尿器外科：腎臓摘出術の場合，腎部分を挙上

(1) 側臥位の生体への影響（図4-13）

❶ 呼吸器系への影響
- 肺活量の低下：－10％
- 下側の肺が心臓や腹部内臓の圧迫を受けることによる肺容量減少（機能的残気量の低下）
- 横隔膜運動の制限
- 低位肋骨の側方前方への運動の阻害

下側肺は，上部からは心臓や縦隔内臓器により，横隔膜からは腹部内臓器により，また腋窩下の枕により圧迫されるため上側肺胞と比べて十分に拡張できず，ガス交換を行いづらい．肺血流量は，重力の影響により下側の方が多く，血流が多いにもかかわらず換気が少ないため，肺におけるガス交換の効率を悪くさせる．そのため，分離肺換気の場合には，手術側の肺が換気されないことにより，低酸素血症や，高二酸化炭素血症を引き起こす可能性がある．

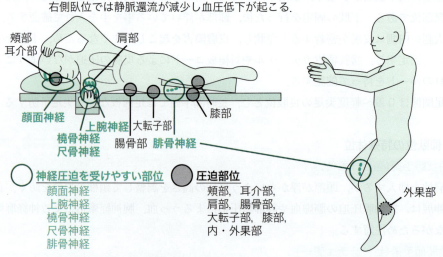

図4-13　側臥位での生体への影響

表 4-4 側臥位による神経圧迫部位と症状

部位	症状	原因	対策
①顔面神経	表情筋麻痺，口角下垂	・頬部の圧迫 ・耳介部の圧迫	耳介を屈曲させない 枕等の選択，除圧
②上腕神経	手指感覚異常，運動障害，握力，筋力低下，猿手・頸部過伸展	・頸部過伸展 ・上腕の過度の外転・外旋 ・腋窩の圧迫	肩より挙上せず，肩関節は90度以上外転させない． 手術台の角や固定器の金属などで圧迫しない． 腋窩枕使用時は体を垂直に持ち上げていれることで，皮膚の牽引を予防する．
③橈骨神経	下垂手，手関節背屈困難	・上腕の圧迫	
④尺骨神経	鷲手	・上腕の圧迫 ・腋窩の過伸展	
⑤腓骨神経	尖足	・下腿・膝関節部外側の圧迫	・両側内側の間を離す ・膝は軽度屈曲位 ・下側になる下肢の腓骨小頭，外踝の除圧

開胸時の肺換気量については，次のような特徴がある．
・閉胸側（下側肺）：コンプライアンス（肺・胸郭系など呼吸器系の広がりやすさ）が減少するため，換気量が減少する（気道内圧が上昇する）．
・開胸側（上側肺）：コンプライアンスが上昇するため，換気量は増加する．

❷ 循環器系への影響
・下側になった側の血管圧は上昇する（影響少）．
・右側を下にした腎摘位では，静脈還流が減少し，血圧低下を引き起こす．
・肺血流量は，重力の影響により下側の方が多い．
・開胸下では重力の影響で次のような特徴がある．
　　開胸側（上側肺）：肺血流量は減少する．　閉胸側（下側肺）：肺血流量は増加する．

❸ 圧迫部位（骨突出部）
頬部，耳介部，肩部，腸骨部，大転子部，膝部，内・外果部

❹ 側臥位の神経圧迫部位と症状（表 4-4）

(2) 側臥位の手順と注意点
❶ 事前準備・必要物品の準備
①患者入室前の部屋作成時に，側臥位に必要な物品をワゴンなどに準備する（図 4-14，図 4-15）．
②準備の段階で固定具本体やネジに破損がないか，事前に確認をしておく（図 4-16）．
③使用しやすいように固定具のネジは緩めておく．

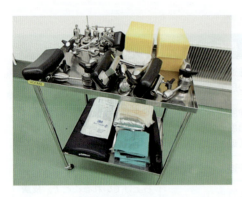

図4-14 必要物品はワゴンに載せて近くに置いておく

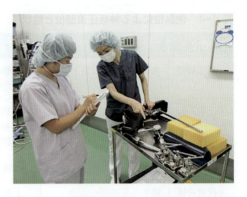

図4-15 事前準備(チェックリストを使用しての必要物品の確認)

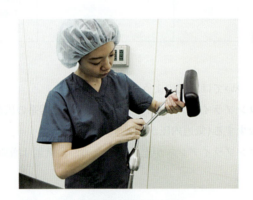

図4-16 事前準備(固定具の確認)

④患者にモニター類を装着する際には，コードやチューブ類が身体の下側にならないよう患者に装着する時点で麻酔科医，外科医と確認する．

❷ 陰圧式固定具(マジック・ベッド®)使用について

　マジック・ベッド®(以下，MB)は，体側支持器と比べて広い面で固定するため，体圧分散を図りやすく，また患者の体格や特殊な体位に対応しやすいという利点がある．

　マット内部の空気を排気すると中のビーズが固まることで硬くなるため，MBの上にはジェル状のマットや，ソフトナース®，ピュアフィックス®などの除圧材を敷いておく(図4-17a，4-17b)．

　使用前に，MBのビーズを平らにしておく．患者の顔が向く側のU字部分のビーズを抜き，折りたたんでおく．これは横を向いたとき腋窩を圧迫しないようにするためである(図4-18a〜c)．

　仰臥位時は段差ができるため，クッションなどを入れて段差をなくす．

1 手術体位固定

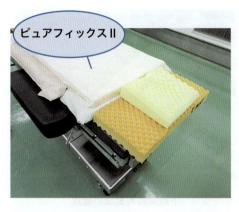

図 4-17a 除圧マット(ピュアフィックスⅡ)を敷く

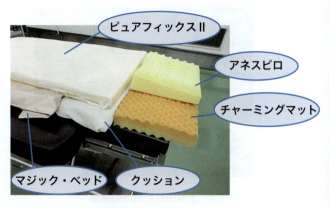

図 4-17b 術前の手術台の準備

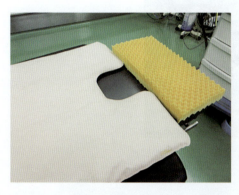

図 4-18a 陰圧式固定具(マジック・ベッド)

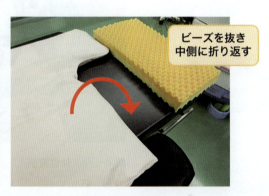

図 4-18b 陰圧式固定具(マジック・ベッド)の片側を折りたたむ

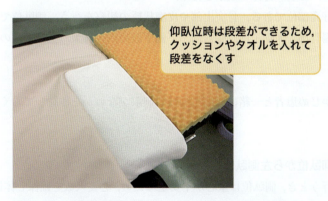

図 4-18c 陰圧式固定具(マジック・ベッド)との段差をなくす

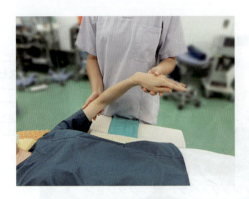
図4-19　上肢関節可動域の確認

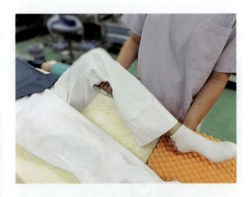
図4-20　下肢関節可動域の確認

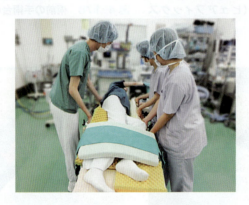
図4-21　体位変換

❸ 体位固定前の観察点

骨突出部

体位固定前に，患者の身体の観察を行う．

まず，褥瘡好発部位である，骨突出部や皮膚状態の観察を行う．側臥位では特に，耳介部，肩峰部，腸骨部，大転子部，膝蓋部，下側下肢の内・外果，上側下肢の内果，踵骨部に圧がかかる．

関節可動域

術前にあらかじめ患者と一緒に関節可動域の制限がないかを確認しておく(図4-19, 4-20)．

❹ 体位変換（仰臥位から左側臥位へ）

①体位変換を行うとき，側臥位は重心が不安定なため，必要人数を確保し体位変換する(図4-21)．
・1つひとつの動作に声かけをしていく．挿管チューブなどのライン抜去に配慮し，多人数で役割を分担して声をかけ合い確認しながら行う．
・患者から離れず，体位固定をするためには動線を短くすることがポイントであり，そのため，固定に必要な物品はワゴンに乗せて近くに準備しておく．

②胸腔ドレーンや膀胱留置カテーテルの移動時はクランプして逆流を防止する．
- 胸腔ドレーンバッグは倒れないよう固定し，膀胱留置カテーテルバッグは抜去がないように，また逆行性感染を予防するために床に置かず，手術台の上にあげておく．

③患者が側臥位になった際に，腋窩よりやや下に MB の折り込んだ部分がくるように患者の位置を調整し，患者の移動によってできたシーツのしわを直す．

④側臥位への体位変換（以下は，左側臥位の場合．右側臥位の場合は左右の表記が変わる）
- 体位変換を行う際に，患者の両手が手術台から落ちないように，両手を胸の上に置いて支え，右側の手台をはずす．
- 次に左側の手台を横に開き，手台用ジェル状パット，肩部分の枕を抜き，上肢台をつける．
- 体幹が手術台の中央に来るようにするため，患者の身体を手術台の右側に寄せてから側臥位にする．このとき，右手が体幹から離れて過伸展にならないように，左手が体幹の下にならないようにする．また，右下肢の移動が遅れると，腰部が過度に捻転するため注意する．
- 全体を見渡せる麻酔科医が号令をかけるとよい．

(3) 側臥位の体位固定のポイント

❶ 体位変換直後の確認

挿管チューブが接続され，換気ができているかを麻酔科医と確認する．

体位変換時は循環動態の変動が起こりやすいため，速やかにモニター類を装着し，バイタルサインの変動がないか確認する．

ドレーンチューブが牽引されていないか，胸腔ドレーンバッグが固定されているかを確認する．膀胱留置カテーテルバッグを戻し，クランプを解除する．膀胱留置カテーテルバッグは逆行性感染を防ぐため，床には置かないようにする．

体位変換時や術中に手術台を傾けることにより皮膚のずれが生じやすい．負荷がかかる部位に手を入れて，皮膚のずれを解消する．

❷ 各部位の調整

頭部

枕の高さに注意する．頭部の中心と脊柱が一直線になるように高さを調整する．

特に麻酔中は頭部が不安定となるため，枕の高さに注意が必要である（図 4-22）．

頭部は不安定で接触する面が小さいため，低反発ウレタン製枕（アネスピロ®）やジェル状枕を利用して接触面積を確保しつつ，下側耳介が屈曲していないこと，頬部，眼球圧迫がないかを確認する．頸の屈曲や伸展は上腕神経の牽引による神経麻痺や顔面の浮腫，頸部痛を起こすことがあるので注意する．

上側上肢

①上側の上肢は肩よりも挙上せず肩関節は屈曲（上肢挙上）に 90 度以上にさせないようにする（図 4-23）．

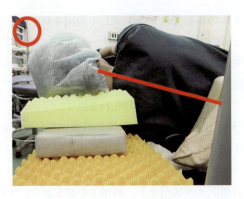

図 4-22　頭部と脊柱が一直線になっている

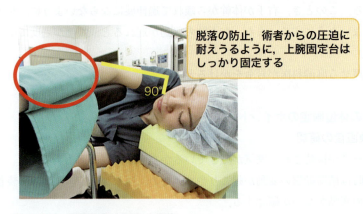

脱落の防止，術者からの圧迫に耐えうるように，上腕固定台はしっかり固定する

図 4-23　側臥位用上肢台の固定

②肘関節を軽く屈曲させて支持台に固定する．ローテーションによる脱落の防止や術者からの圧迫に耐えうるように上肢固定台はしっかりと固定する．
③上肢固定台の角で圧迫されないよう注意する．
＜尺骨神経麻痺防止＞
　肘部尺骨神経が上肢固定台の角に当たって圧迫されないように手台に載せる．
　上側の手台は挿管チューブの邪魔にならないように配慮する．

下側上肢
＜腕神経叢損傷防止＞
①静脈叢や腕神経叢の圧迫によるうっ血や神経損傷を予防するため，腋窩の下に腋窩枕を挿入するが，MB を使用する際には腋窩枕は挿入しない．
②実際に手を入れて腋窩が圧迫されていないことを確認する（図 4-24）．
③術操作のために腋窩枕を挿入する場合には，下側の上肢の過伸展に注意して，胸部全体に入るようにまた，脊柱がまっすぐになるように挿入する．身体を垂直に持ち上げて入れることで，皮膚の牽引を予防する．
④下側の上肢は屈曲（前方挙上）90 度以内にして手台に載せる（図 4-25）．屈曲（前方挙上）

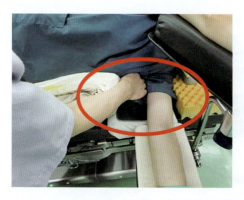

図 4-24 腋窩が圧迫されていないことを確認

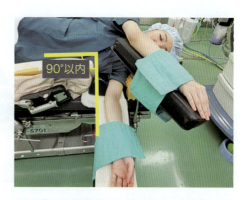

図 4-25 下側の上肢は屈曲（前方挙上）90度以内にして手台にのせる

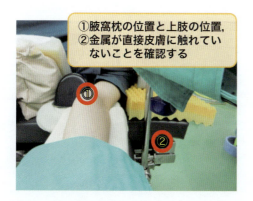

図 4-26 手台の調整

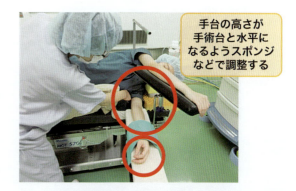

図 4-27 荷重がかかる部位に手を入れ皮膚のずれを解消する

90度以上になると，骨頭により腕神経叢を圧迫し，上腕の挙上不可などの神経障害を起こすおそれがある．

⑥手台の高さがベッドと水平になるようにスポンジなどで調節する．低すぎると過伸展を引き起こす（図 4-26）．

⑦体位変換時や術中のローテーションによって皮膚のずれが生じやすいので，荷重がかかる部位に手を入れ皮膚のずれを解消する（図 4-27）．

＜尺骨神経麻痺防止＞

①手術台の角で尺骨神経が圧迫されないように注意する．

②固定台の金属が直接皮膚に触れないことを確認する．

❸ マジック・ベッド® 固定

体幹

胸郭から骨盤にかけての体幹を固定するため，下肢側の MB は平らのままにしておく．MB を固める前に，膀胱留置カテーテルや胸腔ドレーンが挟まっていたり，牽引されて

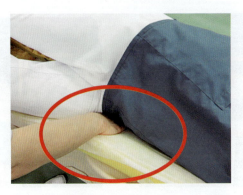

図 4-28　荷重がかかる部分を手を入れて確認する

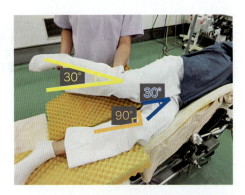

図 4-29a　上側の膝関節 30 度の屈曲位，下側の股関節 30 度，膝関節 90 度

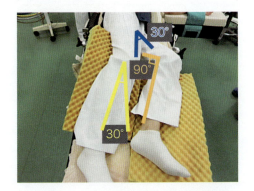

図 4-29b　上側の膝関節 30 度の屈曲位，下側の股関節 30 度，膝関節 90 度

いないかを確認する．

　MB を吸引し，体位が安定するよう身体に密着させて固定する．体幹が確実に固定されていることを確認したら，上肢の位置や高さ，腋窩のスペースを再確認する．また，固まった MB が体幹を直接圧迫していないことを確認する（図 4-28）．

下肢

　下肢の固定を行う．基底面を大きくするために下側の股関節 30 度，膝関節は 90 度の屈曲位，上側の膝関節 30 度の屈曲位で，自然に伸ばした状態で固定すると安定性が図れる（図 4-29a，4-29b）．

＜総腓骨神経麻痺防止＞

　下大腿部固定時，腓骨小頭・腓骨神経・膝部の圧迫がないか，両膝が接触していないか，両下肢の膝部に適切な枕が使用されているかを確認する（図 4-30a，4-30b）．

股関節

　股関節が内転・内旋，もしくは外転・外旋していないかを確認し，抑制帯で下肢の固定

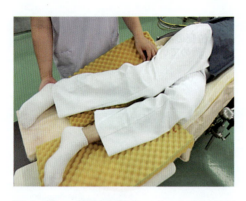

図4-30a　下肢はずらし，クッションで高さを調整する

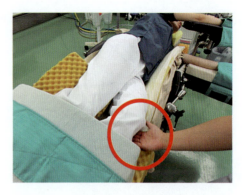

図4-30b　荷重がかかる部分に手を入れて確認する

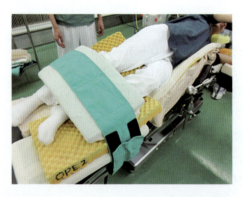

図4-31a　サポートバンドで下肢の固定を行う

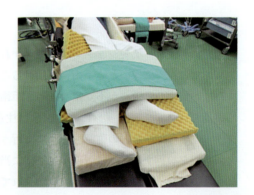

図4-31b　サポートバンドによる圧迫がないか確認する

を行う．

　サポートバンドによる腓骨小頭部の圧迫がないかを確認する（図4-31a, b）．また術中ローテーションに対応できるように，適宜スポンジなどの補助物品を使用する．また体幹との軸が合っているかを確認する．

内踝，外踝

　内踝，外踝は被覆筋肉が少なく，皮下にすぐ骨があるため褥瘡好発部位であるため，下腿から除圧材などのクッションなどを入れて除圧する（図4-32）．

❹ 固定器を使用して体位固定

体側支持器での固定

①体側支持器の位置を合わせて固定する．MB上の背部，仙骨部，恥骨部など，骨性の安定したところに，安定性があり，かつ術野の邪魔にならないよう固定する．

②固定具のクッション部分をMBに密着させ，固定していく．固定具は近位側から固定すると隙間ができて不安定になる．固定性を高めるためには，遠位側のネジから締めていく（図4-33）．

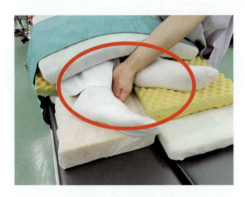

図4-32 荷重がかかる部分に手を入れて確認する

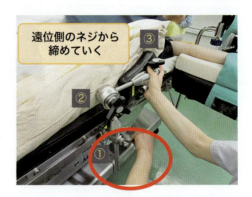

図4-33 体側支持器での固定

確認・調整

① 術前に必ずローテーションをかけて，ずれをチェックする（ローテーションテスト）．
- 術中には視野確保のため手術台を傾けることがある．側臥位は接触面積が狭いので局所に圧が集中し，重心が不安定なため，手術台を傾ける前後には体位がずれていないかを確認し，ローテーションによる脱落に注意する．挿管チューブなどにテンションがかかっていないかなどの確認も忘れずに行う（図4-34）．

② 離被架を設置するときは肘部が離被架に当たっていないか確認する（図4-35）．

③ 女性の場合，乳頭部や乳房の皮膚がよれていないか，心電図コードの巻き込みがないかを確認する．

④ 膀胱留置カテーテルは術中観察のために，麻酔科医の見える位置に設置する．この時，膀胱留置カテーテルの牽引がないように注意する．

❺ 術中・術後の観察

呼吸・循環状態の影響に対する観察や，ローテーションによってできた隙間，器具などの圧迫の有無を確認，観察する．その他の注意点は以下のとおりである．

- 挿管チューブのずれ，抜去がないか
- 各種ライン類（点滴・膀胱留置カテーテル・ドレーン等）の牽引，抜去がないか
- 電極装着部や心電図コードが身体の下側になっていないか
- 体位固定のためのテープ類による圧迫がないか
- 手台や離被架などの金属に触れている部位（肘部・前腕）がないか（図4-36）
- 手術台の角やマットなどで尺骨神経を圧迫していないか
- 低温熱傷予防のため温熱式ブランケットなどを使用する際は，局所的にブランケットが当たっていないことを確認する

術後，体位変換後の循環状態の確認を行い，皮膚接触部の状態を確認する．

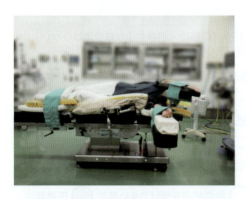

図4-34 側臥位全体図 術前にローテーションテストを実施する

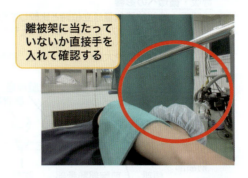

図4-35 離被架に当たっていないか確認

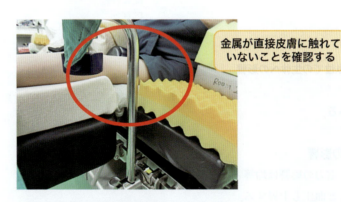

図4-36 手台や金属の確認

3 腹臥位

側臥位はおもに以下の手術に適応される.

・脊椎外科後方手術(頸部・胸椎・腰椎)
・脳外科手術(後頭部)
・骨髄採取
・背部手術(腎生検なども含む)
・下肢の後面手術(アキレス腱手術など)
・ジャックナイフ位(肛門手術,経肛門的手術,経仙骨部手術など)

(1) 腹臥位の生体への影響(図4-37)

❶ 呼吸器系への影響

機能的残気量は立位時と比較して約−12%(仰臥位・側臥位・より減少率は少ない).胸郭の動きが制限される.腹圧もかかりやすく横隔膜の運動も制限される.

荷重により胸郭の動きが制限され,腹圧もかかりやすく,横隔膜の運動制限によるガス交換障害が起こりやすい.体位変換時,気管内チューブの深さや位置が変化しやすいため

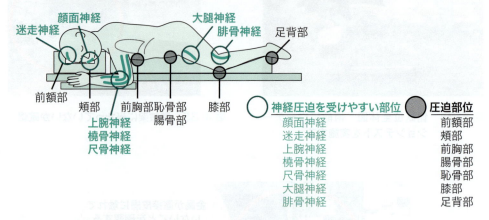

呼吸・循環への影響
呼吸：機能的残気量は立位時と比較して約−12％（仰臥位・側臥位より減少率は少ない）．胸郭の動きが制限される．腹圧もかかりやすく横隔膜の運動も制限される．
循環：循環動態への影響は少ない．下大静脈や大腿静脈の圧迫で，静脈還流障害，深部静脈血栓症を起こしやすくなる．

図 4-37　腹臥位での生体への影響

注意が必要である．

❷ 循環器系への影響

体位固定後，重力の影響は均等となり循環の影響は少ない．

腹圧が上がると血圧も上昇する．

下大静脈や大腿静脈の圧迫により，静脈還流障害，脊椎手術では出血量が増加する可能性がある．深部静脈血栓症を起こしやすくなるので，急激な体位交換を避けるなど体動による影響を最小にする．

❸ 圧迫部位
①骨突出部：前額部，頬部，前胸部，腸骨部，恥骨部，膝部，足背部
②顔面や上肢の固定方法により：鼻部，耳介部，顎部，肘部，手背部，足趾部

❹ 腹臥位の神経圧迫部位と症状（表 4-5）

(2) 腹臥位の手順と注意点
❶ 必要物品の準備
＜頭部固定用具＞
・ドーナツ枕やU字枕（ゲル枕・ウレタン製）など
　頸部固定手術や脳外科などでは頭部が不安定となる可能性があり使用に適さない．
・頭部3点固定器：頸部固定手術や脳外科手術時に使用する．
　ピン固定時の刺激でバイタルサインが変動することがあるので注意する．

表 4-5　腹臥位の神経圧迫部位と症状

部位	症状	原因	対策
顔面神経	表情筋麻痺，口角下垂	・頬部 ・耳介部	安定した固定 定期的な確認
迷走神経刺激	徐脈	・眼周囲圧迫 ＊眼球圧迫は眼圧上昇による失明の危険があり要注意（長時間手術，低血圧，顔面浮腫など）	頭部は水平か心臓より高くする． 定期的な確認
上腕神経	手指感覚異常，運動障害，握力低下，筋力低下，猿手	・頸部過伸展（過度頭低位） ・上腕の過度の外転・外旋 ・腋窩圧迫	
橈骨神経	下垂手，第 4，5 指背屈困難	・上腕側方部の圧迫	・シーツで手掌を大腿部に向け，上肢を体幹に固定する．
尺骨神経	鷲手，第 4，5 指外側痺れ，母子内転筋障害	・肘頭部（肘部管）の圧迫 ・肘関節の過屈曲 ・上腕の圧迫 ・腋窩圧迫	・肩関節に腕の重さがかかるので，前腕に枕を入れて面で支える．
大腿神経	大腿四頭筋麻痺，大腿頭側部や下肢内側部の知覚麻痺	・鼠径部圧迫 ・股関節の過度の外転・外旋	
腓骨神経	尖足	・下腿・膝関節部外側の圧迫 ・足関節の底屈	・腓骨頭に注意し，抑制帯で固定する． ・足関節に尖足にならないように枕を入れる．つま先がベッドに接触していないか確認する．

・馬蹄型ヘッドレスト：3 点固定器使用以外の後頭部，頸椎手術に使用する．
＜体幹固定用具＞
・脊椎後方四点支持台
固定パット部分は左右上下と広範囲に動かすことができるため体格に応じて調整する．一般的な腹臥位体幹固定枕と比較して椎体間が広がり脊椎手術時の手術操作がしやすい．腹部を圧迫しないため横隔膜運動の制限が小さく，呼吸障害が軽減される．
・体幹固定用枕各種：術式や体格に合わせて用意する．
＜除圧・減圧用具＞
　ゲル状マット，ウレタンスポンジなどを体格に合わせて各種用意する（図 4-38a，b，39a，b）．
＜リモイスパット，フィルム材などの皮膚保護剤＞
　必要時，患者情報や手術内容により体位による褥瘡好発部位などに，事前に準備しておく．選択方法など事前に皮膚排泄認定看護師と調整し使用する素材を選択する．

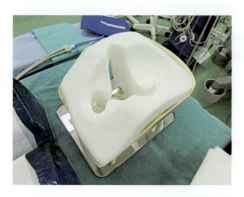 図4-38a　プロンビュー®：顔面の凹凸に合わせてスポンジ部を当てる

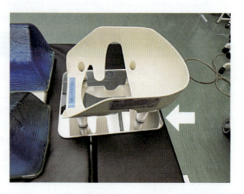 図4-38b　プロンビューの構造：鏡(←)があるため手術中も顔面の状態を観察できる

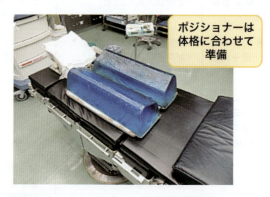

図4-39a　プロンビューとポジショナー

（ポジショナーは体格に合わせて準備）

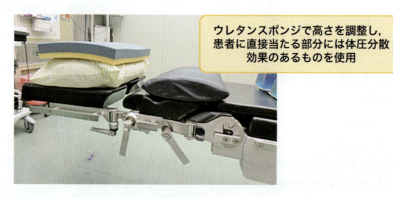

図4-39b　ウレタンスポンジと低反発ウレタンフォーム

（ウレタンスポンジで高さを調整し，患者に直接当たる部分には体圧分散効果のあるものを使用）

❷ 入室準備と観察

①腹臥位では，ストレッチャーで麻酔導入するため，術式や患者の体格に合った体位固定具や物品を選択し，手術台の上にあらかじめ用意しセッティングしておく．また，ストレッチャーを寄せる側の手台ははずしておく．
（図4-40）

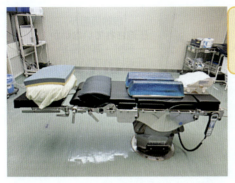

プロンビューと
ポジショナーの高さに合わせて,
頸椎が後屈しないように
注意する

図 4-40　除圧・減圧用具をセットした状態

体位変換後にすぐ使えるよう,はずした手台やサポートバンドなど必要なものはワゴンなどに載せて近くに置いておく.
②特に前額部,頬部,顎部,前胸部,前腸骨部,恥骨部,膝部,足背部の皮膚状態を観察し,術後の状態と比較することが大切である.
③四肢や頸椎の可動域制限はないかを観察する.
・特にリウマチや関節拘縮のある患者の場合は注意する.
・術前訪問時に確認しておくことが望ましいが,無理ならば体位変換前までに確認しておく.

❸ 体位変換
①ストレッチャーと手術台の位置を調整する.
・ボディメカニクスを使用して体位変換を行うことで身体への負担が少なくなる.
・手術台とストレッチャーの高さを調整する.スタッフにとって実施しやすく,手術台のマットレスとストレッチャーの高さが同じくらいになるようにする.
②頭部や体幹,下肢の固定用具の位置やサイズを患者に合わせて調整する.
③体位をとる前に角膜保護のためメパッチクリア®などを使用し閉眼させ,眼球を圧迫しないよう注意する.
・圧迫により迷走神経刺激による徐脈が起こるおそれがあるので注意をする.
④点滴ラインやモニター,膀胱留置カテーテルの位置を確認する.
・点滴ラインやコード類がストレッチャーと手術台の間に挟まっていないかを確認する.
尿の膀胱留置カテーテルをクランプし,ベッド上の下肢の間に置く.
これらは,麻酔科医や医師・スタッフと声を掛け合い協力して確認していく.
⑤体位変換には,頭部の保持を(麻酔科医)と患者の左右の2人ずつの最低5人が必要である.
⑥準備がすべて整い,患者のバイタルサインに問題がなければ,麻酔科医の指示で蛇管やモニターのコードをはずし,体位変換を行う.
⑦脊椎がねじれないよう,移動要員は前腕全体で,患者を持ち上げながら手術台に移動さ

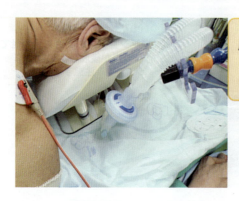

図 4-41 頭部の確認

　せる．
⑧上肢・下肢の落下，ライン等が引っかかっていないか声をかけながら確認していく．

(3) 腹臥位の体位固定のポイント

❶ 体位変換後の確認
　体位変換後，挿管チューブや各種モニターを生命維持のための重要なものから手分けして接続し，換気や循環動態を確認する．
・麻酔器を接続し挿管チューブのずれ，抜去がないか，換気ができているかを確認する．
・パルスオキシメータ，心電図モニター，血圧計の接続を順次行い，バイタルサインを確認する．
・各種ライン類(点滴ライン・膀胱留置カテーテル・各種モニター類)の牽引・抜去がないか確認する．
・電極装着部や心電図コードが固定具の下になっていないか確認する．

❷ 各部位の調整と固定

頭部

①胸腰椎手術では，ポリウレタンフォーム製腹臥位用頭部固定枕(プロンビュー)を使用し，脳外科や頸椎手術では頭部3点固定器(メイフィールド)や馬蹄型ヘッドレストを使用する．
・顔面が固定具内に収まり，フィットしているか(図 4-41)．
・眼球圧迫は，迷走神経反射を起こし徐脈になる可能性がある．また眼圧の上昇により緑内障を発症し，失明の可能性もある．
・頬部や耳介部には顔面神経が走行しており，過度の圧迫で顔面神経を起こす可能性がある．
・前額部・頬部・鼻部・下顎部は骨突出部であり，固定具内に顔面が適切に収まっていないと圧迫により褥瘡が発生する可能性がある．
②頭部の極端な屈曲や伸展がないように固定枕の位置を調整する．

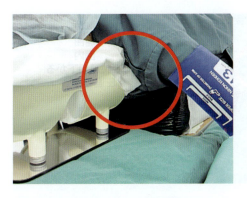
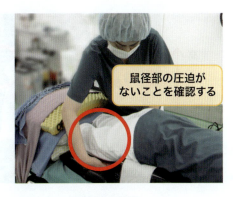

図 4-42　チェストロールの位置　　図 4-43　鼠径部の確認

・頸椎の可動域：伸展(後屈)75度・屈曲(前屈)40度
・顔を下に向ける場合は，眼球・額部・頬部・鼻部・下顎部の圧迫を避けて，頭部と脊柱のラインを観察し，頭部が後中間位にあるか確認する．
・頸部の過度な回旋は腕神経叢障害につながるため頭部が後屈・前屈しないようにする．
③挿管チューブの屈曲や口唇部の圧迫がないように注意する．
・眼球を圧迫しないよう，術中には定期的な観察が必要である．
・手術中も適宜眼球，挿管チューブ，顔面圧迫部の観察を行う．

体幹
①4点フレームなどの固定具やゲル状のチェストロールなど体幹固定具を使用する．
・事前に患者の体格に合わせて，左右対称に前胸部と腸骨部との距離を調整し，胸部と腸骨の全体で支えるように調節する．
・4点フレームなど固定具の上縁の位置が長すぎて，腋窩を圧迫すると，腋窩神経障害や尺骨神経障害を起こすことがあるため，固定具の上縁は鎖骨の下あたりにあるか，腋窩が圧迫されていないかを確認する(図 4-42)．
②頸部を圧迫してしまうと頸部静脈を圧迫し血流障害を起こす可能性がある．
・固定具の下縁の位置は鼠径部を避ける．鼠径部の過度の圧迫は，大腿静脈の圧迫につながり，下肢の徐脈還流障害を起こし，深部静脈血栓症につながる可能性や大腿神経障害を起こすことがあるため，固定具の下縁が前腸骨部付近にあるか，鼠径部を圧迫していないかを確認する．
③胸郭運動を妨げず，腹部や大動脈の圧迫を避けるよう，胸部・骨盤部に補助枕を入れて微調整する．
④女性では乳房，男性では陰嚢陰茎の圧迫に注意し保護する(図 4-43)．
⑤体幹だけを調整すると，頸椎損傷や挿管チューブの先端が移動し抜去につながる．体幹を動かす時には，必ず麻酔科医に声をかけ，一緒に協力し行う．

上肢
(体側に付ける場合)：頸椎手術
　　手掌が大腿のほうを向くように体側につける．

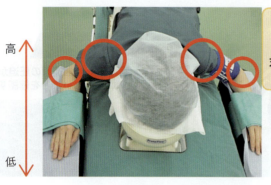

図 4-44　上肢の固定（腕神経叢・尺骨神経障害予防）

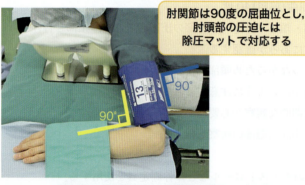

図 4-45　肩関節：90 度以内の外転位・屈曲位, 肘関節：90 度屈曲位

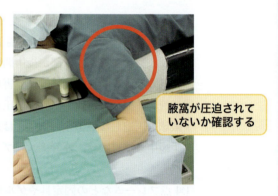

図 4-46　上腕の固定具の位置

　転倒防止のため, 上肢固定板やさらしで固定する.
　手術台や上肢固定板の角で上肢が圧迫されないように保護する.
（挙上させる場合）
　挙上させる際には, 脱臼に注意して行う.
　肩関節 90 度外転, 肘関節 90 度屈曲として手台に乗せる（図 4-44）.
　肘関節部や上肢の圧迫は尺骨神経, 橈骨神経麻痺につながるため, 圧迫しないように手台に安楽物品を敷き, 固定帯で固定する（図 4-45）.
　腋窩の圧迫や肩関節の過伸展, 過外転は上腕神経麻痺を招くため, 腋窩を圧迫しない（図 4-46）.
　コード類, 点滴の三方活栓が当たる部分はガーゼやタオルで保護する. 巻き込みシーツが強くなりすぎると橈骨・尺骨神経を圧迫する.

下肢
①股関節は良肢位である 15〜30 度くらいの軽度の屈曲位とする（図 4-48）.
　股関節を屈曲しすぎると, 鼠径部への過度の圧迫や坐骨神経の伸展や腰椎に負担がかかる.
②膝関節は屈曲 10〜30 度が最も膝にかかる体圧が低いため, 膝関節屈曲は 45 度以下とす

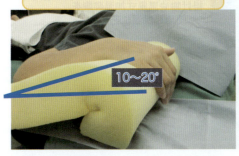

図 4-47　手関節と手指：10〜20 度背屈位，手指は軽くボールを握った状態

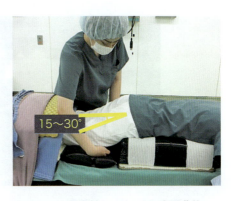

図 4-48　股関節：15〜30 度屈曲位

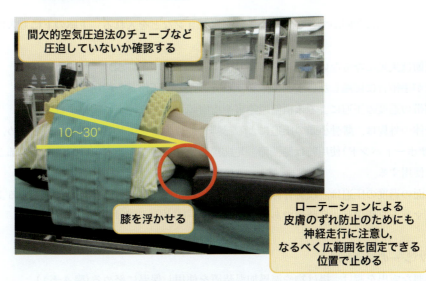

図 4-49　膝関節：10〜30 度屈曲位，サポートバンドの位置

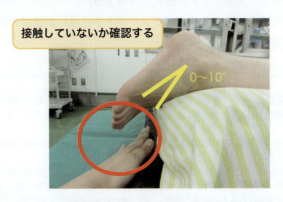

図 4-50　足関節：底屈 0〜10 度

る．過度な屈曲位は，坐骨神経障害を生じる可能性がある（図 4-49）．
大腿と下腿の受圧面積を広くして体圧を分散させることで，膝部への荷重を軽減する．大

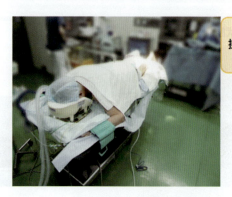

図 4-51 プライバシーの保護と保温

腿と手術台の間に空隙ができないように，クッションなどを入れる．下腿の下にも大枕を入れる．
③足関節は尖足にならないように，底屈 0〜10 度にする(図 4-50)．
つま先が手術台に接触しないように，クッションなど除圧用具を使用する．
・抑制帯の過度の圧迫による末梢循環障害や皮膚障害，神経障害に注意する．
下肢全体の外旋は，腓骨小頭の圧迫による総腓骨神経障害を生じる可能性があるため，抑制帯(サポートバンド)使用時は膝関節，足関節の上を避けて，2 本の抑制帯を大腿部と下腿部に使用する．
下肢前面の過度の圧迫は，浅腓骨神経障害を生じる可能性がある．下肢全体を支えるように除圧マットを使用し，良肢位である外転外旋 0〜10 度に調整する．

プライバシーの保護と保温

・不必要な露出を避け，掛け物や温風加温装置を使用し保温に努める(図 4-51)．
・手術部位に合わせてブランケットを選択し保温する．
・温風加温装置を使用する場合には，ブランケットや送風口が直接当たると，熱傷の原因となるため，注意する．

文献
1) 田中マキ子・中村義徳編：動画で分かる手術看護のポジショニング．pp41-52, 中山書店, 2007.
2) 北海道大学病院手術部ナースセンター編：みる・看る・わかる手術患者の体位アセスメント．pp48-69, メディカ出版, 2005.
3) 松野修一・内田荘平：実践編 基本体位固定のチェックポイント．OPE Nursing, 24(3)：92-93, 2009.
4) 日本整形外科学会・日本リハビリテーション医学学会制定：関節可動域．
http://wwwc.pikara.ne.jp/childa-a/Souki/Koushuku/ROM/ROM_1_johsi.html 2018.10.30 閲覧
5) 富井秋子編著：3 章，4 側臥位．OPE Nursing, 2010 年春季増刊．pp172-173, メディカ出版, 2010.
6) 國分久美子, 他：手術体位の基本的知識と対策．OPE Nursing, 21(3)：32-38, 2006.
7) 前掲 1), pp55-79.
8) 前掲 2), pp70-69, pp102-114.
9) 前掲 5), 170-171.

2 感染管理

1. 手術室の環境

1 空調

　手術室は，病院の中で最も高い清浄度が要求される場であり，厳しい空調管理がなされている．その目的は，粉塵などに付着して浮遊する細菌を除去して清浄な環境を維持し，手術部位感染を予防することである．国内で空調に対する，医療法・病院法・建築基準法などの法的規制はなく，以前はISO 14644やNASA基準といった工業用クリーンルームの評価法が用いられていた．しかし，現在は多くの施設で，日本医療福祉設備協会による病院空調設備の設計・管理指針を手術室空調基準として採用している（**表4-6**）．室温は22〜26℃，湿度は45〜60％とし，隣接区域との間に1.5 mmH$_2$Oの差圧が望ましいとされている．天井給気の吹き出し（0.35〜0.45 m/秒の風速）として，床付近で排気を行っており（**図4-52**），人の出入りは空気の流れを乱すため，必要時以外は手術室扉を閉め，人の出入りには十分な注意を必要とする．

2 日常の清掃

　床の環境面を無菌化することは不可能であり，床などの環境表面が手術部位感染（SSI）

表4-6　清浄度分類と換気条件

清浄度クラス	名称	室内圧	手術部での領域	最小外気（回/h）	換気回数全風量（回/h）
Ⅰ	高度清潔区域	陽圧層流方式	バイオクリーン手術室	5	―
Ⅱ	清潔区域	陽圧	一般手術室	3	15
Ⅲ	準清潔区域	陽圧	手術手洗いコーナー NICU・ICU・CCUなど	2	6
Ⅳ	一般清潔区域	等圧	一般病室 手術部周辺区域（回復室）	2	6
Ⅴ	汚染管理区域 汚染防止区域	負圧 負圧	病理検査室 便所・汚物処理室	2 ―	6 10

（日本医療福祉設備協会：病院空調設備の設計・管理指針．p16，2004より，一部改変）

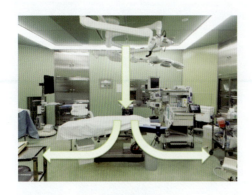

図4-52 手術室の空気の流れ

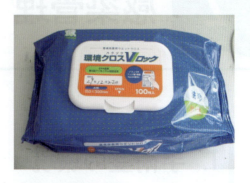

図4-53 環境クロス

の原因となることはまれであることから、手術室の床を広範囲に消毒する必要はない。そのため、血液や体液による汚染がない場合は、洗浄剤を含んだモップを使用して清掃する。明らかな血液や体液の汚染がある場合は、汚染物を清拭し除去してから、0.5～1％次亜塩素酸ナトリウムで汚染箇所を部分的に消毒し、5分以上経過したのちに水拭きする。清潔なモップを複数準備して、一定区域を清掃したらモップを交換しながら清掃し、清掃後の汚染したモップは、まとめて中央で洗浄するオフロケーション方式の管理が望ましい。

　医療器具・器械の清掃については、ガラス製である無影灯カバーなどは、洗浄剤や消毒薬を使用した清掃でも問題ないが、プラスチック製のカバーは洗浄剤や消毒薬による劣化の可能性があるため、水拭きが望ましい。ME機器やコード類も多様な材質で作られているため、清掃に伴う材質の劣化に注意する必要がある。プラスチック製品の劣化に影響の少ない除菌クリーナーや環境クロス(図4-53)など、用途に応じて使用できる環境を整える必要がある。

3 医療廃棄物

　医療廃棄物は「廃棄物の処理及び清掃に関する法律」(いわゆる清掃法)上、医療関係機関から排出されるゴミと定義されている。ゴミの分別は手間と時間がかかり、目に見えにくい業務だけに「適正処理」への院内教育が重要である。手術室で使用されたものは、目に見える汚染がなくても、すべて感染性廃棄物として処理する必要があり、ごみ処理時に血液・体液による汚染や切創が起きる可能性を防ぐために、感染性医療廃棄物容器の蓋の開閉はペダルを使用することや、内容量は7～8分目を目安として確実に蓋を閉めるなど、使用方法を徹底することも重要である。

4 医療器具・器械の清掃

　すべての使用済み器材は、器材の使用部位や使用目的に応じた処理が必要になる。その目安として「スポルディングの分類」(表4-7)がある。しかし、医療の進化に伴い器材も多様化しているため、医療現場で使用されるすべての器材をスポルディングの分類に当てはめることは困難であり、状況に応じた判断が求められる。

表 4-7　スポルディング分類

分類		処理方法	対象器材(例)
クリティカル	無菌の組織や血管内に挿入するもの	洗浄＋滅菌	手術用器材・血管カテーテル・尿道カテーテル・インプラント・メス・針など
セミクリティカル	損傷のない粘膜や創のある皮膚に使用するもの	洗浄＋高水準消毒	喉頭鏡・バイドブロック・軟性内視鏡・気管チューブ・麻酔器呼吸回路など
		洗浄＋中水準消毒	粘膜に使用する体温計・喉頭鏡ブレード・ネブライザーなど
ノンクリティカル	粘膜に接触しない損傷のない皮膚とのみ接触するもの	洗浄＋低水準消毒または洗浄・清拭のみ	モニターコード類・血圧測定カフ・聴診器・便座・膿盆・ガーグルベースン・吸引瓶など

(Rutala WA：APIC guideline for selection and use of disinfection. AJIC, 24(4)：315, 1996 を参考に一部器材追加)

2. 機器類の管理

1 術後の器械類の洗浄

　器械の洗浄法は，「用手洗浄」「浸漬洗浄」「器械洗浄」「超音波洗浄」があり，器械の特性や形状に合わせた洗浄方法を選択する．

(1) 用手洗浄

　洗浄剤とブラシやスポンジを用いて，用手的にブラッシングすることで汚れを取り除く．器材の量が少ない場合や，微細な器材や内腔のある器材など，汚染を除去しにくい器材の洗浄に適していますが，曝露の危険性や鋭利器材による切創の危険性がある．作業者は，スタンダードプリコーションを確実に実施するなど対策が必要である．

(2) 浸漬洗浄

　洗浄液に漬け込むことで汚れを分解除去する．汚染を除去しにくい器材の洗浄に適しているが，用手洗浄と同様に曝露や切創の危険性があるため作業者の安全確保が必要である．

(3) 器械洗浄

　洗浄装置(ウォッシャーディスインフェクター)を用いて，洗浄→すすぎ→消毒→乾燥の工程を自動で行うことができる．大量に器械を洗浄することができ，作業者への曝露を最小限にすることができる．

表 4-8　各種滅菌法の特徴

滅菌法	高圧蒸気滅菌（オートクレーブ）	エチレンオキサイドガス（EOG）滅菌	過酸化水素低温ガスプラズマ（プラズマ）滅菌
原理	飽和水蒸気の温度と圧力で加熱し，タンパク変性により殺菌	エチレンオキサイトガスによってアルキル化を起こし殺滅	過酸化水素に高周波を放射し，プラズマから発生したフリーラジカルにより殺滅する
適応	・鋼製小物　・繊維 ・ガラス　・液体など	・プラスチック ・ゴム　・光学器械	・鋼製小物　・光学器械 ・プラスチック　・ゴム
滅菌時間	・121℃で15分 ・126℃で10分 ・134℃で3分	50〜60℃で4時間（エアレーションを含むと13時間）	・45℃75分 ・45℃105分
注意点	・耐熱性と耐水性がなければならない ・粉末は滅菌できない	・残留毒性がある ・作業環境に関する規則がある ・液体は滅菌できない	・プラズマを吸着するセルロース，ガーゼなどは滅菌できない ・専用の包装材が必要 ・細い管腔状のものにはアダプタが必要

(4) 超音波洗浄

　超音波を用いて機械で洗浄を行うため，内視鏡鉗子など複雑な構造の器材にも効果が得られる．しかし，繊細な器械や高温に耐久性のない器械には使用できない．

❷ 機器の滅菌

　医療現場で行われている滅菌方法は，「高圧蒸気滅菌」「EOG 滅菌」「プラズマ滅菌」が一般的である(表4-8)．安全性や操作性，費用対効果から耐熱性の器材は高圧蒸気滅菌を優先している．高圧蒸気滅菌の条件に耐えられない器材に対しては，低温滅菌法である EOG 滅菌やプラズマ滅菌が用いられる．

❸ 各滅菌法によるインジケータの確認

　滅菌が適切に行われたことを確認する方法としてインジケータがある．各種のインジケータはそれぞれ絶対的なものではなく補完的に用いられるため，「物理的インジケータ」「生物学的インジケータ」「化学的インジケータ」を用いて総合的に滅菌の判定を行う．

(1) 物理的インジケータ

　滅菌器が正しく稼動しているかを，①滅菌前の真空吸引圧，②滅菌工程における温度，③時間，④圧力などをモニターして，達成されていることを記録する．滅菌器の付属計測器は，滅菌器の運転状況をリアルタイムに監視できるが，滅菌器内の特定箇所の条件を監視しているにすぎず，滅菌物毎の滅菌状態をモニターするものではない．

表 4-9 化学的インジケータの例

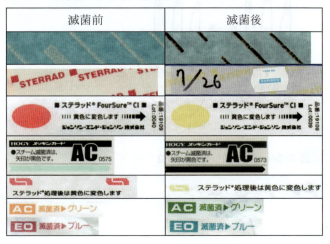

(2) 生物学的インジケータ

その滅菌方法に強い耐性を持つ細菌芽胞を指標として，滅菌処理の効果を確かめる方法．滅菌時に，一番滅菌条件の悪いところに設置して滅菌工程を通過させ，その後，培養して菌の死滅を確認する．

(3) 化学的インジケータ

滅菌工程を通過して一定の条件を満たすと変色する化学物質を付着した試験器具であり，被滅菌物が滅菌工程を通過したか，包装内部まで滅菌されたかを確認する．テープやカード型，滅菌パックに印刷されているものなど様々な形状がある(**表 4-9**)．

すべての包装内部に科学的インジケーターを挿入または貼付することが望ましい．使用用途と性能別で，タイプが6つに分類されている．

4 滅菌パック，コンテナ類の取り扱い

滅菌パックやコンテナに収納し滅菌されている手術器械や材料を使用する時は，必ず事前に手指消毒を行い，①有効期限，②破損の有無，③インジケータの色が変わっていることを確認する．外回りが術野に滅菌物を提供する際には，外装に付着したほこりなどが落下して術野を汚染することがないよう側面から提供する．

3. 手術メンバーの感染予防

手術中の血液や体液に触れることは，医療者の感染リスクとなる．そのため，術野で直接手術に携わる医療者は，適切な手洗いやガウンの着用を励行し感染リスクから自分の身を守る必要がある．

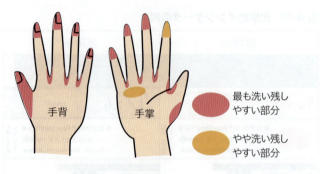

図 4-54　洗い残しやすい部位

❶ 手洗い

手洗いは，手指に付着した病原微生物が手術部位へ付着することを防ぐために行う．方法として，手術室入室時や患者の処置前後，滅菌物を取り扱う時などに実施される「衛生的手洗い」と，直接手術に携わる医療者が行う「手術時手洗い」がある．手洗いを行う際には，洗い残しやすい部位を常に念頭において実施する（図 4-54）．

(1) 衛生的手洗いの方法

目に見える汚染がある場合は，流水下で抗菌薬を含む石鹸や消毒薬を用いた手洗いを行い，明らかな汚染がない場合は，速乾性擦式アルコール製剤を用いて手指衛生を行う．

(2) 手術時手洗いの方法

抗菌性石鹸を用いて泡立てて洗浄するスクラブ法と，速乾性擦式アルコール製剤を用いて擦り込み消毒するラビング法がある．

❶ スクラブ法（図 4-55）

流水で素洗いした後，抗菌石鹸を用いて指先のみブラッシングし，手指から肘関節上部まではもみ洗いする．石鹸を流水で洗い流し，滅菌ペーパータオルで水分を拭き取る．

❷ ラビング法（図 4-56）

衛生的手洗い法で肘関節上部まで手洗いし，非滅菌ペーパータオルで水分を拭き取る．速乾性擦式アルコール製剤を手のひらに取り，指先→手のひら→手の甲→指間→手指のしわ→親指→手首→前腕→肘関節上部の順に擦りこむ．

(3) 手術時手洗いに用いる消毒薬

手術時手洗いに用いられる主な消毒薬は，4％クロルヘキシジングルコン酸，または7.5％ポビドンヨードを含有する手洗い用の製剤であり，界面活性剤・発泡剤・保湿剤・香料・色素などの成分を適宜含有している．手洗い後の細菌数の減少から見ると，クロルヘ

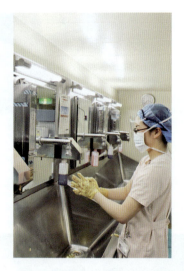
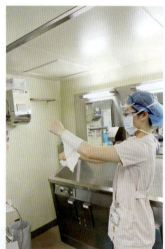

図 4-55　スクラブ法

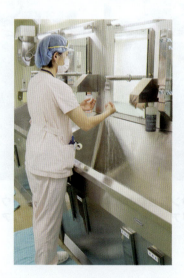
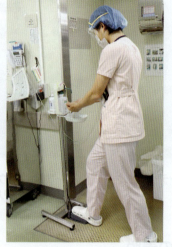

図 4-56　ラビング法

キシジングルコン酸がポビドンヨードに勝ることが示されており，クロルヘキシジングルコン酸には持続効果もある．しかし，術後感染症の発生率については，差がある事は示されていない．また，手洗い方法による違いについては，SSI発生率はブラシ洗い群が2.48％，手もみ洗い群が2.44％と同等の結果が得られたことが報告されている．所要時間やコストなどを考慮するとラビング法が有用である．しかし，アルコールに過敏なスタッフもいるため，手洗い方法の選択は施設の規定や個々の状況を考慮する必要がある．重要なことは，どの方法を選択するかではなく確実に実施することであるため，蛍光剤による洗い残しチェックを実施するなど，自分の癖を把握することや他者による手洗い方法の確認を定期的に行うことが必要である．

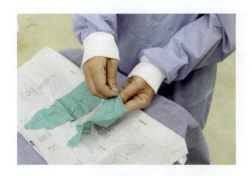

図 4-57　オープン法

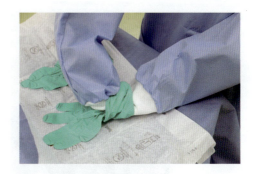

図 4-58　クローズド法

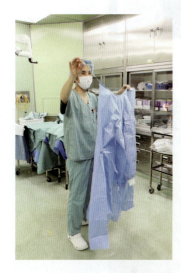

図 4-59　ガウンテクニック

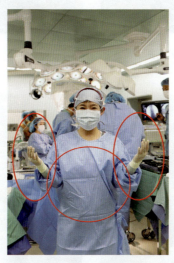

図 4-60a　ガウン装着時の清潔エリア

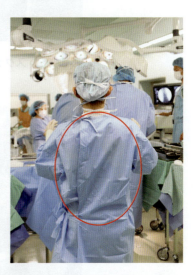

図 4-60b　ガウン装着時の不潔エリア

2　手袋の着脱

　ガウンテクニックと同時に行う滅菌手袋の着用方法は，手指を袖から出した状態で装着するオープン法(図 4-57)と，手指を袖から出さずに装着するクローズド法(図 4-58)がある．また，術野の汚染防止，職業感染防止の面から二重手袋の着用が推奨されている．

3　ガウンの着脱

　手術に必要な無菌レベルを維持するため，ガウンテクニックを実施する．清潔な範囲や汚染部位が目で見てわかることはほとんどないため，不潔な物に触れていてもその意識がなければ気づくことは難しい．ガウンテクニック開始時から，周囲の環境を常に意識し，不潔にならないよう十分注意することが必要である(図 4-59)．ガウンの清潔領域はガウン正面の前胸部から術野の高さとみなし(図 4-60a)，絶えずモニタリングができない背中は不潔(図 4-60b)であると考える．

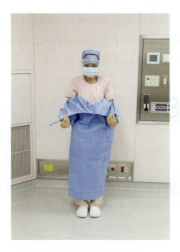 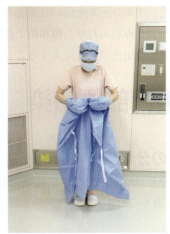

図 4-61　ガウンの脱ぎ方

　手術終了後は，汚染を拡大させないよう速やかに手袋・ガウンを外すが，ガウンの内側が表になるよう丸め（図 4-61），感染性廃棄物処理容器に廃棄し，その後，速やかに手指衛生を行う．

4. 患者の感染予防

❶ ドレープ

　ドレープ（覆布）は，患者の消毒されていない部位を覆い，清潔・不潔の範囲を明確にして感染を防ぐことを目的に使用している．現在は，バリア性に優れた撥水性の良い不織布が開発され，綿製品に比べ撥塵性が少ないこともあり，ディスポーザブルの不織布を使用する施設が増加している．医療廃棄物削減のため，バリア性や撥水性に優れたリユースのドレープやガウンも開発されており，導入している施設も増えつつある．

❷ 術野の消毒

　手術野の消毒は，術後創感染を抑える目的で行われる．術野を滅菌することは不可能であるため，創感染を生じない程度に細菌を除去する．消毒範囲は，切開部位や手術野に露出される予定部位のみではなく，十分に広い範囲を消毒することで切開創の延長やドレーン挿入への対応が可能となる．術野の消毒に用いる薬剤は，おもにアルコール・クロルヘキシジングルコン酸・ポピドンヨードである．消毒薬の塗布は，消毒予定領域の中心から始め，同心円を描くように周囲に広げ，消毒もれがないよう 2〜3 回繰り返す．

　ポピドンヨードによる消毒は，塗布後すぐに拭き取らず十分な時間をおくことが重要である．また，ポピドンヨードが長時間皮膚に接触することで，化学熱傷を引き起こす恐れがあるため，オムツなどを用いてたれ込みを防止し，消毒終了後には速やかにオムツを除

去する．また，アルコールを用いた消毒や，消毒薬をアルコールで除去した場合は，アルコールが覆布にしみ込んだり，覆布の下に残存したりすることがある．そういった場合には，電気メスの使用を契機に発火することがあるため注意が必要である．

5. 手術部位感染　SSI

1 SSIの分類

手術部位感染(以下SSI)は，1992年に米国疾病予防センター(以下CDC)によって定義されている(図4-62)．

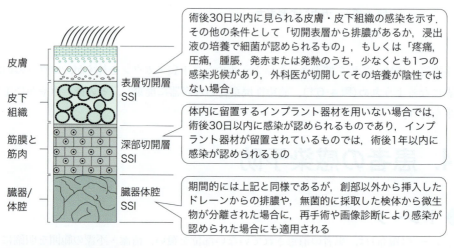

図4-62　SSIの分類

2 SSIの感染経路

SSIの発生には，手術部位が微生物汚染を受けており，定量的には，手術部位の組織1グラムあたり10^5個以上の微生物で汚染されると，SSIの危険性が高くなることが指摘されている．また，異物が存在する場合にはごく少量の微生物汚染により感染を引き起こされ，たとえば，縫合糸などがあると組織1グラムあたり100個の微生物で感染が成立するといわれている．

SSIの外因性感染の原因としては，手術チームメンバー・手術室の環境および手術中に滅菌領域に持ち込まれたすべての器材・器械・医療材料が考えられる．外因性の微生物は主に好気性菌であり，特にブドウ球菌や連鎖球菌などのグラム陽性菌であることが多い．

3 SSIの予防

SSI発症には，手術創の汚染度が大きく関与している．そのため，術前・術中・術後に様々な対策がとられている．手術創の中で，最も不潔といえる腸管内手術では，適切な手

術が行われても，術後感染症が発生する．

(1) 術前
- 除毛を行う場合は，電気クリッパーを用いて直前に行う．
- 糖尿病患者の血糖値を 200 mg/dL 以下を目標に管理する．
- 術前 30 日間は禁煙するよう指導する．
- 手術部位から遠位の感染(尿路感染など)は，治癒するまで予定手術は延期する．
- ステロイドやその他の免疫抑制剤投与患者に対しては，補充療法を行いながら周術期管理を行う．

(2) 術中
- 各術式において SSI を引き起こす一般的な病原体に効果のある抗菌薬を選択し，術前に投与する．術中も血中濃度を維持するため定期的に抗菌薬を投与する．
- 手術室の換気圧を周囲に対して陽圧に保ち，手術室に入室する職員数は最小限にする．
- 手術中や滅菌物が展開されている際は，帽子とマスクの着用を徹底する．
- 血液・体液による目に見える汚染が生じた場合，汚染箇所を消毒薬により清浄化する．
- ドレーンは閉鎖式を用い，切開創から離れた別の創から挿入する．

(3) 術後
- ドレーンを早期に抜去する．
- 一次閉鎖した切開創は，術後 24〜48 時間は滅菌された被覆材で保護する．
- 被覆材を交換する際は，手指衛生をおこない無菌操作で行う．

4 各種ガイドライン

CDC は，2017 年に 18 年ぶりに SSI に関するガイドラインを改訂した．2016 年には世界保健機関(WHO)，米国外科学会(ACS)，米国外科感染症学会(SIS)がそれぞれガイドラインを策定している．抗菌縫合糸の使用や，大腸手術における前処置と経口抗菌薬の併用，創閉鎖前のポピドンヨード洗浄，大腸手術における術中高濃度酸素投与などが注目されている．今後，国内での研究が進められエビデンスが示されることで，国内の感染対策にも変化していくことが予測されるので，まずは勧告内容を知っておくことが重要である．

5 SSI サーベイランス

SSI サーベイランスは，SSI を継続的に監視する活動である．SSI に関連する事項を収集して感染の発生率等を医療現場に還元することによって，ホーソン効果(監視されることによる感染率の低下)が期待できると同時に，サーベイランスデータをもとに対策を立案し実施することで，感染率の低下が期待できる．

文献
1) 中田精三・他：クリーンエリアの環境監査情報とその制御．OPE Nursing，9(9)：17-21，1994．
2) 小林寛伊訳：医療保健施設における環境感染制御のためのCDCガイドライン．pp31-56，メディカ出版，2004．
3) 富井秋子編：手術看護のテクニック134 写真とイラストで手順とポイントをナビゲート！．OPE Nursing 2010年春季増刊，メディカ出版，2010．
4) 高敷倫子編：手術看護の"まずはこれだけ！"ブック 基礎知識がサッとわかる！ 主要手技がパッと身につく！．OPE Nursing 2015年春季増刊，メディカ出版，2015．
5) 中村美知子監修：周術期看護，安全・安楽な看護の実践．インターメディカ，2016．
6) 小林寛伊・他："手術部位感染防止に関する勧告"CDC手術部位感染防止ガイドライン．日本手術医学会誌，20(2)：209-213，1999．

3 医療安全

1. 医療安全の基本的な考え方

1 手術室における医療安全対策

　医療安全対策は，1999年に起きた手術室での患者取り違え事件を契機に重視されるようになった．2001年9月，厚生労働省は，医療機関の職員の医療安全に関する意識啓発と，医療安全の組織体制構築を進める目的で，「安全な医療を提供するための10の要点」を策定した．2002年10月には医療法の一部改正により，医療機関における安全管理体制整備を徹底する施策を提示し，特定機能病院と臨床研修病院に対して，医療安全管理者の配置，医療安全管理部門の設置等を義務付けた．その後，現在に至るまで，医療の安全性と信頼を確保していくための様々な取り組みが行われている．現在の医療安全の考え方として，医療事故対応や事故発生後の危機管理などに重点をおいたリスク・マネジメントから，医療安全の組織体制が整い日常的な患者安全のための取り組みが浸透してきたことで，患者安全を主目的とするセーフティ・マネジメントに重点が置かれるように変化してきた．患者に安全な医療を提供することは最も基本となる要件であり，医療従事者には医療安全の重要性を強く認識し専門的な知識，技術の向上に努めていくこと，組織的な医療安全管理を行い医療の質の保証を目指すことが求められている．

　手術室における医療安全について，手術医療の実践ガイドライン改訂版では，「手術部に関連するあらゆる者が，絶え間ない注意と努力をはらうことで，手術部医療安全を確立していく必要がある」[1]とし，手術部医療安全を，「1．手術部の医療安全とは，手術部において患者に安全な医療を提供することである．2．医療従事者への安全確保も，手術部医療安全に含まれる」と定義している[1]．

2 ヒューマンエラーによる事故を防ぐ

　ヒューマンエラー（人的ミス，人的過誤）とは「意図しない結果を生じる人間の行為」[2]であり，河野によると「人間の持っている諸特性と人間を取り巻く広義の環境が相互に作用した結果決定された行動のうち，ある期待された範囲から逸脱したもの」[3]と定義されている．人間には，生理学的特性，認知的特性，集団的特性がある．ヒューマンエラーは，人間の本来持っている特性と人間を取り巻く環境（機械，手順書，チーム，教育システムなど）がうまく合致していないため引き起こされるものであり，特に複数のエラー誘発要因が重なった場合，エラーが起こる可能性は高くなる．

(1) ヒューマンエラーの種類

リーズン(Reason, J.)は，エラーの定義を「エラーとは，望ましい目標を達成するために計画された行為の失敗である．ただし，何らかの予見不可能な，あるいは偶然による干渉なしに発生するものである」として，下記のように分類している．

❶ エラー(error)

計画は適切であるが，計画通りに行為が実践されなかった場合．

- スリップ(slip)：実行段階のエラー「うっかりミス」
- ラプス(lapse)：短期的な記憶の喪失「うっかり忘れ」
- 認知の失敗：誤認，見落とし

❷ ミステイク(mistake)

行為は完全に計画通りだが，計画自体が目標達成に不適切だった場合．

- ルールベース：正しいルールを間違って適用する，悪いルールの適用．
- ナレッジベース：問題解決の失敗とシステムについての知識不足．

❸ 違反(violations)

行為を安全な作業方法から意図的に逸脱させる場合．

(2) ヒューマンエラーの予防

❶ ヒューマンファクター工学からの予防策

ヒューマンファクター工学は，人間は人間の特性により不完全で信頼性が低い存在であるということをふまえて，安全なシステムを作ることを目的とした学問であり，医療現場でもこの知見を活用してシステム改善の取り組みが重要視されている．代表的な事故防止システムには，「フェールセーフ」と「フールプルーフ」がある．

- フェールセーフ：機械の故障や人間のミスが発生したときでも常に安全が確保されるような機械やシステム設計．
- フールプルーフ：知識や経験がない人でもミスが起きにくいシステム設計．誤った操作ができない．

❷ 手順書や規則による対策，ルールを守る

それぞれの施設において，患者確認方法や与薬，処置，検査などの業務手順や基準が決められており文章化されている．安全な医療や看護が患者に提供されるためには，個々の医療従事者が施設で決められている基準や手順を知り，業務実施時に順守されることが重要となる．

❸ ダブルチェック，指差呼称，チェックリストやメモの活用

エラーには思い込みや勘違い，先入観などが影響していることが多い．これらは誤認(認知の失敗)や忘れ(ラプス)などのエラーにつながり，重大な事故を引き起こす可能性がある．また，「忙しい」「時間がない」などの気持ちの焦りから手順の省略や確認がおろそかになる．このような状況で，心理面に働きかけることは難しい．

人間の記憶は思っているほど確かなものではないといわれており，「人は忘れる」ということを前提とした対策が重要である．ヒューマンファクター工学に基づいたシステムの構

築や，手順書，チェックリストなど，目に見えて誰もが確認できるように工夫していくことが効果的である．

3 それでも医療事故が起こってしまったら

医療事故発生の原因を，個人レベルの問題とせず，システムや事故発生のプロセスに焦点を当てて原因や要因を探っていく．そして，なぜ，何がこのような事故につながったのかを分析し，手術部だけではなく，施設内の医療安全管理部門と連携し再発防止策を検討していくことが重要である．

2. チーム医療と医療安全

1 チーム医療とは

チーム医療とは，「医療に従事する多種多様な医療スタッフが，各々の高い専門性を前提に，目的と情報を共有し，業務を分担しつつも互いに連携．補完し合い，患者の状況に的確に対応した医療を提供すること」[4]といわれている．手術室のチーム医療において，個人の優れた能力だけでなくチームとして機能するために，チームワークやコミュニケーション能力など，手術室看護師にはチームで働く力が求められている．

2 テクニカルスキルとノンテクニカルスキル

テクニカルスキルとは，教育や訓練を通して獲得される専門的な技能や腕前のことをいう．医療や看護における専門的な知識や技術は，学ぶことによってテクニカルスキルとして蓄積される．医療は日々進化しており，テクニカルスキルを常に向上させようという姿勢が重要となる．一方，ノンテクニカルスキルとは，テクニカルスキルを支える自己管理や社会性などの技能である．「状況認識」「コミュニケーション」「チームワーク」などのカテゴリーに分けられ，学習して向上できる技能とされている（図4-63）．例えば，器械出し技術（テクニカルスキル）だけが優れていることが，優秀な手術室看護師なのではなく，安全な器械出しを行うためには，術野の進行を見て必要な器械を準備したり（状況認識），そのために外科医と情報共有をしたり（コミュニケーション）という行動をとっている．このように，テクニカルスキルとノンテクニカルスキルの総和が個人の技能の全体であるといえる．

3 チームトレーニング

ノンテクニカルスキルは，テクニカルスキルのように体系的な研修や継続的な教育が行われてこなかった．しかし，手術室医療チーム間のコミュニケーションや関係性に起因するエラーも指摘されていることから，手術室チーム医療に必要なノンテクニカルスキルを含めたチームトレーニングに取り組む施設が増えている．チームトレーニングの代表的なものにTeam STEPPSがある．Team STEPPSは，「医療のパフォーマンスと患者安全を高

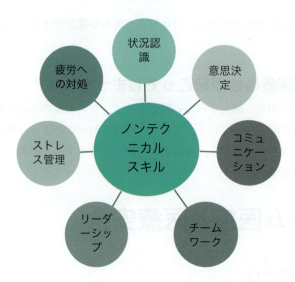

図 4-63 ノンテクニカルスキルのカテゴリー

めるためにチームで取り組む戦略とツール」の英文の略称で，米国防総省とAHRQ（医療研究品質局）が開発したプログラムである．医療チームが，「リーダーシップ」「状況モニター」「相互支援」「コミュニケーション」という4つの能力を実践することで，「チームのパフォーマンス」「知識」「成果」という3つの側面からアウトカムを得ることを目的としている．また，手術室のノンテクニカルスキルの評価および教育ツールには，ANTS（麻酔科医に対する），NOTSS（外科医に対する），SPLINTS（手洗いスタッフに対する）などが報告されている．このようなチームトレーニングは，チーム力を高め，他職種と連携した効率的な医療につながるといえる．

4 医療安全とレジリエンス

　レジリエンスとは「回復力，復元力」を意味する言葉である．医療安全においては，安全を脅かす様々な要因に対して，柔軟に対応し乗り越える能力や状況を表す言葉として使われている．

　ホルナゲル（Hollnagel）は，安全にはSafety-ⅠとSafety-Ⅱがあるとしている．リスクや事故が少ないことが安全であると考え，エラーが起こらないよう対策をする従来の方法がSafety-Ⅰである．それに対して，どのような状況下でも求められるパフォーマンスができるだけ高い水準で保たれた状態，ものごとがうまくいくことを目指す方法がSafety-Ⅱである．マニュアル通りに対応できない困難な状況を切り抜けるには，テクニカルスキルやノンテクニカルスキルの能力が必要となる．そこに環境などの要素が加わって実現することができる総合力がレジリエンスであるといえる．

3. 手術室における医療安全

❶ コミュニケーションと医療安全

　手術室では，周術期管理チームなどの専門チームだけでなく，日常の業務においても手術チームを組んでチーム医療を行っている．手術チームは，医師，看護師，臨床工学技士，薬剤師，放射線技師など多職種が連携して医療を提供しており，チームメンバーが日々変わることも特徴であるといえる．業務の中で手術内容や薬剤のこと，患者のこと，手術器材のこと等を確認や伝達，質問をするという形でコミュニケーションをとっているが，医療チーム間のコミュニケーションや関係性に起因するエラーは医療事故の約70％に関係しているという．

　コミュニケーションエラーには，正しく伝達されない「誤伝達」と，情報伝達自体がなされていない「省略」がある．このようなエラーを防止するためには，まず，完全で，理解しやすく，簡潔でタイムリーであること，そして，相手に誤解を与えないような表現を使い，一方的にならないよう相互に伝達情報を確認することが重要である．緊急時など情報の迅速な伝達方法として知られるSBAR（エスバー：S 状況，B 背景，A 考察，R 提案に沿って情報を伝える方法）は，簡潔，明瞭，確実な情報伝達のためのツールであり，双方が理解し活用することで効果的となる．また，「何か変だ」「何かおかしい」と気づいた時に意見を伝えられる環境や関係性を築くことが大切である．

❷ 手術安全チェックリスト

　WHOは，2009年「安全な手術のためのガイドライン」により，基本指針となる10項目と手術安全チェックリスト（図4-64）を提示した．各施設で活用する際に，施設に合わせて内容を改変してよいこと，3段階のチェックがそれぞれ1分以内に完了することを推奨している．

　手術安全チェックリストは，10の項目を達成させるためのツールであるとともに，正しいと認められた行為を補強し，チームの中でよりよいコミュニケーションを育てることを目的としている．このチェックリスト形式は，確認作業によって防止できる「起きてはならないこと」を避けるには有効な手段である．また，人間の記憶力，注意力の限界を補い，手順を省略する誘惑に負けないなどの利点がある．

❸ 手術に関連するインシデント・医療事故

　手術室では多職種がかかわり，侵襲度の高い処置が行われることから，様々な医療事故が起こる可能性を持っている．日本医療機能評価機構の医療事故情報収集等事業による分析データでは，手術に関連するインシデントや医療事故として，「患者取り違え，手術・処置部位の間違い」「異物遺残」「移送・移乗に関すること」「標本の取り違え」「未滅菌材料の使用」「砕石位による神経損傷」等が報告されている．繰り返し報告される項目に関しては，医

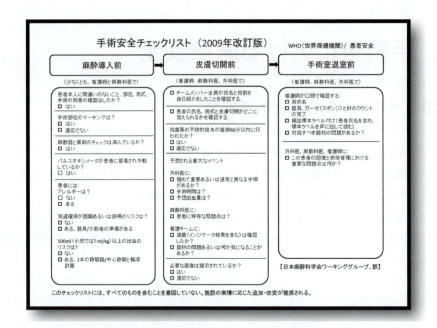

図 4-64　WHO 手術安全チェックリスト(2009 年改訂版)

療安全情報として注意喚起，情報発信されている．

❹ 患者の安全を守るための看護

(1) 患者誤認防止，手術部位間違いの防止(マーキング)

　患者は手術前であるという緊張状態にあるため，話の内容は耳を素通りして自分のことだという思い込みで返答をしてしまうことがある．また，手術部位間違いでは，左右間違いが多く報告されている．このため，患者本人に，氏名・生年月日・手術部位を言ってもらい，手術申込書や承諾書，リストバンドやマーキングにより手術患者および部位の照合を行う．その際，手術安全チェックリストを使用し，少なくとも看護師，麻酔科医，外科医とで行う．手術開始前にはタイムアウトを行い，医師，看護師および手術に関わるすべてのスタッフが一斉に手を止めて最終確認を行う．施設で決められた患者入室手順を守り，患者の協力も得て確実に誤認防止確認をしていく必要がある．

(2) 体内異物遺残防止

　ガーゼや手術器材などの体内への遺残は，再手術などの重大な結果を招く．手術において残存した異物には，ガーゼ，縫合針，鉗子など，手術中に使用し終了までに取り除かず残留したものや，使用した手術器材の一部(ネジ，破片など)が，破損や分解によって残存したものなど多岐にわたる．そのほとんどはガーゼ，縫合針であるともいわれている．特殊な例では，術後に再発した転移巣を摘出した際に，腫瘍の1つは破損した手袋の一部であったという事例も報告されている．手術で使用するすべての器材は，手術の過程で体内に残存する可能性があることを念頭に置き，ガーゼや鋭利器材，使用する器械の数，形状

を記録に残していく必要がある．カウントリストなどの活用も有効である．また，X線不透過ガーゼの使用や，術後のX線撮影などの対策を行う．器械出し看護師は，術者と協力し術野の状況を外回り看護師に報告する．手術開始前・体腔閉鎖前・筋層閉鎖前・手術終了後，他に器械出し，外回り看護師の交代時に2人以上で同時にカウントを行う．その結果は手術チームで共有し，X線撮影結果と共に記録に残し確実に申し送りを行う．

(3) 安全な移送・移乗

手術室では，多くの医療従事者が対応できる状況にもかかわらず，移動・移乗の際の医療事故が発生している．手術室の入室方法は，麻酔や手術内容，年齢や発達因子，身体の状態，転倒リスクなどを考慮し選択・決定する．小児，高齢者，自力で移動が難しい患者の場合は，車椅子やストレッチャーでの入室とする．また，小児の場合は，家族の協力を得ながら，抱きかかえての入室も考慮する．手術室入室の場面では，近年，前投薬を行わず歩行入室が主となっているが，手術室内の移動やベッド，ストレッチャーへの移動の際に転倒や転落の危険性を考慮する必要がある．退室の場面では，ベッドからベッドへの移動の際，患者に挿入されていたドレーン・チューブ類が抜けたという報告がある．移送，移乗には様々なリスクが伴うことを念頭において，手術室環境を整え，手術患者の特徴を考慮した看護を行う必要がある．また，十分な人数を確保し，ドレーン・チューブ類が安全に移動できるよう全体の指揮を執る役割の医療者を明確にすることが重要である．

(4) 安全な体位固定：手術台からの四肢の転落防止

手術中に手術台からの四肢のずれや転落も報告されている．安全帯の緩みや固定具のずれがおもな要因であるが，転落による衝撃や不自然な肢位は，骨折や神経障害などの重篤な合併症につながる．覆布の下になっている四肢が正しい位置にあるか，安全帯の位置や固定具が手術台にしっかり止まっているか適時確認していく必要がある．

(5) 標本の正しい取り扱い

手術で摘出された標本は，術式の拡大や中止，変更の決定や，術後の治療方針にも影響を持つ重要な診療材料となる．また，手術を行った証として，インフォームドコンセントの際にも使用される．標本のトラブルには，標本の紛失や廃棄，不適切な保存方法，間違ったラベルの貼付など運用上のミスが関係している．標本を受け取ったら，速やかに部位や保管方法，迅速検査の提出の有無を確認し，適切な管理を行う必要がある．

(6) 薬剤投与の間違い

手術室では複数の薬剤を使用しており，薬剤投与の間違いは患者に重大な影響を及ぼす．間違いの要因として，薬剤の種類，投与量，投与経路がある．ダブルチェック，薬剤を識別するラベルをつける，器械台で使用する容器を決めるなどルールを決めて徹底する必要がある．

(7) 針刺し切創防止

針刺し切創の発生場所は，手術室が全体の3割であり，職種では看護師が約半数を占めるとの報告もある．鋭利器材の受け渡し時には，声を掛け合う，安全器材の導入やニュートラルゾーンの設置など，針刺し切創防止対策に手術室全体で取り組む必要がある．

(8) ME機器による事故の防止

手術室看護師が日常的に取り扱っている電気メスや内視鏡の光源による熱傷の報告がある．電気メスの使用時には，対極板を適切な部位に装着し，接触不良がないか確認する．また，コードの断線や接続不良，金属への接触がないかも確認し熱傷予防に努める．使用中の光源装置や光源コードの先端は高温になっている．光源コードはドレープの上や術野付近に置かない，光源を使用しない時は消灯するなど適切な管理に努める．その他，薬剤・酸素への引火や停電の報告がある．手術室では多くのME機器が使用されている．使用の際には，各部屋の電源の容量を把握し，消費電力の大きいME機器は並列に配線しないようにする．また，生命維持装置は瞬時特別非常電源もしくは交流無停電電源に接続するなど，各電源の目的と種類を理解し適切に使用する（**表4-10**）．手術室内で使用されるME機器の取り扱いや操作，電気設備について理解し，臨床工学技士とともに手術患者の安全を確保する必要がある．そして，ME機器に関連した有害事象を起こさないよう，各施設で安全対策を行っていく必要がある．

表4-10　電源の種類

電源の種類	復旧までの時間	コンセントの色
瞬時特別非常電源	0.5秒以内	緑
交流無停電電源	無瞬断（0秒）	
一般非常電源	40秒以内	赤
特別非常電源	10秒以内	
商用電源	商用電源の復旧まで	白

（手術看護業務基準．p90，表9を一部改変）

4. 医療安全における手術室看護師の役割

手術室看護師は，周術期における患者の安全を守り，手術中の患者の代弁者として擁護する役割がある．手術が円滑に進むように専門的な知識や技術を提供するとともに，手術チームでは，チームメンバーがそれぞれの役割を発揮できるように調整役を担っている．手術医療は日々進化しており，手術手順や医療器材の取り扱いも複雑になっている．日本手術看護学会から発行されている手術看護業務基準や各種ガイドラインに沿って，定期的に基準や手順を見直し改訂をしていき，そして，手術を受ける患者の安全を第一に考え，一人ひとりが手順の根拠を理解し順守することが重要である．また，病棟との連携におい

ても，なぜその手順が必要なのかということを理解してもらえるよう，手術室から情報を発信していくことも大切である．

文献
1) 最首俊夫・久田友治：手術医療の実践ガイドライン（改訂版）第2章 手術部医療安全．日本手術医学会誌, 34：Supplement, S11-16, 2013.
2) 日本工業規格 JIS8115：2000 ディペンダビリティ（信頼性）用語．
3) 河野龍太郎：医療におけるヒューマンエラー．医学書院, 2004.
4) 厚生労働省：チーム医療の推進に関する検討会報告書．2010
   https://www.mhlw.go.jp/shingi/2010/03/dl/s0319-9a.pdf 2018.7.30 閲覧
5) 日本手術看護学会：手術看護業務基準, piv, pp45-56, 83-93, 2017.
6) 杉山良子・寺井美峰子・他：セーフティ．マネジメント入門, ライフサポート社, 2013.
7) 安藤恒三郎編, 高橋敏彦発行：実践これからの医療安全学, ピラールプレス, 2015.
8) 河野龍太郎：医療におけるヒューマンエラー．第2版, 医学書院, 2016.
9) 財団法人日本医療機能評価機構「医療事故情報収集等事業」
   http://www.med-safe.jp/contents/info/index.html 2017.6.30 閲覧
10) 相馬孝博：患者安全のためのノンテクニカルスキル超入門, メディカ出版, 2014.
11) 芳賀繁：レジリエンス・エンジニアリング：インシデントの再発予防から先取り型安全マネジメントへ．医療の質・安全学会誌, 7(3)：209-211, 2012.
12) WHO：安全な手術のためのガイドライン．2009.

4 体温管理

　手術中の患者の体温は，薬剤や環境など種々の影響を受けて変動する．体温は，循環動態や代謝機構を反映しており，体温の変動が各臓器機能や薬剤効果へ影響を及ぼすため，血圧や呼吸と同様に注意深く観察されるべきバイタルサインの1つとなっている．特に，術中の低体温が術中・術後の出血量の増加や，術後の創感染率の増加，その他の様々な術後合併症につながることが明らかにされてきたことにより，手術中の患者すべてに体温測定や体温管理が必要と認識されるようになった．手術室看護師は，当該科医師・麻酔科医・病棟看護師などと連携し，患者が安全・安楽に周術期を経過するために適切な体温管理を行わなければならない．

1. 体温調節のしくみ

❶ 中枢温と末梢温

　人間の体温は，外気温が変化しても脳をはじめとする重要臓器の温度は一定に保たれており，この部分の温度は中枢温(深部温・核心温)と呼ばれている．これに対し，皮膚などの体表面の温度は外気温の影響を受けて変動しており，この部分の温度は末梢温と呼ばれている．通常，中枢温はだいたい36.8±0.2℃という狭い範囲で一定に保たれており，人間の細胞が正常な機能を発揮する際の種々の酵素が作用する至適温度となっている．

❷ 体温調節反応

　体温調節中枢は視床下部にある．皮膚・胸腹部深部組織・脊髄・視床下部・視床下部以外の脳がそれぞれ温度を感知し，それぞれで感知した温度情報が統合されて最終的に体温調節中枢である視床下部に伝えられる．視床下部では，統合された温度情報を暑さと寒さに対する閾値としての温度と比較し，閾値を超えたときに，適切な体温調節反応が起こる[1]．体温調節反応には，発汗や能動的血管拡張・末梢血管収縮・シバリングなどの自律性体温調節反応と，衣服の更衣や冷暖房の調節をするなどの行動性体温調節反応がある．この体温調節反応により，中枢温が一定に保たれている．

2. 手術で起こりやすい体温変化

1 低体温

(1) 麻酔中の体温調節反応の変化

　麻酔中は，自分で衣服を調節したり空調の温度を調節したりすることができないため，行動性体温調節が行えない状態になる．そのため，中枢温の調節は自律性体温調節反応に依存することになるが，全身麻酔に使用される薬剤のほとんどは自律性体温調節反応を抑制するため，自律性体温調節反応が引き起こされる閾値の間隔が拡大される（図 4-65）．無麻酔時には体温変化が0.2〜0.4℃の非常に狭い範囲で体温の調節が行われ，中枢温が37.0℃を下回るとすぐに末梢血管収縮が引き起こされる．これに対し，麻酔中は体温変化が2〜4℃と体温の調節範囲が広がり，中枢温が35℃を下回って初めて末梢血管収縮が引き起こされる．そのため，手術中に適切な体温管理が行われないと，麻酔覚醒時に麻酔時の広い閾値の体温調節状態から無麻酔時の狭い範囲の閾値の状態に変化する結果，急激な体温調節反応が引き起こされることになる．

(2) 熱の喪失の原因

　全身麻酔による手術中に身体をほとんど覆われずに手術台に臥床している患者の物理的な熱喪失には，伝導（conduction），放射（radiation），対流（convection），蒸発（evaporation）の4つがある（図 4-66）．伝導は身体と直接接している手術台との間での熱の移動，放射は術野として開かれた体腔内から大気中への熱の喪失，対流は空調の風などの空気の分子移動によって促進される熱交換，蒸散は気道や汗・消毒薬・洗浄液などで水分1gが

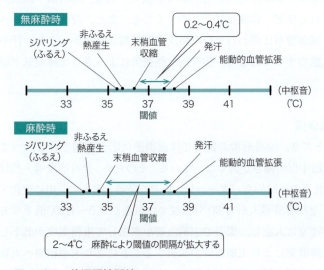

図 4-65　体温調節閾値

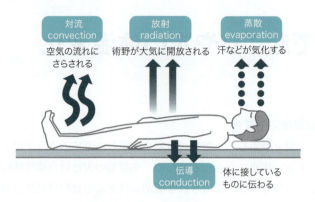

図 4-66　全身麻酔中の物理的な熱喪失

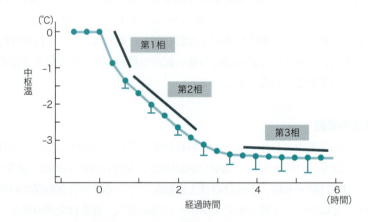

図 4-67　全身麻酔導入後の体温低下の一般的なパターン

気化することにより 0.6 kcal の熱が奪われる熱喪失である．開腹術や開胸術で術野が大きく大気に開放されるほど，体温は低下しやすくなる．また，身体が冷たいベッドや器材に接していたり，滅菌覆布に覆われていない皮膚が被覆されなかったり，汗や洗浄液などが清拭されない状態のままであると，物理的な熱喪失によりさらに体温低下が促進される状態となる．

(3) 再分布性低体温

　(1)で述べたとおり，全身麻酔の影響で体温調節反応が抑制される．つまり，中枢温を維持する体温調節中枢の働きが鈍くなっている．そのため，全身麻酔導入後は中枢温が低下する．この体温低下の一般的なパターンは，時間の経過とともに3相に変化する(図4-67)．
　第1相では，全身麻酔導入から30分程度で中枢温が0.5～1.5℃低下する．手術着などの薄着だけで手術室に入室し，緊張で末梢血管が収縮して末梢温度が低下した状態で麻酔導入されると，麻酔薬により末梢血管が拡張することにより末梢組織へ大量の血液が流れ込む．その結果，末梢の低い温度が中枢へ，中枢の熱が末梢へと移動し，体内全体の熱容

量はそれほど変化していないにもかかわらず中枢温が急速に低下する．これを「再分布性低体温」といい，中枢温は低下するが末梢温は上昇する．

第2相では，再分布性低体温の後に，末梢に移動した熱が身体外部との温度勾配によって体外へ逃げていく段階となる．麻酔薬による自律性体温調節反応の抑制と，物理的な熱喪失（伝導，放射，対流，蒸散）が起こり，さらに中枢温が低下する．

第3相では，中枢温の低下が閾値を超えることにより末梢血管収縮が引き起こされ，熱の放散が抑制されて，中枢温の低下がほぼ横ばいになる．

脊椎麻酔や硬膜外麻酔の場合も，全身麻酔と同じように再分布性低体温が起こる．脊椎麻酔や硬膜外麻酔では，麻酔領域の交感神経ブロックによる末梢血管拡張反応により，中枢の熱が末梢（ブロック域）へと移動する．ブロック域では交感神経が遮断されることにより，末梢血管収縮が起きない．そのため，中枢温が閾値を超える低体温になっても，ブロック域からの熱放散が持続することになる．脊椎麻酔や硬膜外麻酔では，ブロック域の冷受容体からの信号が遮断されることにより，皮膚温が上昇したと誤解し患者が寒さを訴えないこともあるが，実際にはブロック域が広範囲になるほど，中枢温は低下しやすい状態になる．

(4) 低体温による影響と看護

麻酔中の中枢温の低下は，前述の再分布性の低体温と熱喪失が原因となる．低体温（核心体温36℃未満）になると，出血量の増加，止血凝固系異常，免疫能の低下，心筋虚血の発生率の増加などの合併症を生じるため，体温管理につとめることが肝要である．

❶ シバリング

麻酔から覚めたときに体温が低下していると，まず末梢血管が収縮し熱の放散を防止する反応が起こる．さらに体温が低下すると骨格筋の収縮が引き起こされることを，体温調節性シバリングという．全身麻酔中は自律性体温調節反応の閾値の間隔の拡大と，筋弛緩薬による骨格筋の収縮抑制から，シバリングは起こりにくい．麻酔覚醒時に自律性体温調節反応の閾値の狭まりと，筋弛緩薬が拮抗されることにより，シバリングが引き起こされる．

一方，中枢温が術前と変わらず，末梢血管が拡張しているにもかかわらず，シバリングが起こる場合があり，非体温調節性シバリングと呼ばれている．発生メカニズムは完全には解明されていないが，痛みが関与している可能性がある[2]といわれている．

シバリングは，酸素消費量を2～3倍に増加させるため，心肺予備力の低下した患者には好ましくない．高齢者や虚血性心疾患の既往がある患者は，交感神経が刺激されカテコールアミンが分泌されることにより，心筋虚血や致死性不整脈を誘発する恐れがある．頭蓋内圧や眼圧が上昇するため，頭蓋内圧が亢進している患者や緑内障の既往がある患者は，症状が増悪する恐れがある．また，創部が緊張するため，術後疼痛が増強する可能性がある．

❷ 心機能への影響

低体温により心拍数や心拍出量は減少し血圧低下を生じる．シバリングが起こると，筋

肉組織への酸素運搬量の増加による心拍出量の増加や末梢血管の収縮により，循環系に負荷がかかり，心筋虚血や致死性不整脈を誘発するおそれがある．胸部症状の有無や血圧低下，心電図の変化などの観察が必要である．

❸ 代謝の低下

低体温では，インスリンの分泌が減少し高血糖となりやすくなる．細胞膜の酵素活性の低下により，Naの細胞膜内移行とKの細胞外移行が起こり電解質異常をきたすおそれがある．また，末梢循環障害により代謝性アシドーシスをきたすおそれがある．麻酔薬の組織への溶解度は高くなるが，肝・腎代謝の低下により薬物の排泄が低下するため，麻酔薬の作用延長が起き，覚醒遅延をきたすおそれがある．電解質の異常をチェックし，必要時は電解質異常の補正のための薬剤投与が必要となる．覚醒遅延がある場合，低体温による影響が考えられるときには積極的な加温を行っていかなければならない．

❹ 出血量の増加

低体温により血小板機能および血液凝固能が低下するため，出血量が増加する．低体温のまま手術が終了した場合，創部やドレーンからの出血量や，出血による循環血液量の減少に注意が必要である．

❺ 創傷治癒遅延や創部感染

低体温による交感神経系の緊張により末梢血管が収縮する結果，末梢循環障害から組織への酸素供給不足が生じ，創傷治癒に要する時間が遷延する．また，低体温は局所免疫反応を抑制することにより，手術創の感染率が増加する．

❷ 高体温

高体温には，能動性高体温(発熱)，受動的高体温(異常高体温)，悪性高熱症がある．

(1) 能動性高体温(発熱)

感染，手術侵襲，外傷，アレルギー反応，異型輸血などが原因となる．原因が判明している場合は，原因の改善が必要となる．発熱は，生体が体温を上げて侵襲に対応していることも考えられるため，安易に冷却しないほうが良い場合がある．中枢温が高くても指先が冷たい場合は，末梢血管が収縮していることが多いため，中枢温が高くても加温の必要がある．

(2) 受動的高体温(異常高体温)

甲状腺機能亢進症，褐色細胞腫，過剰な加温，過度の被覆材使用，二酸化炭素の蓄積，薬剤の使用，うつ熱などが原因となる．医原性の場合，その原因を除去する必要がある．体外からの過剰な加温や，熱放散が妨げられている場合は，加温の中止や被覆材の除去を行う．患者の末梢血管は拡張していることが多いため，必要に応じて冷却する．

(3) 悪性高熱症

骨格筋繊維の生理機能失調に起因する発熱症候群で，病的異常高体温である．骨格筋

表 4-11　悪性高熱症発症素因が疑われる既往歴や家族歴

既往	悪性高熱症発症の既往
筋疾患	筋ジストロフィ，先天性筋緊張症，先天性関節強直症，セントラルコア病など
骨格筋関連病態	斜視，眼瞼下垂，側彎症，熱中症，運動誘発性高クレアチンキナーゼ血症，運動誘発性ミオグロビン尿症，特発性高クレアチンキナーゼ血症，こむら返り，運動後発熱など
その他	肺囊胞，自然気胸，反復性不明熱など

（文献2を参考に著者加筆改変）

小胞体のカルシウム放出チャンネルの遺伝的変異が原因となる．揮発性吸入麻酔薬(セボフルラン，イソフルランなど)や脱分極性筋弛緩薬(スキサメトニウム)といった特定の薬剤の曝露により筋細胞内カルシウム濃度が異常高値となり，骨格筋の持続的収縮と代謝亢進が生じ，過剰な熱産生により高熱となる．常染色体優性の遺伝的疾患で，若い男性を中心に，全身麻酔症例の5～6万例に1例程度の頻度で発症する[1]といわれている．発症後の進行はきわめて速く，体温が41℃以上になると致死率は50％以上となる．術前の問診で，悪性高熱症の発症素因が疑われる既往歴や家族歴(表 4-11)を確認し，発症誘因薬剤を用いない麻酔計画が立案される必要がある．

先行症状は，呼気二酸化炭素濃度の上昇，頻脈，頻呼吸，SpO_2低下などの非特異的症状と，それに続く急激な体温上昇(体温が40℃以上または，15分間に0.5℃以上または1時間に2℃以上の体温上昇)である．初期所見として，代謝性および呼吸性アシドーシス，不整脈，チアノーゼ，異常な発汗，咬筋硬直による開口障害がある．さらに症状が進むと，横紋筋融解症状(ミオグロビン血症，ミオグロビン尿，CPK・LDH・AST・ALTの上昇，高カリウム血症)，腎不全，DIC(播種性血管内凝固)が生じる．

対処方法は，原因と考えられる薬剤の中止，麻酔器や麻酔回路の交換，100％酸素を投与し，手術や麻酔は可能な限り早く終了する．ダントロレンナトリウム(1バイアル20 mgを60 mLの蒸留水で溶解)2～3 mg/kgを5～10分間隔で単独ルートから静脈投与し，体内および体外から全身を冷却する．不整脈，アシドーシス，高カリウム血症に対して対症療法を行い，集中治療室で全身管理を行う．

3. 体温管理の看護

1 体温測定の部位と特徴

手術中の体温として重要なのは中枢温だが，手術部位や操作により測定される体温は外気などの影響を受けて，適切に中枢温を反映しない場合がある．体温測定の部位と特徴(表 4-12)を理解し，適切な体温測定を行う必要がある．

表 4-12 体温測定部位と特徴

測定部位	特徴
肺動脈温	最も信頼性の高い中枢温．肺動脈（スワンガンツカテーテル）を挿入して測定する．侵襲的なため，通常のモニターとして用いられることは少ない．
食道温	食道下部1/3の部位にプローブを挿入して測定する．肺動脈・大動脈の影響を受ける信頼性の高い中枢温．上部開腹手術や開胸手術では，外気などの影響を受けて低く測定される場合がある．
鼓膜温	鼓膜に直接プローブを接触させる方法と，赤外線反射式体温計を使用する非接触型がある．外頸動脈の影響を受け，脳温を反映する．接触型プローブは，鼓膜を損傷する恐れがある．
膀胱温	温度センサー付き尿道カテーテルを挿入して測定する．尿が血液温を反映する．尿量が少ないと値が不確実になる．下腹部手術では，外気の影響を受け，低く測定される場合がある．
直腸温	肛門内に測定器を6～8 cm挿入して測定する．腹腔内臓器の温度を反映する．排便の影響を受け，低く測定される場合がある．下腹部手術では外気の影響を受け，低く測定される場合がある．
鼻咽頭温	鼻腔からプローブを4～6 cm挿入して測定する．内頸動脈に近い位置にあり脳温を反映する．鼻出血を誘発する恐れがある．

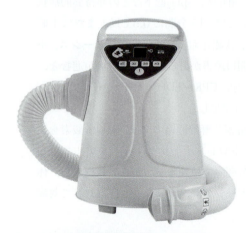

図 4-68 温風加温装置の例
3M™ ベアーハガー™ ペーシェントウォーミング モデル675
（写真提供　3Mジャパン株式会社）

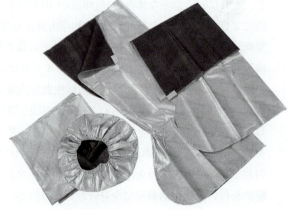

図 4-69 被覆材の例
サーモフレクト®
（写真提供　株式会社インターメドジャパン）

2 体温管理の方法

(1) 術前加温（プレウォーミング）

麻酔導入後の再分布性低体温を最小限にとどめるために，麻酔導入前より加温し，末梢を温めておくことで，中枢と末梢の熱の較差を少なくできる．手術室への入室前より病棟で加温・保温し，温かさを保ったまま入室できるとよい．室温は24℃以上とし，術野を消

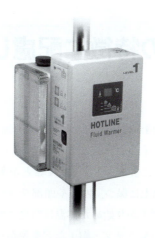

図4-70　輸血・輸液加温装置の例
ホットライン®
（写真提供　スミスメディカル・ジャパン株式会社）

毒して滅菌覆布で覆われるまでは，室温を下げない．手術台も，入室前より温風加温装置（図4-68）などで温めておくと，伝導による熱の喪失を防止できる．

(2) 皮膚の被覆

入室後は，モニター装着や挿管時の観察・体位変換など，皮膚を露出することが多くなる．神経ブロック時には，安全確保や感染防御・観察などの妨げにならない範囲を考慮したうえで，可能な限り皮膚を被覆する．「1枚の被覆で熱の喪失を30％減少させることができる．被覆材（図4-69）の種類はあまり関係なく，1枚であっても2枚であっても効果に差はない」[2]といわれており，皮膚の露出をなくすことで，体温の低下を防止できる．

(3) 輸液・輸血の加温

輸液の加温では体温を上昇させることはできないが，熱の喪失を抑制する効果がある．4℃の輸血を温めずに2L投与すると，体温が1℃低下する[1]．輸血・輸液加温装置（図4-70）を用いて，加温した輸液・輸血を投与することで，体温の低下を防止する．

(4) アミノ酸輸液

アミノ酸製剤の輸液により代謝率が増加し，熱産生をもたらし，体温保持効果がある．

4. 手術患者の特徴に配慮した体温管理

1 小児の体温管理

　小児は生理学的特徴(体表面積が広い，皮下脂肪が未発達，体温調節中枢が未熟など)から，成人と比較して環境温に左右され体温が変化しやすい．6か月以下の乳児では低体温を，それ以上の小児ではうつ熱による高体温を来すことが多い．室温は，新生児では27〜28℃，乳児以上は25〜26℃以上に保つ．四肢や頭部をラップや帽子で覆い，温風加温装置で加温する．小児では，一度上がり始めた体温は容易に低下しにくいため，体温が上昇してきたら加温を中止し，覆布やラップ・帽子などを脱がせて体温調節する必要がある．

2 高齢者の体温管理

　体温調節機能は加齢と共に低下する．体温が低下しても，末梢血管収縮反応が起こりにくく，起きても程度が弱い．筋肉量も少なくなっており，シバリングによる熱生産も少ない．皮下脂肪が少ないことで熱が放散しやすく，体温が低下しやすい．また，発汗のような自律性体温調節反応も減弱しており，過剰な加温で容易にうつ熱になりやすい．予備力が低下している高齢者では，体温異常により身体に重大な影響を及ぼす可能性があり，成人よりも厳重な体温管理を行う必要がある．

3 内視鏡下手術の体温管理

　近年，手術創が小さく術後疼痛が少ないこと，それに伴い術後の早期回復や早期社会復帰が可能となることから，内視鏡下手術が増加している．内視鏡手術では，側臥位や砕石位・開脚位・腹臥位などの特殊な体位で行われることも多く，加温できる範囲が狭く限定される場合も多い．腹腔鏡下手術では気腹のために腹腔内に炭酸ガスを送気することで，腹腔内が乾燥し気化することでも体温が低下する．送水装置を使用する場合，加温せずに室温の洗浄液が体腔内に注入されることになる．このような条件から，術中に低体温を生じやすい．温風加温装置によるアンダーブランケットや砕石位用ブランケットを用いた加温方法の工夫や，下肢用被覆材の活用，輸液の加温などの積極的な加温・保温の工夫が必要となる．

文献

1) 尾崎　眞：手術患者の体温管理．pp6-19, 28-99, メディカ出版，2003.
2) 山蔭道明・他：周術期の体温管理．pp3-163, 克誠堂出版，2011.
3) 草柳かほる・他：手術室看護　術前術後をつなげる術中看護．pp20-21, 30-32, 医歯薬出版，2012.
4) 日本手術医学会：手術医療の実践ガイドライン(改訂版)．日本手術医学会誌，34：27, 23, 42, 2013.
5) 日本手術看護学会：手術看護業務基準．pp27-35, 2017.
6) 日本麻酔科学会・周術期管理チームプロジェクト：周術期管理チームテキスト．第2版，pp304-306, 503-506, 2011.
7) 松木悠佳：第5章　体温異常，OPE Nursing 2017年春季増刊　pp180-199, 2017.

第5章

術中看護の展開事例

A. 緊急時の対応

1 緊急手術

　通常の手術では，患者情報を聴収して術前の検査を行ったうえで，患者の健康状態を維持または促進させるように指導を行う期間を設けてから手術を行うことによって，手術の安全性を高めたうえで患者も医療者も手術に臨む．

　しかし，緊急手術では，患者の生命を守るため，救命処置としての手術や患者の臓器の機能を維持または，回復を第一優先とした手術である．そのため，可及的速やかに手術を行う必要があり，通常行われている予定手術や定時手術と呼ばれる手術とは違い，患者の既往歴や服薬歴などの情報が少ない中行われることが多く，患者の生命兆候が不安定なことも多い．そのため，様々な職種と協働し，少ない情報から患者の状態を把握し，アセスメントを行い患者の安全性を確保していく必要がある．

1. 緊急手術を要する疾患

❶ 急性大動脈解離（AAD；acute aortic dissection）

　急性大動脈解離とは，解離性大動脈瘤の超急性期の呼び名であり，大動脈解離とは，「大動脈壁が中膜のレベルで二層に剥離し，動脈走行に沿ってある長さを持ち二腔になった状態」である．

　大動脈解離の分類には，解離の範囲によって分類するスタンフォード（Stanford）分類や血液の流入する部位と解離の範囲を組み合わせたドベーキー（DeBakey）分類，偽腔の血栓化状態による分類などが用いられている（**表5-A-1**）．

　大動脈解離は，破裂と分岐血流障害が問題となり，破裂は急性期における死因となる．また，大動脈解離の中でもスタンフォードA型で，偽腔開存型は緊急手術の適応となり，人工血管置換術が行われる．解離した部位によって，上行血管置換・弓部血管置換などが選択される．

❷ くも膜下出血

　くも膜下出血の原因としては，外傷性と非外傷性がある．頻度は，外傷性のほうが多いが，軽症なことが多い．非外傷性のくも膜下出血の原因として最も多いのは，脳動脈瘤の破裂である．大脳動脈輪（ウィリス動脈輪）近傍に多く発症し，好発部位としては前交通動脈分岐部（Acom），中大脳動脈主分岐部（MCA），内頸動脈-後交通動脈分岐部（IC-Pcom）の3つの部位である．治療の原則は，再破裂防止である．最初の破裂から24時間以内に再破裂することが多いとされているため，早期の再破裂防止が必要となる．手術適応を判

表 5-A-1　大動脈解離の分類

1．解離範囲による分類	
Stanford 分類	A 型：上行大動脈に解離があるもの
	B 型：上行大動脈に解離がないもの
DeBakey 分類	Ⅰ型：上行大動脈に tear*があり弓部大動脈より末梢に解離が及ぶもの
	Ⅱ型：上行大動脈に解離が限局するもの
	Ⅲ型：下行大動脈に tear があるもの
	Ⅲa 型：腹部大動脈に解離が及ばないもの
	Ⅲb 型：腹部大動脈に解離が及ぶもの
	DeBakey 分類に際しては以下の亜型分類を追加できる． 弓部型：弓部に亀裂があるもの 弓部限局型：解離が弓部に限局するもの 弓部広範型：解離が上行または下行大動脈に及ぶもの 腹部型：腹部に亀裂があるもの 腹部限局型：腹部大動脈のみに解離があるもの 腹部広範型：解離が胸部大動脈に及ぶもの（逆行性Ⅲ型解離という表現は使用しない）
2．偽腔の血流状態による分類	偽腔開存型：偽腔に血流があるもの．部分的に血栓が存在する場合や，大部分の偽腔が血栓化していても ULP から長軸方向に広がる偽腔内血流を認める場合はこの中に入れる
	ULP 型：偽腔の大部分に血流を認めないが，tear 近傍に限局した偽腔内血流（ULP）を認めるもの
	偽腔閉塞型：三日月形の偽腔を有し，tear（ULP を含む）および偽腔内血流を認めないもの

*tear：解離でみられる，内膜・中膜の亀裂部位で，真腔と偽腔が交通する部位．

断する指標として世界脳神経外科連合（WFNS；World Federation of Neurosurgical Societies）による重症度分類（表 5-A-2）と Hunt and Kosnik の重症度分類（表 5-A-3）がよく使用される．この 2 つの分類で，軽傷（Greade Ⅰ〜Ⅲ）は年齢や合併症の制限がなければ早期手術適応となる．重症度が上がって比較的重症な（Grade Ⅳ）は，年齢，動脈瘤の位置を考えた上で，早期手術を決定する．最重症例（Grade Ⅴ）は，早期の手術に対する効果は乏しいとされている．しかし，頭蓋内圧のコントロール等の目的で早期手術が行われることもある．

❸ 急性硬膜下血腫

　急性硬膜下血腫の原因のほとんどは，外傷性によるものである．頭部外傷により脳挫傷から出血し，硬膜内とくも膜の間に血液が貯留して起こる．頭部外傷を受けて出血して貯留した血腫による圧迫と脳挫傷による脳浮腫によって急激に頭蓋内圧が上昇するため，開

表 5-A-2 世界脳神経外科連合（WFNS；World Federation of Neurosurgical Societies）による重症度分類

重症度	GCS スコア	主要な局所神経症状（失語あるいは片麻痺）
Grade I	15	なし
Grade II	14〜13	なし
Grade III	14〜13	あり
Grade IV	12〜7	有無は不問
Grade V	5〜3	有無は不問

表 5-A-3 Hunt and Kosnik の重症度分類

重症度	基準徴候
Grade 0	未破裂の動脈瘤
Grade I	無症状か最小限の頭痛及び軽度の項部硬直を見る
Grade Ia	急性の髄膜あるいは脳症状を見ないが，固定した神経学的失調のあるもの
Grade II	中等度から重篤な頭痛，項部硬直を見るが，脳神経麻痺以外の神経学的失調を見ない
Grade III	傾眠状態，錯乱状態，又は軽度の巣症状を示すもの
Grade IV	昏迷状態で，中等度から重篤な片麻痺があり，早期除脳硬直及び自律神経障害を伴うこともある
Grade V	深昏睡状態で除脳硬直を示し，瀕死の様相を示すもの
重篤な全身疾患，例えば高血圧，糖尿病，著明な動脈硬化，または，慢性肺疾患，または，脳血管撮影でみられる頭蓋内血管攣縮が著明な場合には，重症度を 1 段階悪い方に移す．	

頭血腫除去術が必要となる．

④ 絞扼性イレウス

腸閉塞の一種である．原因としては，術後の癒着や炎症などによってできた索状物や索状物様臓器，有茎臓器（憩室・虫垂・体網・卵管など）が腸間膜を含めて腸管を絞扼する．あるいは，索状物によってできた隙間に腸係蹄が嵌入して起こる．腸管の通過障害と共に腸間膜の血流が遮断され血行障害を起こし，絞扼された腸管は，うっ血し壊死に陥り，穿孔をきたす．

⑤ 消化管穿孔

消化管穿孔は，食道・胃・十二指腸・小腸・大腸いずれの場所でも起こり，緊急手術の対象となる．特に，問題となるのは，大腸穿孔であり，大腸内の多種多様な細菌を含む糞便が，腹腔内に漏出して重篤な腹膜炎を起こし，敗血症に移行しやすい．敗血症を起因に，

播種性凝固症候群(DIC；disseminated intravascular coagulation)や多臓器不全(MODS；Multiple Organ Dysfunction Syndrome)を起こしやすいため，特に注意が必要である．

６ 超緊急帝王切開(grade A)

臍帯脱出や早期胎盤剥離，子宮破裂，胎児の長時間の不可逆的な徐脈など，母体または，胎児の生命や重篤な後遺症を起こす危険性のある疾患については，緊急帝王切開手術の中でも特に娩出までの時間を短くしたい手術として扱われる．病院ごとに，帝王切開の決定から娩出までの時間の決まりがあるが，おおよそ15分から20分以内とされている．そのため，通常の手続きではない方法で入室させることが多い．

2. 緊急手術受け入れの流れ

緊急手術の連絡は，混乱を防ぐために一元化しておく必要がある．緊急手術を行う必要があると各科外科医師が判断した場合に，外科医師が複数の部署に連絡しなければなかったり，手続きが多かったりすることで，連絡漏れが発生し緊急手術の時期が遅れたり，患者間違いが起きたりする危険性がある．そのため，必ず一か所に連絡を入れることで，必要な部署へ連絡が入るようになっているとよい．また，可能であれば，一元化された連絡先は，手術部専属の医師が受けるようにし，手術部医師と麻酔科医師，各科医師，手術室看護師などで協議して受け入れの判断をするようにする．その際には，患者の全身状態と疾患の緊急度を判断して手術の可否と優先度を決定するようにする．さらに，ハイリスク患者と判断された場合は，手術可否についてさらに医療安全室など第三者を交えたカンファレンスを行い手術の可否を決定する．ハイリスクの患者の手術をより多くの職種と協議することで，患者や患者の家族が期待しない結果となる手術が行われることがなくなり，患者を必要以上に傷つける可能性が軽減できる．

緊急手術の入室時間が決定した場合には，手術室看護師から，連絡網などを作成しておいて各コメディカルへ連絡が入るようにして連絡漏れがないようにする．また，緊急手術の入室が決定した場合の連絡で，必ず伝達する内容(緊急手術を受ける患者の名前と年齢，手術部位と手術種類など)取り決めしておくことで，各コメディカルへの連絡がスムーズになる．伝達事項を決めることで，手術の緊急度や患者間違い・部位間違いを防ぐことができる．

3. 情報取集

緊急手術の情報収集は，可能な限り多くの情報を集める必要がある．緊急で手術を受ける患者は，ショック状態で手術になり，来院から手術室に入るまでの時間が短いことがある．そのため予定手術のように体調を整えてから手術を受けるわけではないので，患者の現在の身体状況(バイタルサインズや意識レベルなど)をはじめとして，血液検査データや

X線写真，CT画像などの検査結果や既往歴，服薬歴，家族歴など可能な限りの情報を集める必要がある．手術室の看護師自身が，情報を集める時間がない場合は，病棟看護師や救急室看護師，担当医師などからの申し送りなどから情報を集める必要がある．

しかし，患者の身体状況による救命のための手術の場合は，情報を集めるための時間的制約がある．また，病棟看護師や救急室の看護師自身も情報を持っていなかったり，患者自身が自分の情報を話せる状態でなかったり，患者家族も患者の健康状態を把握していないこともよくある．そのため，患者の情報が不足していることが多い．情報がそろうことが期待できないなか，少ない情報から考えられる患者の状態を推測し，患者を見た時の患者の印象を合わせてアセスメントして緊急事態に備えた対応策を立てる必要がある．そして，手術中に起こる不測の状態に対応できるシステムを構築しておく必要がある．緊急手術の中でも時間的制約の多い手術術式については，鋼製小物などの手術器械セットやディスポーザブル医療材料の緊急手術セットなどを作成しておく．また，輸血に関しても，大量出血に対応できる院内ストックの確保や人工心肺やPCPSなどの人工心肺補助機器の確保などがされていることを確認しておかなければならない．

4. 事例展開

Case 小腸穿孔から敗血症ショックに陥った患者の手術

手術看護師は，何を注意したらいいのか
↓
あなたがその場の看護師なら，どうしますか？

例えば，以下のようなことが必要になる．
①術前の循環動態（血圧・輸液量・尿量・不感蒸泄など）
②昇圧薬の使用の有無
③モニタリング（血圧・脈拍・中心静脈圧など）
④必要な薬剤の準備
⑤異常の早期発見

❶ ケース紹介

A 氏，80 歳，男性．

5日前より腹痛を訴えていた．便秘症であり3日ほど排便がみられなかったため，緩下剤増量し経過を見ていた．2日前より嘔吐がみられ，腹部 X-P 撮影したところ，ニボー像が確認され，イレウス管挿入し減圧をはかっていた．

今朝より，体温（腋窩温）38.8℃と上昇みられる．末梢冷感強く，末梢循環不全を疑う斑点状チアノーゼとなり，意識状態も低下してきた．呼吸回数も 25 回/分と頻呼吸となり，O_2 10 L リザーバーマスク使用しても SpO_2 90％であった．非観血的血圧測定 80/40 mmHg（平均血圧 47 mmHg）ショック状態となった．造影 CT を行い，小腸穿孔による急性汎発性腹膜炎と診断される．

予定術式として，全身麻酔および硬膜外麻酔併用で，小腸切除およびストーマ再造設が考えられており，予定手術時間は，4 時間を予定している．

❷ 患者情報

患者	A氏，80歳，男性．身長155 cm　体重45 kg
診断名	急性汎発性腹膜炎
既往歴	20年前から2型糖尿病を指摘され，2年前に脳梗塞を発症し，右半身麻痺である．糖尿病性腎障害により慢性腎障害となり，血液透析導入が検討されている．1年ほど前から認知症を指摘されている．
手術歴	2カ月前にS状結腸穿孔にて，S状結腸切除術およびストーマ造設を行っている．
検査データ	表5-A-4

表5-A-4　A氏の直近の血液検査結果

WBC	3.9　$10^3/\mu L$	Na	135 mmol/L
RBC	3.97　$10^6/\mu L$	K	3.5 mmol/L
Hb	11.8 g/L	Cl	103 mmol/L
Ht	37.2%	Ca	8.1 mmol/L
AST/ALT	20/10 IU/L	CRP	12.72 mg/dL
T-Bil/D-Bil	1.2/0.2 mg/dL	血ガス	
LDH	138 IU/L	pH	7.384
TP/ALB	5.1/2.4 g/dL	$PaCO_2$	22.6 mmHg
Amy	41 IU/L	PaO_2	75.8 mmHg
CK	53 IU/L	HCO_3^-	13.5 mEq/L
UN	39 mg/dL	BE	−10.5 mEq/L
Cr	4.01 mg/dL		

❸ 術前アセスメント(表 5-A-5)

表 5-A-5　A 氏のアセスメント

情報	分析	看護問題
体温 38.8℃ WBC　3.9　$10^3/\mu L$ O_2 10L リザーバーマスク使用にて SpO_2 90% PaO_2 75.8 mmHg 呼吸回数 25 回/分 非観血的血圧測定 80/40 mmHg(平均血圧 47 mmHg) 慢性腎障害による透析 末梢冷感強く，末梢循環不全を疑う斑点状チアノーゼとなり，意識状態も低下してきた．	呼吸状態は，O_2 10 L リザーバーマスク使用しても SpO_2 90%であり，血液ガス分析でも PaO_2 が 75.8 mmHg と呼吸不全状態である．術前のショックに対する循環血液量維持のための輸液量増加と炎症による血管浸透圧亢進による腸管浮腫と腹水貯留により，腹腔内圧が上昇し横隔膜を押し上げて換気を担う肺野が減少している．また，循環血液量が減少して酸素運搬能が低下している中，発熱や腹腔内の炎症により，酸素消費量は増加している． 　手術開始時には，全身麻酔と硬膜外麻酔による血管拡張作用によって，循環血液量が減少する．また，開腹時には，腸管浮腫や腹水貯留によって，腹腔内圧が上昇し，血圧が上昇しているなか，開腹することで，腹腔内圧が低下して血圧が低下する危険性がある．手術による侵襲によって，循環血液が非機能的細胞外液へ移行すること，術中の出血でさらに循環血液量は減少し，ショックを増長する可能性がある． 　患者はもともと糖尿病性腎症による慢性腎障害であり，血液透析も検討される状態であることから，手術時に，手術侵襲による抗利尿ホルモンの増加と循環血液量の減少によって，腎血流量が維持されず腎障害が悪化する可能性がある．	＃1 循環血液量が維持できない可能性がある．
体温 38.8℃ WBC　3.9　$10^3/\mu L$ O_2 10L リザーバーマスク使用にて SpO_2 90% PaO_2 75.8 mmHg 呼吸回数 25 回/分 イレウス 小腸穿孔による急性汎発性腹膜炎	イレウスでの小腸穿孔により，腸管内容物が逆流して，誤嚥性肺炎を起こしやすい状況であり，また，全身麻酔導入時には，筋弛緩薬の効果によりさらに腸管内容物の逆流がしやすい状態である． 　慢性腎障害があり，血液透析が導入されていることからも，易感染状態である． 　敗血症性ショックに陥っており，敗血症のコントロールが適正に行われないと，呼吸不全の悪化や循環血液量の減少により，回復が難しくなってしまう可能性がある．	＃2 術後合併症を起こす可能性がある．

❹ 看護計画と看護展開（表5-A-6）

表5-A-6　A氏の看護展開

看護問題	目標	計画（具体案）
#1 循環血液量が維持できない可能性がある.	循環血液量が維持される.	**O-P** ❶異常の早期発見 1）循環機能を観察する．血圧（収縮期血圧90 mmHg以上），脈拍（100回/分以下）に保たれているか観察する． 2）末梢循環の観察をする．チアノーゼの有無，抹消冷感の有無 3）INTAKE（輸液量，輸血量）とOUTPUT（尿量・尿の性状・比重・出血量など）の観察をする． 4）血液データの確認（血液ガス分析など）RBC，Hct，Hb，Na，K，Cl など **T-P** ❶輸液が循環血液量を維持できるように輸液管理を行う． ❷出血量の増加などで，速やかに輸血できるように輸血が確保されていることを確認しておく． ❸循環動態の急激な変動を起こさないように，ベッドローテーションなどが行われる際には，ゆっくりと行うようにする． ❹末梢循環が，損なわれないように温風式加温装置などを使用し加温に努める． ❺腹腔内洗浄を行う洗浄液（生理食塩水）10 L 程度を 38℃から 40℃に加温して用意しておく．
#2 術後合併症を起こす可能性がある.	術後呼吸器合併症を起こさない.	**O-P** ❶異常の早期発見 1）呼吸状態を観察する．気道内圧・カプノメータ・胸郭の動き（左右差や肺音） 2）喀痰の量や性状 3）パルスオキシメータによる経皮的酸素飽和度 SpO_2 の値 4）血液ガス分析 PH・PaO_2・$PaCO_2$・HCO_3^-・BE など **T-P** ❶挿管時は，フルストマックの可能性があるため誤嚥防止に努める（頭部高位・輪状軟骨圧迫） ❷挿管チューブのカフ圧を適宜調整する（20 cmH_2O 以上 30 cmH_2O 以内） ❸挿管チューブ内の喀痰を適宜吸引する． ❹腸管操作時に，胃内容物が逆流しないように胃管チューブから十分に減圧しておく．

実施・結果	評価
♯1 循環血液量が維持できない可能性がある． 目標 循環血液量が維持される． 麻酔導入〜挿管 　敗血性ショックにより，血圧が低い状態のため麻酔導入時に，鎮静剤や筋弛緩薬により，さらに末梢血管の拡張による低血圧にならないように，十分な輸液量を投与されているか，モニタを注視しながら，挿管介助を行った．また，導入時の末梢血管拡張により，再分配性低体温にならないように，硬膜外麻酔施行時から，温風式加温装置などを用い加温を行いながら体温管理を行った．縮期血圧 90〜100 mmHg/拡張期血圧 50〜70 mmHg を維持し，体温も直腸温にて 38℃維持できた． 術中 　血圧維持のために，過剰輸液とならないように腹水や出血量を適宜，麻酔科医や外科医へ報告し，情報を共有した．血圧維持のために，輸液投与のみではなくノルアドレナリンの使用がされ，術中の血圧も 100/50 mmHg　HR100 回/分程度を維持することができた．体温についても，温風式加温装置を適宜調整し，腹腔内洗浄を行う生理食塩液を 40℃に加温したものを用いるなどして，術中体温は 37.5〜37.8℃の間で維持することができた． 術後 　抜管時も血圧，脈拍を維持し，特に問題なく ICU へ移動することができた．	麻酔導入〜挿管 　モニタを注視しながら，麻酔科医師とコミュニケーションを図り，患者の様態を把握しながら介助が行えたことで，血圧を維持しながら安全な麻酔導入ができたと考える．また，肺血症で，高体温であることは，患者の免疫力として細菌と戦うために必要な条件だと考え，体温管理において，体温の急激な低下を起こさないように管理できたと考える． 術中 　術中には，手術操作によって血圧が急激に下がる状況になる場面があるが，血圧の変動が最小となるように麻酔科医や外科医と情報共有しながら，患者の状態を把握することで，過剰輸液とならないように輸液管理ができたと考える． 　術中の体温管理も温風式加温装置や輸液加温装置などを用いながら，低体温とならないように維持できたと考える．

❺ 事例のまとめ

　敗血症に陥っている患者の手術は，循環動態が維持されない場合，手術を行えないことがあるため，手術室に入室する前から患者の循環動態の把握が必要である．そして，循環動態の維持のために多くの輸液が必要となるが，過剰な輸液は，患者の予後を悪くするため，患者の全身状態を詳細に観察し，適正な輸液量を維持するために麻酔科医・外科医との情報共有が綿密に行われるように，コミュニケーションを図っていくことが重要となる．

5. 緊急手術における看護のポイント

　（1）緊急手術時には，血圧の維持のために細胞外液を補充する輸液を大量に投与して血管内のボリュームを確保することがある．そして，術後48時間から72時間後には，サードスペースに逃げていた輸液がリフィリングによって，血管内に戻ってくる．腎機能が正常であれば，尿として対外に排出されるが，腎機能低下等があればリフィリングによって循環血液量が増加しても，体外に排出できないため肺水腫などを引き起こすことになる．サードスペースに逃げた輸液量は正確に測定できないが，輸液量の2/3が，サードスペースに逃げていくと考えられており，患者の腎機能や尿量・不感蒸泄量を総合的に考え，術中の輸液量を考えていく必要がある．バイタルサインズを注視しながら，出血量と尿量・不感蒸泄を考えて必要最小限の輸液量になるように観察する必要がある．

　（2）緊急手術時には，たくさんの不測の事態が起きる場合がある．患者の状態が急激に悪化したり，必要な医療材料が不足したりと様々な場面において，思いもしない状況が起こりえる．どんなに詳細にルール作りをしたところで，ルールが周知されていなかったり，ルールに対する解釈が各個人によって違っていたり，守られない場面に出くわすことも多くある．そのため，医療者間のコミュニケーションが非常に重要になる．

　良好なコミュニケーションが医療者間で取れることは，質の高い医療安全行動につながる．術前のブリーフィングやサインイン・タイムアウトなどのツールを使いながら，「わかっているだろう」と暗黙のうちに事が運ばないようにしていくことが必要である．少しでも気になることや気づいたことがあれば，率直に発言ができて，相手に聞き入れられる関係性が築かれていることが重要である．

A. 緊急時の対応

2 危機的大量出血

　日本麻酔科学会が実施した麻酔関連偶発症例調査の解析結果では，危機的偶発症の成因として出血が大きな割合を占めている[1]．出血に関する詳細な結果をみると，「術前合併症としての出血性ショック」と「手術が原因の大出血」を併せると，麻酔関連偶発症例における心停止原因の33.6％，死亡原因の49.9％を占めている[2]．つまり，周術期の大量出血は，手術室で遭遇する心停止の約1/3，死亡の約1/2の原因となり，患者の命を脅かす危機的なトラブルと言える．逆に，出血への対応を的確にマネジメントすることができれば，周術期の患者の安全は飛躍的に向上する．

　出血による危機的な偶発症の発生やその進展には，出血性ショック症例の手術搬入の遅れ，外科医による予想出血量と実際の出血量の解離，外科医の手技・判断の問題，血液製剤の供給の遅れ，緊急時の血液製剤の使用法，麻酔科医のマンパワー不足や麻酔管理の問題などもあげられている[1]．

　患者の予後を左右するような危機的大量出血とならないよう，あるいは，起きてしまった時に適切に対処ができるよう，その状況を予測した看護介入が重要である．

　例えば，術前のアセスメントで，患者の既往や予定術式などから出血のリスクを把握し，薬剤や輸液，血漿製剤，輸血などの準備をする．手術開始時のタイムアウトの際に，大量出血のリスクに関して手術室内の全てのスタッフが共有できるタイミングを作ることが重要である．特に再開腹手術の際は，腹膜の癒着により出血量や手術時間が増えることが予想できる．また，摘出する予定の腫瘍や郭清すべきリンパ節が大きな血管付近に存在している場合は，偶発的な大量出血の可能性もある．さらに，術前の血液検査で血液凝固機能に異常がある場合や，貧血や血液疾患がある場合，また高齢で身体的な予備機能が成人に比べて低い患者などは，大量出血による偶発症のリスクが高いと考えられる．手術が予定手術である場合は，手術室看護師は，手術に関する重要な患者情報は見逃さずにアセスメントすることからはじめなければならない．

1. 基本的知識

❶ 大量出血

(1) 定義

　1999年に厚生労働省から発表された血液製剤の使用指針によると，「大量出血とは循環血液量よりも24時間以内における出血が多い場合」[3]と定義されている．2005年の改訂版では急速出血という概念が発表され，急速出血とは「数時間という短時間の間に循環血液

量を超える出血，あるいは急速に循環血液量の1/3〜1/2を超えるような出血」と定義された[3]．

例えば，体重70 kgの成人の全血液量は，体重の約8%である約5.5 kgである．血液の比重を1.055とすれば，容積は5,200 mLとなる[4]．つまり，手術中において，1,700〜2,600 mLの出血が計測された場合は大量出血となる．

手術中は，出血の他にもさまざまな要因で体液が喪失しやすい．術前の禁飲食による脱水や開腹操作中の不感蒸泄による体液の喪失，さらには手術侵襲によりサードスペースが形成され，そのスペースへの水分移動なども加わり，循環血液量が減少しやすい[5]．つまり，侵襲の大きな手術で大量出血した際は，計測された出血量以上に身体に必要とされている水分が不足している状況にあると判断すべきである．

(2) 大量出血の危険がある手術

日本麻酔科学会が実施した調査によると，「手術が原因の大出血」による偶発症例の出血源は，肝実質・脈管系→胸部大動脈→骨盤内静脈叢→腹部大動脈→頭蓋内の順で多かったと報告している．その出血源の割合は，腹腔内が43.9%，心臓・大血管が34.1%であった．また，手術中の危機的な大出血に関与した因子は，「癒着や浸潤」と「外科医の判断や手技の問題」などが挙げられていた[1]．

つまり，緊急手術を除けば，開腹手術では，肝・胆・膵や骨盤内手術（直腸や婦人科系手術），大血管系では，胸部・腹部大動脈手術において大量出血となる可能性が高い．さらに，再手術で組織が癒着していることや腫瘍が血管と癒着していることが予測される場合は出血の危険性が高くなる．

また，手術室では産科手術における危機的出血を想定しなければならない．前置・低置胎盤や巨大子宮筋腫，既往帝王切開，癒着胎盤の疑いなどが予測される場合は大量出血の可能性がある[6]．

(3) 大量出血の危険がある患者

大量出血の危険がある患者としては，重篤な肝疾患がある患者や腎不全のある患者，さらには血液疾患のある患者や抗凝固薬や抗血小板薬を服用している患者等である．

重篤な肝疾患においては，ビタミンK依存因子の合成が低下すると凝固障害が進行し，さらに門脈圧亢進状態では血小板減少症と血小板機能障害が存在する．つまり，重篤な肝疾患のある患者は，血液異常と止血異常が存在する[7]．また，門脈圧亢進による側副血管の発達が，外科医師の手術操作の妨げとなり，結果として出血量を増加させる可能性がある．

腎不全患者は，血小板第Ⅲ因子の活性低下や血小板凝集異常および吸着能異常，プロトロンビン消費障害による出血時間の延長により，凝固障害が引き起こされる[7]．また，腎不全患者はエリスロポエチンの産生低下により貧血になる場合があり，大量出血時の危機的な偶発症の発症リスクが増す可能性がある．

また，抗凝固薬や抗血小板薬を服用している患者は，手術中の大量出血や止血困難をき

たすことがあるため，術前に休薬が検討されるべきである．抗凝固薬であるワーファリン®は手術の5～7日前までに中止し，抗血小板薬であるアスピリンなどは7～14日間の中止が必要で，ヘパリンは4～6時間前に中止する[8]．

手術に関して抗凝固薬や抗血小板薬の服用を中止するか否かの判断は医師の役割であるが，それらの指示がしっかりと遵守されているかを確認することは，手術室看護師の役割である．

2 ショック

(1) 定義

従来，ショックとは「血圧が低下する病態がショックである」と定義されていた．しかし，近年の考え方は，「全身の循環不全による重要臓器への灌流量低下」あるいは「循環血液量，心収縮力，末梢血管抵抗という循環を構成する因子が破綻することによって起こる重要臓器への酸素供給量の低下」とされている．ショックは，循環血液量減少性ショック(出血性ショック，体液減少)，血液分布異常性ショック(敗血症性ショック，アナフィラキシーショック，神経原性ショック)，心原性ショック，心外閉塞性ショック(心タンポナーデ，収縮性心膜炎，肺塞栓症，緊張性気胸)の4つに分類される[9]．

(2) ショックの危険がある手術

手術室では，循環血液量減少性ショックは容易に想像することができるが，抗生剤などの薬剤アレルギーやラテックスアレルギーなどのアナフィラキシーショックの可能性も注意する必要がある．

3 循環不全の症状

(1) 脈拍数や血圧

循環不全の場合は，交感神経系の興奮に伴い心拍数が増加する．生体は血圧を維持するために交感神経系や内分泌系の代償機序が動員されているため，血圧が低下すれば障害が高度であることを意味する(表5-A-7)．出血が多く脈拍数が増加した場合の1つの指標として「ショック指数」がある(表5-A-8)．これは脈拍数を収縮期血圧で割った値である．これによりショックの程度とおおよその出血量が推測できる[4]．ただし，全身麻酔中の患者は，麻酔薬の循環動態に対する影響もあるためそれほど単純ではない．低血圧麻酔という麻酔方法もあるため，ショックと低血圧麻酔の違いを理解する必要がある．

中心静脈カテーテルが留置されている患者であれば，中心静脈圧を観察することができる．この中心静脈圧は，循環血液量や心臓の収縮力の低下を判断するうえで役立つ．中心静脈圧の正常値は5～10 cmH_2O(3～8 mmHg)である．5 cmH_2O(3 mmHg)以下は循環血液量の不足を意味している．一方，15 cmH_2O以上になると心臓の収縮力が低下していることを意味する[4]．

表 5-A-7　出血量と臨床症状

出血量	血圧(収縮期/拡張期)mmHg	脈拍	呼吸	尿量	症状
10%まで (500 mL)	正常	正常ないしやや促進 (110/min 以下)			精神的不安，立ちくらみ，めまい，皮膚冷感程度
15〜25%まで (750〜1,250 mL)	低下 (90〜100/60〜70)	多少促進 (100〜120/min)		乏尿傾向	軽度の四肢末端冷感，蒼白
25〜35%まで (1,250〜1,750 mL)	低下 (60〜90/40〜60)	頻脈，脈拍緊張弱い (120/min 以上)	増加	乏尿 (20 mL/h 以下)	不穏，蒼白，冷汗，四肢末端冷感
35〜50%まで 浅迫 (1,750〜2,500 mL)	低下 (40〜60/20〜40)	脈拍触知しにくい (120/min 以上)	浅迫	無尿	意識混濁，極度の蒼白，極度の四肢冷感，チアノーゼ

体重 70 kg の成人について．出血量の%は循環血液量 100%に対するもの．
(大塚敏文，他：救急医療の基本と実際 4 出血とショック．第 1 刷，p155，情報開発研究所，1985 より)

表 5-A-8　出血性ショックの重症度分類と SI，出血量，症状・所見

	Class I	Class II	Class III	Class IV
Shock Index	0.5	1.0	1.5	2.0
推定出血量(mL)	750 未満	750〜1,500	1,500〜2,000	2,000 以上
推定出血量(%)	15 未満	15〜30	30〜40	40 以上
心拍数(回/分)	100 未満	100〜120	120〜140	140 以上
収縮期血圧	正常(不変)	正常(不変)	低下	低下
病状・所見	なし 軽度の不安	頻脈，蒼白 冷汗	呼吸促迫 乏尿	意識障害 無尿

(アメリカ外科学会分類より一部改変)

(2) 尿量

　何らかの原因で心拍出量が減少すると，腎臓への血流量が減少していることや脳下垂体から分泌される抗利尿ホルモンの影響で尿産生は抑制され，尿量は減少する．通常健康人は体重 1 kg あたり 1 mL/h の尿量がある．1 時間の尿量が 25 mL 以下の場合を乏尿という[4]．

(3) 皮膚の色調

　血流低下の徴候は，まず体表の皮膚や粘膜に現れる．これは血流が低下したときに生命

維持に必要な臓器の血流を優先して，優先順位の低い臓器への血流を犠牲にするためである．よって，基本的に顔面や四肢は蒼白で冷たい．また，心拍出量の減少から交感神経系が反応した影響で，冷汗を観察することがある[4]．

(4) 呼吸

全身麻酔中は人工呼吸器で管理されていることが多いため，呼吸の変化を観察することは困難である．ただし，患者に自発呼吸がある場合や，脊椎くも膜下麻酔の手術（例えば帝王切開）時に循環不全となった場合は，呼吸運動が速くなり呼吸回数が増加する．

4 ショックと低血圧麻酔の違い

臨床麻酔では人為的に低血圧（平均動脈圧で 60 mmHg 以下）に維持することがある．これは，手術中の出血を減少させる目的で全身麻酔中に血管拡張薬などによって低血圧を誘導する麻酔法である．例えばショックの場合は，ショックの急性期を脱した後，生体は回復のために代謝を亢進させ修復反応が起こる．この時期は全身性炎症反応症候群（SIRS）の診断基準にある体温上昇・頻脈・白血球増加・頻呼吸の症状が明らかとなる．しかし，低血圧麻酔では侵襲に対する一連の生体反応が抑制されているため，術後の回復期の経過でも，通常の手術侵襲以上の代謝亢進期は起こらない．つまり，低血圧麻酔では全身の血管神経運動の活動亢進はなく，全身の末梢循環は維持され，組織・細胞の酸素・代謝失調は起こらない．したがって，低血圧麻酔では四肢冷感，蒼白，冷汗は観察されないし，組織血流不全による代謝性アシドーシスや乳酸値の上昇も起こらない[10]．

2. 危機的出血時の対応

1 コマンダーの統率に従う

危機的な出血が発生した場合は，まず指揮命令系統を確立することが重要である．手術中に危機的出血が発生した場合，麻酔科医師や外科医師，看護師がそれぞれの立場でばらばらに動いていては，患者の危機を助長させてしまう．全体を見渡し指示を出す人（コマンダー）が必要であり，その指示に従って指揮命令系統を確立するのである（図5-A-1）．コマンダーは麻酔科上級医師か外科上級医師が適切である．危機的出血が発生した場合は，コマンダーは非常事態が発生したことを宣言する．コマンダーは出血状態，血行動態，検査データ，血液製剤の供給体制などを総合的に判断し，手術継続の可否，術式の変更を術者と協議する[11]．

2 手術看護師のとるべき行動

予定手術で危機的出血が発生した際の手術室看護師の取るべき行動について述べる．

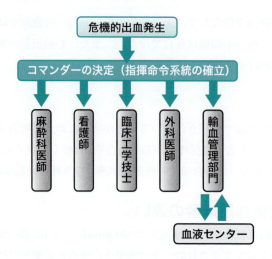

図 5-A-1　危機的出血時の指揮命令系統
（日本麻酔学会　日本輸血・細胞治療学会　危機的出血への対応ガイドライン（改訂版）2007 年 11 月
http://www.anesth.or.jp/dbps_data/_material_/locallhost/kikitekiGL2.pdf より）

(1) コマンダーからの指示や質問に対する素早い行動・返答

　危機的出血が発生する前の予測や準備が重要となる．手術部位や腫瘍の浸潤，癒着の有無，既往，術前の血液検査データなどを総合的に分析し，出血のリスクを判断する．出血のリスクがあると判断した場合は，血液型の判定や輸血の同意書類に不備がないか，適合している輸血の種類と量などは最低限の情報として把握しておく．その準備があれば，大量出血が発生し，コマンダーから輸血に関する質問があったとしてもすばやく対応できる．また，輸液や血液製剤，止血剤，緊急薬剤も同様の準備をしておく．

(2) 正確な出血量の計測

　大量出血時は正確な出血量の計測は実は難しい．吸引やガーゼに吸収されているだけでなく術野を覆っているリネン類や床に流出した血液などを正確に把握するのは困難であるからである．また，吸引される排液は，血液だけでなく，腹水やリンパ液，洗浄した際の生理食塩水なども含まれる．出血量を把握するには，まず術野の観察をし，活動性の出血があるかどうかを外科医，器械出し看護師や麻酔科医の情報から瞬時に把握することが重要である．次に出血量を計測する（吸引された排液量から，術野で使用した生理的食塩水の量を引いた血液量とガーゼに付着した血液量を計測する）が，その計測値はあくまで目安の計測量となる．麻酔科医師や外科医師に出血量を報告する際に，目安の出血量の他に，吸引された排液の色や，リネンや床に付着した血液などの情報もあわせて報告する．この追加情報は重要で，麻酔科医師は，報告された出血量と血液検査データを把握することで，適切な対応ができる．

（3）処置の状況・場面に応じた行動

　危機的な大量出血時には，麻酔科医師の静脈ルート確保の介助や点滴ルートの作成，急速輸血装置の準備，さらには輸液や輸血のポンピングなども行う．当然，出血量のほかに尿量の計測とその報告も重要である．この他，心室細動などの致死的不整脈への対応のため除細動器の準備や心静止した場合は一次救命処置の実施など，その場の状況に応じた適切な行動ができなければならない．

（4）状況に応じた医療スタッフの確保と支援体制

　危機的な大量出血時には，末梢・中心静脈ルートや動脈圧ラインの確保等，緊急処置が重なって実施される．そのため，外回り看護師の業務は，上記処置の介助や輸血の管理，出血量の計測，緊急薬剤の確保，検体提出など，一時的に増加する．このような状況においては，外回り看護師を増員し，マンパワーを確保したほうがより安全である．

　また，経験の浅い看護師は，危機的な大量出血にすばやく対応できない場合がある．手術の担当看護師を決定する際に，担当看護師の能力と手術の重症度がうまく合うように調整すること，手術当日のフォロー体制の整備などが重要となる．

3. 事例展開

Case 手術中に大量出血をした患者への対応

膵頭十二指腸切除術の手術中に大量出血が起こった！

あなたがその場の看護師なら，どうしますか？

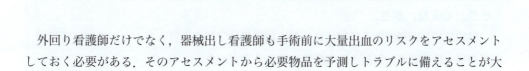

　外回り看護師だけでなく，器械出し看護師も手術前に大量出血のリスクをアセスメントしておく必要がある．そのアセスメントから必要物品を予測しトラブルに備えることが大切である．

　例えば，以下のようなことが必要になる．

● **外回り看護師（②以降は順不同）**
① コマンダー（全体を見渡し，指示を出す人）の指示に従う．
② 麻酔科医師や看護師などマンパワーの確保
③ 正確な出血量の計測と床やリネンへの血液付着状況を観察し，それらをコマンダーと麻酔科医や執刀医へ報告する．
④ 心室細動など致死的不整脈に備え除細動器を準備

⑤ 輸血の準備や輸血ルートの準備
⑥ 末梢点滴ルートの作成や末梢・中心静脈ルート確保の介助
⑦ コマンダーの指示により輸液や輸血のポンピング
⑧ 薬剤や血液製剤,輸液の補充
⑨ 医療材料(糸針・血管鉗子・ブルドック鉗子・止血剤・ガーゼ・追加の吸引チューブなど)の術野への提供
⑩ コマンダーの手術継続可否の判断を看護師も把握する.その結果によりその後の手術経過と必要物品の変化を予測する.
⑪ 詳細を看護記録へ記載する.不整脈があった場合,可能であれば心電図データを確保する.
⑫ 術後X-P撮影時,医師に異物が体内遺残していないか確認する.
⑬ 手術終了後,詳細を病棟看護師へ申し送る.

● 器械出し看護師
① 術野の観察(動脈性出血か,静脈性出血かなど)
② 出血の程度を迅速に判断(縫合が必要か,圧迫止血が可能かなど)
③ 出血の程度により必要物品を予測する.
④ 執刀医が出血源を把握できるように吸引やガーゼを追加する.次いで糸針や血管鉗子などを準備し,執刀医師に指示された医療材料を素早く手渡す.
⑤ 圧迫止血する場合はガーゼや止血剤を用いるため,それらを素早く準備し手渡す.可能であれば圧迫に用いたガーゼの種類と枚数を把握する.
⑥ コマンダーの判断を把握し,手術進行を予測した物品の準備.
⑦ 出血性ショックを呈した患者の再手術予防や手術時間の短縮のため,マンパワーを活用して,ガーゼ・針・器械のカウントを確実に行い,体内遺残を予防する.

❶ ケース紹介

B氏,69歳,男性.

　健診にて膵頭部腫瘍を指摘され,精査加療目的で紹介受診となった.外来にて膵頭部腫瘍と診断され,膵頭十二指腸切除術が予定された.
　予定手術時間は5時間で,麻酔は,全身麻酔と硬膜外麻酔を併用した.手術に伴い中心静脈カテーテルと動脈ラインが確保された.手術開始後,門脈合併切除時に上腸間膜静脈より出血し,総出血量は約14,000 mL,手術時間は7時間30分であった.

❷ 患者情報

患者	B 氏，69 歳，男性．身長 180.0 cm　体重 100.0 kg
診断名	高血圧（内服治療中…レニベース®・ノルバスク®） 喫煙歴 30 本/日×25 年間
検査所見	膵頭部から膵体部にかけて 54×38 mm 大の mass（腫瘍の塊）あり．上腸間膜静脈への浸潤あり．十二指腸への浸潤も疑われる．
義歯・動揺歯・開口障害	なし
アレルギー	なし
検査データ	・心電図検査：1 度 A-V ブロックあり．負荷心電図　異常なし ・胸部 X 線検査：異常なし ・呼吸機能検査：%VC 109%　$FEV_{1.0}$% 68.2% ・血液検査データ（表 5-A-9）

表 5-A-9　B 氏の血液検査データ（術前）

項目	検査データ（正常値）	項目	検査データ（正常値）
WBC	9,400/μL（4,000〜8,000/μL）	GOT（AST）	23 IU/L（11〜35 IU/L）
RBC	481 万/μL（440〜550 万/μL）	GPT（ALT）	18 IU/L（4〜30 IU/L）
ヘモグロビン	14.4 g/dL（14〜17 g/dL）	Cr	1.0 mg/L（0.6〜1.2 mg/L）
Ht	43.9%（40〜45%）	BUN	18 mg/L（10〜18 mg/L）
血小板	17.5 万/μL（15〜35 万/μL）	Na	141 mEq/L（135〜147 mEq/L）
PT	11 秒（11〜13 秒）	K	3.8 mEq/L（3.3〜4.8 mEq/L）
APTT	32 秒（27〜40 秒）	Cl	105 mEq/L（98〜108 mEq/L）
BS	107 mg/dL（70〜110 mg/dL）		

❸ 術前アセスメント(表5-A-10)

表5-A-10　B氏のアセスメント：術前(情報・分析・看護問題)

情報	分析	看護問題
【診断名】 膵頭部腫瘍 【予定術式】 膵頭十二指腸切除術 門脈合併切除 【予定手術時間】 5時間 【麻酔方法】 全身麻酔 【術中体位】 仰臥位 【手術操作】 開腹手術 【体格】 身長180.0 cm，体重100.0 kg，BMI30.9 【既往】 高血圧(内服治療中) 【喫煙歴】 30本/日×25年間 【検査所見】 上腸間膜静脈への浸潤あり 十二指腸への浸潤も疑われる． 【義歯・動揺歯・開口障害】 なし 【検査データ】 呼吸機能(括弧内は正常値) %VC　　109%(正常値80%以上) FEV$_{1.0}$%　68.2%(正常値70%以上) 血液検査結果(括弧内は正常値) RBC　　481万/μL(440〜550万/μL) Hb　　14.4 g/dL(14〜17 g/dL) Ht　　43.9%(40〜45%)	患者の術前血液検査結果は，いずれも正常範囲であり貧血，出血傾向，電解質異常などはみられない． 　心電図では1度A-Vブロックの所見があったが，負荷心電図上異常はなく，今回は大きな問題とはならない．腎機能や肝機能についてもCr，BUN，AST，ALTのいずれも正常範囲である．開口障害や動揺歯などの挿管困難のリスクは少なく，挿管困難による循環動態へのリスクは少ないと考えられる． <循環について> 　全身麻酔薬や硬膜外麻酔による交感神経系の抑制により心拍出量の減少や末梢血管の拡張が起こることが，血圧が低下する主な原因と考えられる．患者は高血圧の既往があり，年齢的にも動脈硬化が進行し血管の弾性力が低下しているため，血圧の低下が顕著にあらわれることが予想される． 　今回は膵頭十二指腸切除の予定であり，腫瘍の癒着や浸潤，門脈合併切除の可能性があり，その際に大量出血するおそれがある．さらに，術前の禁飲食による脱水傾向や開腹操作による不感蒸泄，腹水などの吸引による体液の喪失，手術侵襲によるサードスペースの形成による水分移動も予測される． 　出血による循環血液量の低下やそれに伴う血圧の低下は，重要臓器への酸素供給を低下させ，進行すると多臓器不全に陥るおそれがある．出血に対して，輸血療法が想定できるが，大量輸血は，電解質の異常の原因となり，致死的不整脈が出現するおそれがある． 　逆に，既往の高血圧や手術に向かうときの緊張，気管内挿管時の痛み刺激，手術侵襲などにより，交感神経系が優位になると末梢血管が収縮し，心拍出量も増加することで血圧が上昇すると考えられる．また，内分泌系の働きでは，副腎髄質ホルモンによる血管収縮作用と心拍出量の増加作用や，抗利尿ホルモンによる尿量減少作用により循環血液量の減少を防ぐことで血圧を維持させる．極度の高血圧は脳内出血などの危険がある． 　以上から，手術中は，循環動態が変動するおそれがある．	♯1　手術や麻酔に関連した循環動態変動のおそれがある．

Plt 17.5万/μL（15〜35万/μL） PT 11秒（11〜13秒） APTT 32秒（27〜40秒） Alb 3.9 g/dL（3.9〜4.8 g/dL） TP 8.0 g/dL（6.5〜8.0 g/dL） AST 23 IU/L（11〜35 IU/L） ALT 18 IU/L（4〜30 IU/L） Cr 1.0 mg/L（0.6〜1.2 mg/L） BUN 18 mg/L（10〜18 mg/L） Na 141 mEq/L（135〜147 mEq/L） K 3.8 mEq/L（3.3〜4.8 mEq/L） Cl 105 mEq/L（98〜108 mEq/L） 【心電図検査】 心電図：1度 A-V ブロックあり 負荷心電図：異常なし	＜呼吸について＞ 　術前の呼吸機能検査の結果は，%VC109・FEV$_{1.0}$%68.2 であった．1秒率が若干正常値より低下している．患者の喫煙歴は，30本/日×25年間であり，その影響で1秒率が低下していると考えられる．1秒率の低下は，術後の咳反射を弱め肺合併症のリスクを高める． 　また，今回は膵頭十二指腸切除予定であり侵襲の大きな術式である．大量の輸液が予測できることや場合により循環血液量減少性のショックに陥った際は肺毛細血管の透過性が亢進し肺水腫に至る危険もある． ＜体温について＞ 　全身麻酔薬による体温中枢の抑制により，患者の体温は調節機能を失い低下しやすい．今回は膵頭十二指腸切除予定であり，開腹操作や洗浄液，輸液による熱の喪失が予測できる．体温低下は，血液凝固機能を低下させ出血量を増加させる．さらには，感染のリスクを高める．また，麻酔覚醒時のシバリングを誘発し，酸素消費量を増加させる．低体温は手術侵襲を増加させる要因となってしまう． ＜皮膚・神経について＞ 　全身麻酔中の患者は，意識が消失し，痛みを自覚できない．そのため痺れや麻痺といった神経障害が発生していても，その予防は患者自身にはできない．今回は膵頭十二指腸切除予定であり，体位は仰臥位である．仰臥位では，上肢を外転すると解剖学的に腕神経叢が圧迫され，神経障害が発生するおそれがある．また，下肢においては，深部静脈血栓予防装置による下肢の圧迫や下肢の軽度の外旋により総腓骨神経が圧迫され神経障害に至る可能性がある． 　全身麻酔中は麻酔薬の影響で末梢血管は拡張し，末梢の血液循環は不良となりやすく，褥瘡が発生しやすい．患者の栄養状態は正常であるが，予定手術時間が5時間であることや出血のリスクがあること，さらには，BMI 30.9（WHO では BMI30 以上を肥満と定義している）と肥満であることから局所の血液循環が不良となりやすい．体位は仰臥位であるため後頭部，肩甲骨部，肘部，仙骨部，踵部が褥瘡の好発部位となる．	＃2 喫煙歴や麻酔管理に関連した術後肺合併症のおそれがある． ＃3 開腹操作や麻酔に関連した体温低下のおそれがある． ＃4 麻酔や長時間仰臥位に関連した神経障害発生のおそれがある． ＃5 麻酔や長時間仰臥位に関連した褥瘡発生のおそれがある．

❹ 術中経過

患者は手術室へ入室し，まず硬膜外カテーテルを挿入留置した．次いで麻酔導入，気管内挿管，Aライン・CV挿入と順調に進行した．手術が開始され，腹腔内所見では，腫瘍の腹膜への転移や膵内胆管への浸潤は認められなかったが，十二指腸壁や膵後面への浸潤を認めた．門脈合併切除の際，上腸管脈静脈より出血した．出血は続いたが，手術は続行され，止血を確認後，膵管空腸吻合や胆管空腸吻合などの再建を終了した．術後に胸腹部X線を撮影した．患者は鎮静し挿管したまま集中治療室へと退室となった（表5-A-11）．

術中の循環動態は，病棟を出るときには血圧（BP）146/80 mmHg，脈拍（HR）103回/分，門脈合併切除時はBP 90/50 mmHg，HR 90回/分，出血時は一時BP 45/20 mmHgまで低下した．手術終了時はBP 140/70 mmHg，HR 80回/分，体温（T）36.5℃であった（図5-A-2）．

出血は，門脈合併切除時に2,000 mLほどの急激な出血を認めた．その後も出血量は増加し，最終的な総出血量は約14,000 mLであった．出血時はHb値が10 g/dLまで低下し，輸血を行っても9〜10 g/dLであった．尿量は，大量出血時は50 mL/時であった（表

表5-A-11　B氏の手術経過

時間	進行状況	収縮期血圧	拡張期血圧	脈拍	体温	出血量(mL)	尿量(mL)
9：00	患者入室	175	95	80	36.4		
9：10	硬膜外カテーテル挿入	145	75	90	36.4		
9：20	麻酔導入	125	70	90	36.6		
9：25	気管内挿管	145	85	90	36.6		
9：30	Aライン・CV挿入	120	60	100	36.5		70
9：50	消毒・リネン包布	120	60	100	36.4		80
10：00	手術開始	180	90	90	36.3	微量	90
10：15	開腹	120	60	80	36.3	30	200
12：30	門脈合併切除時出血	90	50	90	36.7	2,000	300
13：30	膵頭十二指腸門脈合併切除	45	20	80	36.3	9,000	350
16：00	再建中	100	50	90	36.3	12,000	900
16：30	ドレーン留置	140	70	80	36.4	14,000	1,500
17：30	手術終了	140	70	80	36.5		2,500
18：00	X線撮影	110	65	70	36.6		3,000
18：30	患者退室	115	60	75	36.8		3,500

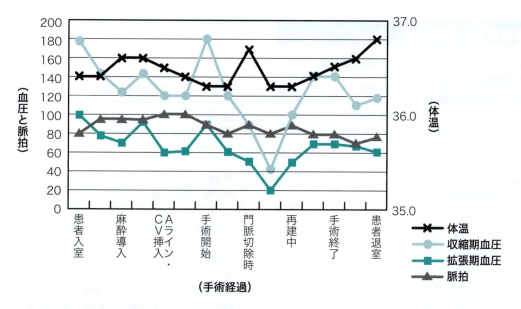

図 5-A-2　術中の循環動態

5-A-11 参照)．総輸液量は，乳酸リンゲル液 13,000 mL，代用血漿 1,000 mL，アルブミン製剤 2,250 mL，濃厚赤血球 20 単位，新鮮凍結血漿 40 単位，血小板輸血 20 単位であった．使用薬剤は，麻酔導入後の血圧低下に対してエフェドリン®を，出血後からイノバン®とミラクリッド®を使用した．尿量減少に対しては，ラシックス®を使用した．その他，電解質の補正を適宜行った．

❺ 術中のアセスメント・看護問題(図 5-A-3)

　患者の体重は 100 kg であり，推定の循環血液量は約 7,500 mL である．大量出血の定義は全血液量の 1/3〜1/2 の出血であり，2,500〜3,750 mL の出血がそれに当てはまる．事例では門脈合併切除時の出血ですでに 2,000 mL を超え，その後の数分間で大量出血に至った．出血した時点では BP 90/50 mmHg，HR 90 回/分であり血圧は維持されている．これは患者自身の自律神経系や内分泌系の代償機構が働き，一時的に血圧に反映した結果である．ところが，その後の出血で BP 45/20 mmHg，HR 80 回/分と，循環血液量減少性のショックとなった．ショック指数は 1.78 で，その指数からも出血量の多さが予測でき，患者自身の代償機構では対応できない出血であり，その時の患者の時間尿量は 50 mL/時と尿量の目安である 1 mL/時/kg を大きく下回った．その後，輸血や薬剤投与などにより血圧は維持され，ショックは数分間で改善された．

　しかし，この患者は，さらなる出血により再び循環血液量減少性ショックに至る可能性があり，度重なるショックは重要臓器への酸素供給不足や大量輸液による肺水腫の発生のおそれ，さらには，末梢循環不全による褥瘡発生や神経障害リスクの増加，手術時間の延長や大量輸血による体温低下のおそれも考えられる．

　術中看護問題：術中出血による循環血液量減少性ショック

⑥ 看護計画と看護展開（表5-A-12，表5-A-13）

表5-A-12　B氏の看護展開（外回り看護）

追加アセスメント	看護問題	目標	計画（具体案）
門脈合併切除の際に，上腸間膜静脈より大量出血し，血圧が45/20 mmHg まで低下した．循環血液量減少性のショックであると考える．速やかなショック状態の改善が必要である．	#1 大量出血による循環血液量減少性ショック	速やかにショックが改善される．	O-P ❶血圧，脈拍，呼吸，SpO₂を観察する． ❷顔色，末梢冷感を観察する． T-P ❶麻酔科医師の確保のための一斉コールをする． ❷輸血センターへ連絡し，輸血の確保と異型輸血防止のための輸血の確認をする． ❸必要薬剤や輸液，アルブミン製剤を確保する． ❹末梢静脈ルートの確保の介助をする． ❺血液検査データの検体を提出し，麻酔科医師へ報告．看護師もデータ結果を把握する ❻術野の出血の程度に合わせて出血量（ガーゼと吸引量）と尿量を計測する．出血の程度なども麻酔科医師へ報告する． ❼止血用の糸針やガーゼ，吸引チューブ，血管鉗子，止血剤など必要医材を術野へ提供する． ❽血圧や脈拍数，心電図，体温，四肢冷感や冷汗の有無，皮膚の色調の観察とその結果を外科医師や麻酔科医師へ報告する． ❾使用薬剤や輸血使用量（輸血使用時は輸血の副作用の観察をする）の確認をする． ❿コマンダーの手術継続の可否判断などの情報を把握し，その方針に関する準備をする． ⓫出血が継続している場合は，致死的不整脈に対応するため，除細動器の準備をしておく． ⓬詳細を看護記録へ記載する．手術終了後は，その内容を病棟看護師へ申し送る．不整脈が出現した場合は，心電図波形を記録に残す．
全身麻酔や開腹操作の影響により体温が低下しやすい状態であった．循環血液量減少性ショックにより大量の輸液をすることや手術時間が延長することが予測できるため，体温低下のリスクが増	#2 大量出血に関連したさらなる体温低下のおそれがある．	これ以上体温が低下しない．	O-P ❶体温，四肢冷感の有無，出血量，輸液量，SpO₂を観察する． ❷温風式加温装置やブランケット，ホットラインの使用状況を確認する． T-P ❶体温，四肢冷感の有無，出血量，輸液量，SpO₂について麻酔科医師に報告する ❷手術終了に向けて，術者の快適性を考慮しながら室温を高め（27℃程度）に設定する．

実施	評価
術前の段階から出血のリスクがあることを予測して，薬剤や輸液，血液製剤や輸血，止血剤，出血時の糸針などを手術室内に確保した． 　コマンダー（麻酔科医師）の指示のもと指揮命令系統を一本化した．その上で輸血の確保やその確認，異型輸血の予防，アルブミン製剤や薬剤の補充を実施した．適宜，出血量と尿量を計測し医師へ報告した．また，術野へ必要な医療材料を提供した． 　以上のことより，循環血液量が改善され，ショック状態は数分間で回復し，循環動態は速やかに改善された．	術前の準備段階における輸液や薬剤，輸血の確保が有効であり，出血しても慌てることなくコマンダーの指示に対応することができた要因であると考える．緊急時の対応を予測する重要性と冷静さが，看護師のみならず，チームの動きをスムーズにすると考える．
体温低下のリスクが予測できていたので，基本的に患者入室時より室温調整（24〜26℃）や皮膚の露出を最小限にすること，温風式加温装置の使用，ブランケットの使用，輸液の保温，輸液ホットラインの準備，などは最低限のこととしてあらかじめ行った． 　食道体温は開腹直後 36.3℃まで低下したが，大量出血に関連して大量輸液が実施されても体温は36.7℃に維持されていた．その後，36.3℃まで低下したが，退室時には 36.8℃まで上昇し，四肢の冷感やシバリングは発生しなかった．	患者入室時からの低体温の予防対策が実施されたため，大量出血し大量輸液が実施されても体温は低下しなかった． 　麻酔導入直後より予防的に患者の保温に努めたことは，患者の体温低下予防には重要であり，これにより，術後の回復に影響するリスクも少なくなったと考えられる．

大したと考える.体温低下は出血傾向の増加や麻酔覚醒への悪影響,感染リスクの増大,シバリングによる酸素消費量の増大などを引き起こすため,適切な対応による看護介入が必要である.			❸覚醒時は直ちに保温し,シバリングを予防する. ❹術後ベッドの保温状況を確認しておく. ❺退室時にはシバリングや四肢冷感の有無,SpO_2,呼吸回数を把握し,集中治療室の看護師へ申し送る.
喫煙歴があり,術後肺合併症のリスクがあったにもかかわらず,循環血液量減少性ショックになったことで,大量輸液の影響や肺の毛細血管透過性の亢進により,肺水腫や無気肺などの肺合併症のリスクが増大したと考える.	#3 大量出血に関連した術後肺合併症発生リスクの増加	術後は肺合併症を起こさない.	**O-P** ❶SpO_2や自発呼吸の有無,呼吸回数,肺雑音,胸郭の動き,呼吸器の設定条件,総輸液量,総輸血量,吸引物の量や性状などを把握する. **T-P** ❶覚醒時は気管内挿管の留置か抜去かを麻酔科医へ確認する.留置の場合は挿管チューブの挿入位置やカフ量を確認する. ❷術後に無気肺や肺水腫の有無など胸部X線の結果を把握する. ❸退室用ベッドの酸素ボンベの残量を確認する. ❹ショックの詳細を集中治療室へ申し送る.
循環血液量減少性ショックになったことで末梢循環がさらに悪化し,褥瘡の発生リスクが増大したと判断する.	#4 大量出血に関連した褥瘡発生リスクの増加	褥瘡が発生しない.	**O-P** ❶血圧,脈拍,皮膚の色調,四肢冷感,冷汗を観察し末梢循環の程度を把握する. ❷手術終了後,褥瘡の有無や部位,程度(発赤,腫脹,水疱,表皮剥離など)を観察する.ただし,患者の循環動態に注意しなければならない.背部などすぐに観察ができない場合は,集中治療室の看護師に申し送って,観察できる時に観察する. **T-P** ❶全身の保温や加温をすることで末梢循環の改善を試みる. ❷褥瘡が発生した場合は,担当医師に報告し,処置の指示をもらう.記録をして,集中治療室の看護師へ申し送る.

大量出血によるショック状態の改善のため，大量輸液が実施された．最終的な総輸液量は14,000 mLであった．
　術後に胸部X線を確認し，肺水腫や無気肺の有無，挿管チューブの挿入位置などを確認した．
　手術室では抜管せずに挿管したまま退室となった．挿管チューブの留置条件や呼吸器の設定条件，大量輸液したため肺水腫の可能性があることなどを集中治療室の看護師へ申し送った．

　術後肺合併症の予防は，手術室，集中治療室，病棟へと継続されていく看護問題である．手術看護師としての評価は，患者が手術室から退室した後に行う．
　本事例においては，集中治療室看護師への申し送りの際に，挿管チューブの位置など呼吸管理に関する情報の他に，術中の大量出血に対する緊急処置によって肺合併症のリスクが増加している旨を，正確に申し送ることが重要であった．

　仰臥位であるため，特に後頭部，肩甲骨部，肘部，仙骨部，踵部が褥瘡好発部位である．手術開始前に，全身的に除圧マットを使用し，コードやルート類による皮膚の圧迫を予防した．
　術中トラブルにより手術時間は延長され，最終的な手術時間は7時間30分であった．仰臥位の時間が長時間に及んでしまったため褥瘡発生のリスクが増し，術後背部の観察をした際，仙骨部位に軽度の発赤がみられたが，その他には褥瘡は発生していなかった．
　仙骨部位の発赤が術後悪化することが，予測されるため集中治療室看護師に継続看護を依頼した．

　手術時間が長時間に及んだが，褥瘡が軽度であった要因は，全身的な除圧が効果的であったと考えるが，今後も観察をしていく必要がある．手術看護師は手術中の患者の状態についてしっかりと次のケアを行う看護師に申し送ることが重要である．

表5-A-13 B氏の看護展開(器械出し看護)

アセスメント	看護問題	目標	計画
門脈合併切除時に上腸間膜静脈より大量出血した．循環血液量減少性ショックに陥ることが考えられるため，出血時の対応が必要となる．術野の出血の程度と部位を確認し，止血に必要な器具，医材を予測し，準備する．術者のテンポに合わせたスムーズな介助が必要となる．	♯1 手術操作に関連した大量出血	大量出血に対して適切な対処が受けられる．	O-P ❶ガーゼや吸引で出血源が確認できるか等，術野の出血の程度を把握する． T-P ❶出血源が確認できないほどの出血の場合は，吸引チューブやガーゼを追加する． ❷血管縫合用の糸針，血管鉗子，ブルドック鉗子を準備し，執刀医に素早く手渡す． ❸止血剤(サージセル®)を準備し，必要時手渡す． ❹術野で使用した生理的食塩水の使用量を外回り看護師に報告する． ❺コマンダーの判断(手術継続または変更)や今後の手術進行を予測し，必要物品を準備する．
大量出血に伴う処置の増加により，ガーゼや医療材料等の実物が体内に残存するリスクが増加した．	♯2 大量出血に伴う体内異物遺残リスク増加	異物が体内に遺残することなく手術が終了する．	O-P ❶外回り看護師から提供されたガーゼ枚数や医療材料の点数を把握する． ❷術野に一時的に留置したガーゼ枚数や医療材料を把握する． T-P ❶術野に一時的に留置したガーゼ枚数や医療材料を外回り看護師に報告し，記録してもらう． ❷閉創前にはそれらが取り除かれたか外科医師に確認する． ❸術後のX線写真について外科医師に異物が遺残していないか読影を依頼する．

❼ 事例のまとめ

　今回の事例は，予定手術において大量出血した事例である．このような事例の最大の看護のポイントは，術前の患者情報である血液検査データや画像診断結果，予定術式，既往などから出血のリスクをアセスメントし，予期せぬ大量出血を予測することである．また，世界保健機関(WHO)手術安全チェックリストにある皮膚切開前の執刀医への確認事項で，「予想出血量は？」がある[13]．この情報を手術室内の全ての医療スタッフが共有することで大量出血への対応が円滑に行える可能性がある．

　本事例では，予期せぬ大量出血を想定することができていたため，危機的な大量出血に進展する前に輸液や輸血，薬剤の準備を整えることができた．特に大量出血時に，コマン

実施	評価
術前の画像診断において上腸間膜静脈への腫瘍の湿潤が明らかであり，腸間膜合併切除の可能性があることから，術中出血のリスクに対応できるよう，手術開始前に執刀医師と器械，医材等の必要物品の確認（血管鉗子やブルドック鉗子，血管縫合用の糸針の種類）と量を確認して準備した． 出血した際に使用していた鑷子や縫合糸は，事前に準備が整っていたことで，執刀医師の指示に速やかに対応することができた．	術前に医師とコミュニケーションをとり，病態から術中の急変等を予測した器械や医材等の準備をし，スムーズな対応ができたことが有効であった．
大量出血に伴い止血処置が増えた．危機的出血のため体内遺残のリスクが増えたと判断した．追加したガーゼ枚数や医療材料の点数を把握した． 術野に一時的に留置したガーゼや医療材料を把握し，外回り看護師へ報告した． 術後のX線写真に異物がないか外科医師に確認した．患者退室前までにガーゼ・針・器械・その他の医材のカウントを適切に実施した．	大量出血に伴う異物の体内遺残リスクの増加を認識し，対応することができた．結果として，体内遺残を予防することができた．

ダーからの指示に対して速やかに対応できたことが，結果として出血性ショックを速やかに改善することにつながったと考えられる．

　緊急時は，職種や役割の枠を越えたコミュニケーションや情報交換が重要である．看護師は，医師の判断に必要な情報を的確に伝えること，出血量や尿量などを適切な時期に適宜報告する．さらに，大量出血時の麻酔科医師や執刀医師，コマンダーの判断をよく理解し，指示されたことを瞬時に分析するとともに，優先順位を考えて行動することが重要である．

　大量出血を含め緊急時の対応は，事前学習やシミュレーションの訓練を日頃から定期的に行っておくことが大切である．

第5章 術中看護の展開事例

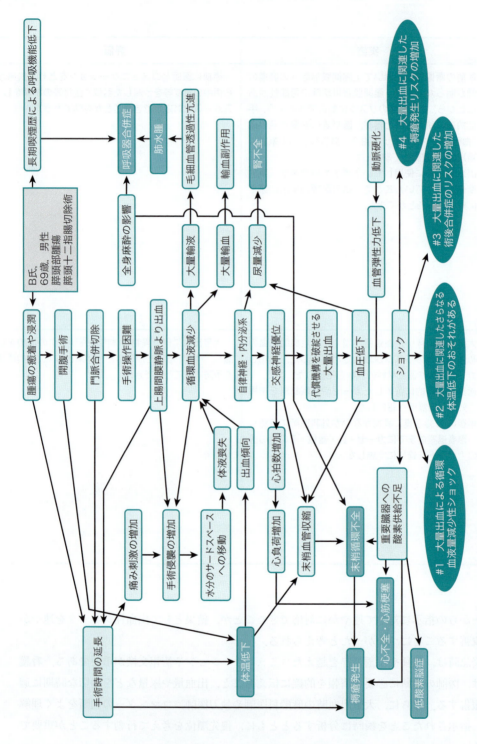

図 5-A-3　B氏の術中出血の関連図（看護問題 #1～4 はショック時の追加アセスメントによるもの）

4. 大量出血時の看護のポイント

- 術前患者情報から出血リスクの有無をアセスメントする．
- アセスメントに基づいた術前準備や輸血在庫の確認をする．
- 出血状況を素早く正確に観察する．
- 医師の判断に重要な情報(出血量や尿量など)の報告をする．
- コマンダーの判断をよく理解し素早く対応する．
- 皮膚切開前の確認時に，出血リスクに関する情報を手術室内の全ての医療スタッフが共有する．
- マンパワーを確保する．

文献

1) 入田和男・他：「術前合併症としての出血性ショック」ならびに「手術が原因の大出血」に起因する麻酔関連偶発症に関する追加調査 2003 の集計結果．麻酔，54：77-86，2005．
2) 入田和男・他：「麻酔関連偶発症例調査 2002」および「麻酔関連偶発症例調査 1999-2002」について：総論―(社)日本麻酔科学会安全委員会偶発症例調査専門部会報告―．麻酔，53：320-335，2004．
3) 厚生労働省医薬食品局．「輸血療法の実施に関する指針」及び「血液製剤の使用指針」平成 21 年 2 月
http://www.mhlw.go.jp/new-info/kobetu/iyaku/kenketsugo/dL/tekisei4b.pdf　2018.10.30 閲覧
4) 大塚敏文・他：救急医療の基本と実際 4 出血とショック．第 1 刷，pp4-155，情報開発研究所，1985．
5) 竹内登美子：手術及び麻酔侵襲と生体反応．竹内登美子編，周手術期看護 2　術中/術後の生体反応と急性期看護．pp62-69，医歯薬出版，2005．
6) 日本産科婦人科学会　日本産婦人科医会　日本周産期・新生児医学会　日本麻酔科学会　日本輸血・細胞治療学会．産科危機的出血への対応ガイドライン 2010 年 4 月
http://www.anesth.or.jp/dbps_data/_material_/localhost/100327guideline.pdf　2018.10.30 閲覧
7) ドナルド D. ミラー編：ミラー麻酔科学．第 1 版，p587-1702，メディカル・サイエンス・インターナショナル，2007．
8) 柳下芳寛：術前管理．手術室ナーシング Q & A　天羽敬祐・川村隆枝編，p18，総合医学社，2006．
9) 垣花泰之：ショック治療のストラテジー：JSA リフレッシャーコース 2006．社団法人日本麻酔科学会教育委員会・安全委員会編，第 1 版，pp79-88，メディカル・サイエンス・インターナショナル，2007．
10) 安川　毅・藤田喜久：低血圧麻酔とショックの違いは何か．高崎眞弓編，麻酔科診療プラクティス 20　臨床麻酔の疑問に答える生理学．pp124-126，文光堂，2006．
11) 中馬理一郎：大量出血・急速出血へどう対処するか危機的出血への対応ガイドライン解説．社団法人日本麻酔科学会教育委員会・安全委員会編，JSA リフレッシャーコース 2007．pp15-25，メディカル・サイエンス・インターナショナル，2009．
12) 日本麻酔科学会　日本輸血・細胞治療学会　危機的出血への対応ガイドライン(改訂版)2007 年 11 月
http://www.anesth.or.jp/dbps_data/_material_/localhost/kikitekiGL2.pdf　2018.10.30 閲覧
13) 日本麻酔科学会　指針・ガイドライン　WHO 安全な手術のためのガイドライン 2009〈2015 年 5 月 26 日改訂〉WHO 手術安全チェックリスト(2009 年改訂版)
http://www.anesth.or.jp/guide/pdf/20150526checklist.pdf　2018.10.30 閲覧

B. 合併症のある患者の手術看護

1 内分泌・代謝疾患

　内分泌・代謝疾患には先天性異常と後天性異常によるものがあるが，多くは日常生活習慣に起因し，慢性化した病態をたどる．その中で特に患者数が多く，周術期へ大きな影響を与える疾患として糖尿病があげられる．2012(平成24)年11月に実施された厚生労働省の調査では，日本全国で「糖尿病が強く疑われる人(糖尿病有病者)」は約950万人，「糖尿病の可能性を否定できない者(糖尿病予備群)」は約1,100万人と推計され，依然としてその数は多い．それに伴い，手術を受ける患者で糖尿病を合併していることも珍しくない．

　糖尿病を持つ患者は手術や麻酔侵襲により，糖尿病合併症の悪化，術後感染，創傷治癒遅延などを起こすことがある．術前の血糖コントロールや糖尿病合併症の状態を把握することが，術中・術後管理において重要となる．手術室看護師は，手術を受ける患者の持つ合併症，特に手術と関連性がある疾患について，熟知したうえで手術に携わることが必要である．ここでは，内分泌・代謝疾患のある患者のなかで，糖尿病を合併している患者の手術看護を中心に展開する．

1. 病態の解説

❶ 分類と定義

　糖尿病は，膵臓のβ細胞から分泌されるインスリンの作用不足による慢性高血糖を主徴とし，種々の代謝異常を伴う疾患群で，その原因は様々である．無治療の糖尿病における持続的高血糖は細小血管症や大血管症を引き起こし，健康寿命の短縮をきたす(日本糖尿病学会　糖尿病治療ガイド 2016-2017 より)．

(1) 糖尿病の診断

　日本糖尿病学会による診断指針では，慢性高血糖を確認し，さらに症状・臨床所見・家族歴・体重歴などを参考として総合判断する．診断にあたっては，以下のいずれかを用いる．
a. 「糖尿病型」を2回確認する(1回は必ず血糖で確認する)
b. 「糖尿病型」(血糖に限る)を1回確認＋慢性高血糖症状の存在の確認
c. 過去に糖尿病と診断された証拠がある
　2回の検査は原則別日に行うが，以下のいずれかに該当する場合は，1回の検査で糖尿病と診断される．
・糖尿病の典型的症状の存在(口渇，多飲，多尿，体重減少)

・確実な糖尿病網膜症の存在
・血糖値とHbA1cが同一採血でそれぞれ「糖尿病型」を示す

❶ 糖尿病型

表5-B-1に示した検査データのいずれかを認めた場合に「糖尿病型」と判定される(図5-B-1).

OGTT（oral glucose tolerance test）

経口ブドウ糖負荷試験と呼ばれ，下記手順にて実施される．
①糖質を150g以上含む食事を3日以上摂取
②検査前日夕食後，10〜14時間絶食
③早朝空腹時採血（血糖・インスリン値測定）
④75gブドウ糖溶液(250〜350mL)を5分以内に服用
⑤服用後，30分ごとに2〜3時間後まで採血，場合により採尿

HbA1c（ヘモグロビンA1c）

全ヘモグロビン中の糖が付着したヘモグロビンの割合を意味しており，血糖値が高いと，赤血球内のヘモグロビンに糖が付着し値が上昇する．糖化ヘモグロビンとも呼ばれ，採血時から過去1〜2カ月間の平均血糖値を反映し，血糖コントロール状態の指標となる．

表5-B-1 糖尿病型の判定基準

糖尿病型	血糖	空腹時　126 mg/dL 以上
		ブドウ糖負荷試験(OGTT)2時間値　200 mg/dL 以上
		随時　200 mg/dL 以上
	HbA1c	6.5%以上

（日本糖尿病学会編・著：糖尿病診療ガイドライン2016. p5, 南江堂, 2016）

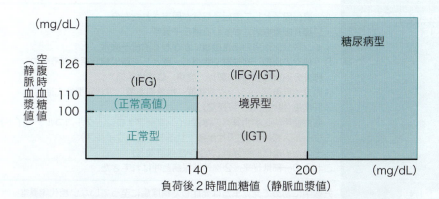

図5-B-1　空腹時血糖値および75g経口ブドウ糖負荷試験(OGTT)の判定区分
（日本糖尿病学会編・著：糖尿病診療ガイドライン2016. p7, 南江堂, 2016）

❷ 境界型

OGTT にて血糖値が正常型より高いものの，糖尿病型ほど高くない場合には，境界型と判定される．動脈硬化や心血管系への影響が懸念され，将来，糖尿病を発症する可能性が高いため，定期的な検査や生活習慣の見直しが推奨される．

世界保健機関（WHO）分類での IFG（空腹時血糖異常）と IGT（耐糖能異常）が境界型に相当する．

(2) 糖尿病の分類

糖尿病は，大きく分けて4つに分類される（表 5-B-2）．

❷ 糖尿病の合併症

糖尿病の合併症には，急性合併症（高度のインスリン作用不足が原因）と慢性合併症（長期の高血糖が原因）がある（図 5-B-2）．

(1) 急性合併症
❶ 高血糖による昏睡

糖尿病昏睡の鑑別を表 5-B-3 に示す．

表 5-B-2　糖尿病の分類

1 型糖尿病	膵臓のβ細胞が自己免疫や突発性により破壊され，体内でインスリンが分泌されないことによる絶対的インスリン欠乏．
2 型糖尿病	インスリン分泌低下や，肝臓や筋肉などの細胞にインスリン作用が効きにくくなることによって，ブドウ糖を細胞に取り込めないことで起こる． ・過食や運動不足などの生活習慣が関与している場合が多い． ・日本の糖尿病患者の大多数を占める．
その他の特定の機序，疾患によるもの	A．遺伝因子として遺伝子異常が同定されたもの ・膵臓β細胞機能にかかわる遺伝子異常 ・インスリン作用の伝達機構にかかわる遺伝子異常 B．種々の疾患，症候群や病態の一部として糖尿病状態を伴うもの ・膵外分泌疾患（外傷，膵炎，腫瘍，膵摘出手術） ・内分泌疾患（クッシング症候群，褐色細胞腫，甲状腺機能亢進症） ・肝疾患（慢性肝炎，肝硬変） ・薬物使用や化学物質への曝露（インターフェロン，グルココルチコイド） ・ウイルス感染症（先天性風疹，サイトメガロウイルス） ・その他の遺伝的症候群（ダウン症候群など） これらの一部は従来，2次性糖尿病と呼ばれてきた．
妊娠糖尿病	妊娠中に初めて発見または発症した糖尿病に至っていない糖代謝異常 ・母児合併症（流産，早産，先天奇形，巨大児など）および，将来糖尿病を発症するリスクが高くなる．

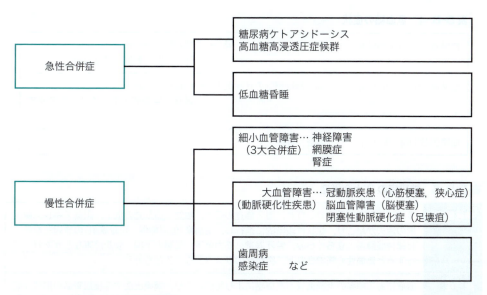

図 5-B-2 糖尿病のおもな合併症

表 5-B-3 糖尿病昏睡（高血糖）の鑑別

	糖尿病ケトアシドーシス （1型糖尿病患者に多い）	高血糖高浸透圧症候群 （2型糖尿病患者に多い）
特徴	インスリンの絶対的欠乏によって脂肪分解が進み，ケトン体が生成・蓄積されることで脱水，アシドーシスとなり，意識障害や重症では昏睡をきたす．	感染や脱水が誘発となり，高血糖や高浸透圧をきたし，脳神経系の細胞内脱水，循環不全による酸素不足が意識低下や痙攣をきたす．
発症前の既往，誘因	・インスリン注射の中止・減量 ・インスリン抵抗性の増大 ・感染，心身ストレス ・清涼飲料水の多飲	・薬物（降圧利尿薬，グルココルチコイド） ・高カロリー輸液，脱水 ・急性感染症，火傷，肝腎障害 ・人工透析，手術
症状	高血糖・脱水によるもの ・口渇，多飲，多尿，血圧低下，頻脈 ケトン体蓄積によるもの ・代謝性アシドーシス，pH7.3 未満 ・呼気アセトン臭，尿ケトン体強陽性 ・クスマウル大呼吸	高度脱水によるもの ・皮膚や口腔粘膜乾燥 ・血圧低下，頻脈 中枢神経の細胞内脱水によるもの ・痙攣，意識障害 ※明確かつ特異的な前駆症状に乏しい

❷ 低血糖による昏睡

　インスリンやスルホニル尿酸薬を使用中の患者で，薬剤の血糖降下作用によって低血糖となることで，中枢神経・自律神経症状が起こる（表 5-B-4）．

　血中のブドウ糖は生体内の各組織で重要なエネルギー源となる．特に脳は全身糖消費量の25％を占めている．そのため，低血糖になると脳はダメージを受けやすい．

表 5-B-4　低血糖の症状

血糖値 60〜45 mg/dL・・・カテコールアミン上昇 → 交感神経刺激症状　発汗・頻脈・動悸・顔面蒼白
血糖値 45〜40 mg/dL・・・脳・神経細胞の代謝低下 → 中枢神経症状　頭痛・空腹感・生あくび・眼のかすみ
血糖値 30 mg/dL 以下・・・傾眠・昏睡

表 5-B-5　糖尿病の3大合併症

神経障害	多発神経障害：手足のしびれ，温・痛覚の低下，触覚・振動覚の低下，両側アキレス腱反射の消失が起こり，症状は段階的に進行し，足病変（低温熱傷・足趾壊疽）の原因となる． 自律神経障害：立ちくらみ，発汗異常，筋力低下，胃腸の不調，勃起障害などがあり，進行すると無痛性心筋虚血など，突然死のリスクとなることもある．
網膜症	眼底にある網膜の毛細血管が高血糖により脆弱となり，網膜出血や毛細血管瘤の形成が起こる．その後毛細血管は閉塞し，虚血に陥った領域から通常より脆い新生血管が形成され，網膜剥離や硝子体出血の原因となる．視力低下で自覚することが多く，悪化すると失明の危険もある．
腎症	糸球体の毛細血管が機能不全となり，徐々に尿生成が不可能となる．尿中の蛋白排泄量やアルブミン排泄量，推定糸球体ろ過率で進展が評価される．腎機能が低下し，尿排泄が減少すると，体内の老廃物を体外に排出できなくなるため透析療法が必要となる．

(2) 慢性合併症

❶ 細小血管障害（3大合併症）

長期に高血糖状態が続くことによる3大合併症には，神経障害，網膜症，腎症がある（表5-B-5）．

❷ 大血管障害（動脈硬化性疾患）

心血管，脳血管，下肢動脈の硬化は，高血糖の程度が軽い境界型でもリスクが増加する合併症である（表5-B-6, 5-B-7）．腹部肥満を基盤とし，耐糖能異常，高血圧あるいは脂質異常のうち複数を合併するメタボリックシンドロームや，喫煙症例ではさらにリスクが増大する．

合併症の管理では以下にも注意が必要である．

ABI（足関節上腕血圧比）

足首最高血圧÷上腕最高血圧（正常値 0.9＜ABI＜1.3）

動脈の狭窄・閉塞を推測する．ABI＜0.9 で下肢動脈の狭窄が疑われる．また，足背動脈と後脛骨動脈の拍動を左右で比較することで，狭窄を推測することもできる．

歯周病

高血糖があると細菌感染を起こしやすく，歯と歯茎の間（歯周ポケット）に細菌感染を起こし，慢性炎症となる．歯茎の腫れや出血から始まり進展すると，歯根を支える骨が溶け

表 5-B-6 糖尿病による動脈硬化性疾患

冠動脈疾患	冠動脈の硬化による心筋梗塞・狭心症
脳血管障害	脳血管の硬化による脳梗塞
閉塞性動脈硬化症(ASO)	下肢の動脈硬化による虚血性病変

表 5-B-7 閉塞性動脈硬化症(ASO)の症状分類(Fontaine 分類)

Ⅰ度	無症状,しびれ,冷感
Ⅱ度	間欠性跛行
Ⅲ度	安静時疼痛
Ⅳ度	潰瘍,壊死

てしまい歯を喪失することにつながる．また，重症化すると感染性心内膜炎や菌血症など重篤な感染のリスクも高くなる．

感染症

高血糖は，白血球の働きを阻害し感染を助長する．血糖値が200 mg/dL以上になると，白血球の殺菌能力が低下する．持続すると通常の細菌感染やウイルス感染に加えて真菌や結核などにも感染しやすくなる．さらに血行障害が加わることで感染症の慢性化や難治化につながる．

2. 周術期への影響

近年，在院日数短縮化により，手術前日に入院となるケースが増加している．糖尿病を合併している患者は，手術を受ける診療科とは別に糖尿病外来で糖尿病のコントロールを行っていることが多い．しかし，なかには入院時の検査によって糖尿病が発見されるケースもみられる．このような現状から，血糖コントロールの悪い状態で入院，手術となる患者もいるため，術前の情報収集や糖尿病の状態を把握することは，術中や術後の看護につながる重要な情報となる．

① 術中の高血糖・低血糖による身体への影響と血糖コントロール

糖尿病患者は，もともと慢性的な高血糖状態にあり，そこに手術侵襲やストレスが加わり，さらに高血糖状態となることで，糖尿病の合併症が悪化する可能性がある．一般的に糖尿病患者の血糖コントロールは，空腹時血糖130 mg/dL未満，HbA1c 7%未満にすることが望まれる．空腹時血糖200 mg/dL以上または食後血糖300 mg/dL以上で尿ケトン体が陽性の場合，手術延期を考慮することになるが，コントロールが悪い状態であっても，

緊急手術やがんの手術など，コントロールがよくなるまで待てない場合には，手術が行われる．高血糖状態により起こる血流障害や感染防御機能の低下，神経障害などは，糖尿病の合併症悪化や術後の易感染性につながるため，術中の血糖コントロールを把握しておく必要がある．

術中は，麻酔管理下となるため，高血糖，低血糖症状が抑制された状態となり，症状の発見が遅れる危険がある．特に低血糖の場合，重症化すると脳へのダメージが大きくなるが，術中は意識障害の程度が把握できないため，術後に合併症の影響が出てくる．術中の管理としては，適宜血糖測定を実施しながらインスリンの持続静注などで血糖コントロールを図り，手術進行に合わせて異常の早期発見に努めることが重要である．術中の血糖管理は，140〜200 mg/dL 程度でコントロールされることが望ましい．

❷ 糖尿病合併症に対する援助

3大合併症の神経障害，網膜症，腎症がある場合，手術への影響は大きい．ケトアシドーシスの場合，致命的な疾患以外は原則として手術は禁忌となる．

神経障害がある場合，末梢の知覚鈍麻により皮膚損傷をきたす可能性があるため，術前から四肢末梢の知覚，皮膚障害や閉塞性動脈硬化症の有無を確認し，皮膚保護や手術体位固定の調整を行う必要がある．

網膜症がある場合，その程度によっては，網膜症の治療を優先することもある．視力の程度や治療状況を把握し，手術室入室時の転倒にも注意を払う必要がある．

腎症がある場合，腎機能の評価が必要となる．尿生成の程度や電解質バランスなどから腎機能の低下がどの程度であるか把握する．術中の出血量によっては，術後に透析が必要となる可能性も出てくる．さらに輸血となる場合，貧血の程度や電解質バランスが変動することもあるため，血液検査を行い，麻酔科医と情報を共有しながら対応することが求められる．

❸ 術後への影響

術後は高血糖状態になることが予想されるため，周術期を通じて血糖コントロールを行う．術中に大量出血や輸血となった場合，電解質バランスの変動に対処するために，カリウム吸着フィルターやインスリンなどの薬剤を使用することもある．また各種鎮痛薬やステロイド薬を使用することもあり，それらの情報を術後管理する部門へ情報提供し，継続した全身管理を行う必要がある．

また，感染防御機能や創傷治癒能力が低下することで，術後感染による敗血症を発症する危険性がある．敗血症は致死的となるため，手術で使用する器械・医材の清潔管理，手術室の空調コントロール，予防的抗菌薬投与など，感染防止対策を徹底する必要がある．

3. 事例展開

Case 糖尿病を基礎疾患にもつ患者の上行結腸切除術

糖尿病で術前の血糖コントロールが不十分なC氏の腹腔鏡下手術が行われる

↓

手術室看護師は何を注意したらよいのか？

例えば，以下のようなことを考える必要がある．
①手術歴の有無
・開腹手術の既往がある場合，腹腔鏡下手術は開腹へと，術中術式変更の可能性がある．
②糖尿病の治療状況
・糖尿病と診断されてから現在までの経過（治療は開始されているのか）
・食事療法，運動療法，薬物療法（内服薬・インスリン療法）の内容
③糖尿病の合併症の有無や程度
・どのような合併症を併発しているのか（神経障害・網膜症・腎症など）
・腎機能の評価はどうか
・手術への影響はあるのか，手術によって合併症の悪化が懸念されるのか
・シャントの有無，透析実施状況
④外来および病棟看護師との連携（手術室術前外来・術前訪問での情報収集）
・手術に対する患者および家族の受けとめはどうか
・術前内服薬の変更，中止薬はあるのか，外来での指導はどのように実施されていたか
・治療に患者理解が得られているか，服薬指導等は守られているか
・術前のADL評価，関節可動域（ROM評価）はどうか
・皮膚障害（外傷の治癒遅延や治療中の皮膚障害）の有無
・アレルギーの有無，使用禁忌薬剤はないか
⑤麻酔科医師との情報共有
・術中の血糖コントロール，輸液管理，電解質管理はどうか
・輸液や輸血，使用が想定される薬剤の準備状況
・予防的抗菌薬投与の有無および内容
・手術中の体温管理（保温・加温）はどうするか
⑥外科医との情報共有
・術式，必要器械・医療材料，感染防止対策

・術中予定出血量と出血時の対応はどうするか
・ROM 評価を考慮した手術体位固定

⑦病棟看護師からの申し受け
・手術室入室前の血糖値，血糖降下薬の使用の有無，低血糖症状の有無
・シャントや CV カテーテル留置の部位確認
・予防的抗菌薬投与の実施状況（出棟時・持参）
・内服および点滴薬の内容（継続・中止）は指示通りか

⑧病棟看護師への申し送り
・術式変更の有無，輸血の有無および内容，術中の血糖コントロール状態
・予防的抗菌薬投与の実施状況，創部の感染防止対策
・麻酔覚醒状態，術中の体温コントロール状況，シバリング・四肢冷感の有無
・手術室退室時の酸素投与指示確認
・術後麻酔覚醒時の神経障害発生の有無，皮膚障害の有無

❶ ケース紹介

C 氏，50 歳代，女性．

健康診断で便鮮血が見つかり，かかりつけの病院で大腸カメラ検査を受けた結果，上行結腸がんと診断され，手術目的で紹介され入院となった．

診断名：上行結腸がん
予定術式：腹腔鏡補助下上行結腸切除術　　手術予定時間：4 時間
麻酔方法：全身麻酔＋硬膜外麻酔　　　　　手術体位：砕石位

❷ 患者情報

患者	C 氏，50 歳代，女性．身長 155 cm，体重 62 kg（BMI 25.8）
既往歴	25 歳　虫垂炎，虫垂切除術／45 歳　2 型糖尿病／51 歳　高血圧／53 歳　糖尿病性腎症
インスリン注射	ノボラピッド® 30 ミックス注フレックスペン® 300 単位 1 日 3 回毎食直前（24 単位-8 単位-14 単位）
内服薬	ザンタック® 錠 150 mg　2 錠　朝・夕 ニューロタン® 錠 50　1 錠　朝食後（手術当日は服用中止） ノルバスク OD® 錠　5 mg　1 錠　朝食後
嗜好品	喫煙歴：なし　　飲酒：ビール 350 mL/日
感染症／アレルギー	なし

職業	パート（週4日）
家族構成	夫65歳，長女31歳，長男28歳の4人暮らし，入院中は夫と娘が協力者
医師からの説明内容	内視鏡の検査結果，採った組織から悪い細胞が見つかった．この腫瘍によって大腸が狭くなっている．手術が必要である．
インフォームドコンセント（IC）に対する反応	（患者本人）「がんって言われたけど，痛くないし何の症状もない．でも大腸カメラで腸の中が狭くなっていて，このままにしておくと詰まってしまうから手術したほうがいいって言われた」 「糖尿病は，10年くらい前に言われました．でも，今は特に症状はないです．インスリンもちゃんと打っているし，そんなに食べてないのに血糖が高いっていつも言われるの」 （家族）「手術して元気になってもらいたい」
入院時の身体状況	体温（T）36.5℃　　呼吸（R）17回/分　　血圧（BP）152/88 mmHg 脈拍（HR）80回/分（不整なし）　　心電図所見：洞調律（異常なし） 日常の活動度：問題なし　　睡眠時間：23時〜5時 睡眠導入剤の使用：なし　　疼痛：なし
検査データ	・血液検査データ（表5-B-8） ・ASA分類＊：Ⅱ度（軽度〜中等度の全身疾患を有する） ・呼吸機能検査：%肺活量（%VC）　84.2% 　　　　　　　　1秒率（$FEV_{1.0}$%）　77% ・血液ガス分析：pH7.408　PCO_2 40.1 mmHg　PO_2 67.2 mmHg 　HCO_3^- 25.3 Eg/L　BE 1.3 Eg/L　SaO_2 95.3% ・血流検査：ABI　右1.14/左1.10（正常値0.9〜1.3）

＊ASA分類　米国麻酔医学会の全身状態評価

表5-B-8　C氏の血液検査データ

検査項目	検査結果	検査項目	検査結果	検査項目	検査結果
WBC	6600/μL	BUN	20.7 mg/dL	Cl	102mEg/L
RBC	373万/μL	Cr	1.2 mg/dL	尿酸UA	7.6 mg/dL
Hb	10.7 g/dL	AST（GOT）	20 IU/L	FBS	202 mg/dL
Ht	36.8%	ALT（GPT）	22 IU/L	HbA1c	8.7%
血小板数	18.7×10^4/μL	γ-GTP	13 IU/L	TG中性脂肪	140 mg/dL
APTT	27.3秒	LDH	220 IU/L	HDL-C	55 mg/dL
TP	6.0 g/dL	Na	144mEg/L	尿蛋白定性	3+
Alb	3.5 g/dL	K	4.2 mEq/L	尿糖定性	±

❸ アセスメント（表5-B-9，図5-B-3）

表5-B-9 C氏のアセスメント（術前）

情報	分析	看護問題
【診断名】 上行結腸がん 【予定術式】 腹腔鏡補助下上行結腸切除術 【手術予定時間】 5時間 【麻酔方法】 全身麻酔＋硬膜外麻酔 【術中体位】 砕石位（レビテーター使用） 【既往歴】 高血圧，糖尿病性腎症 45歳時に糖尿病を指摘される． がん告知を受けている． 手術歴　25歳　虫垂切除術 【内服薬の中止】 あり（ニューロタン錠50を手術当日朝は中止） 【入院時バイタルサイン】 体温(T)　36.5℃ 呼吸(R)　17回/分 SpO$_2$　96%（Room Air） 血圧(BP)　152/88 mmHg 脈拍(HR)　80回/分（不整なし） 心電図所見：洞調律（異常なし） 【検査データ】 血液生化学検査 RBC　　373万/μL WBC　　6600/μL Hb　　　10.7 g/dL Ht　　　36.8% APTT　27.3秒 PT　　　12.9 呼吸機能検査 %VC　　　84.2% FEV$_{1.0}$%　77%	(1)循環 　C氏は既往に高血圧，糖尿病性腎症があるために手術や麻酔による侵襲の影響が大きい．術前からの貧血に加え，手術による出血やサードスペース形成，気腹法使用による腹腔内圧上昇に伴う臓器への血流低下や腎血流量低下から，術中は循環動態変動が生じる可能性がある．また，糖尿病による自律神経障害によって，術中は低血圧や不整脈，術後心不全となる可能性も考えられる． 　手術操作に伴う冷感刺激や不安・緊張は血管収縮につながり，血圧を上昇させる． 　糖尿病による高血糖の持続は，血流障害をきたし細小血管障害により網膜症や腎症などさまざまな合併症を引き起こす．血管障害や動脈硬化による血管収縮反応の低下が考えられ，高血圧による血管の弾性低下が加わり血圧が急激に変化しやすい．麻酔侵襲による急激な血圧低下に対して調節性に乏しく，循環動態の変化に適応しにくい状態にある． 　全身麻酔時に使用するプロポフォールは中枢性に交感神経を抑制する結果，心拍出量と血圧低下をきたす可能性がある．また，揮発性麻酔薬，硬膜外麻酔によっても血圧低下が生じる．血圧低下は末梢組織への酸素供給に支障が生じることで機能低下を発生させる．低酸素状態が持続することにより重要臓器の機能障害が起きるためショックを生じる可能性が考えられる． 　また，鎮痛薬により交感神経がブロックされると相対的に副交感神経優位となり，腹膜刺激症状で血圧・心拍数の低下を生じるおそれがある． 　全身麻酔による再分布性低体温，体表や術野の熱放散による熱喪失，加えて硬膜外麻酔ブロック域からの熱放散などにより，体温が低下し，低体温によって術中出血量が増加する可能性がある．36℃以下になった場合は，血液凝固機能が低下するため，さらに出血量が増加する可能性がある． 　術後疼痛は，末梢血管の収縮を促進し，心収縮力や心拍数を増加して循環血液量を維持しようと作用するため，頻脈や高血圧をきたしやすい．	#1 循環動態変調のおそれがある． ＜要因＞ 高血圧，虚血性心疾患，糖尿病，全身麻酔・硬膜外麻酔による血管拡張，不安，緊張，貧血，手術操作による出血 心拍数の変動，気腹法による下大静脈圧迫

血液ガス分析 pH　　　7.408 PCO₂　　40.1 mmHg PO₂　　 67.2 mmHg HCO₃⁻　25.3Eg/L BE　　　1.3Eg/L SaO₂　 95.3% **【体格】** 身長155cm　体重62kg BMI 25.8 **【栄養状態】** TP　6.0 g/dL Alb　3.5 g/dL **【糖尿病合併症の可能性】** 足趾病変　なし 痺れ感などの自覚症状なし 知覚鈍麻　あり（軽度） 血流状態　ABI（右1.14/左1.10） 皮膚冷感　末梢冷感軽度あり	C氏は二酸化炭素ガスによる気腹予定・長時間手術・悪性腫瘍・50歳代後半・糖尿病患者であることから，深部静脈血栓症のリスクがある．気腹圧による下大静脈圧迫により下肢静脈に血栓が生じやすく，手術侵襲による血液凝固反応上昇，高血糖による血流障害でも血栓が生じやすい状態である． 　閉塞性動脈硬化症（ASO）がある場合，糖尿病による末梢循環不全の場合も虚血肢の再灌流で血栓が遊離し，肺血栓塞栓症（PTE）を引き起こす危険性がある．そのため，術中の間欠的空気圧迫装置の使用は原則禁忌である．C氏はASOの指摘を受けていないが，末梢皮膚に知覚鈍麻がみられるため，その程度を把握し，新たな症状の出現や悪化に注意していく必要がある．	**#4 深部静脈血栓症のおそれがある．** ＜要因＞ 2型糖尿病，上行結腸がん，40歳以上，気腹圧による下大静脈圧迫
	(2) 呼吸状態・酸素化 　C氏の場合，呼吸機能は％VC 84.2%，FEV₁.₀% 77%と肺活量が80%以上，1秒率70%以上であるため，呼吸機能は正常範囲内である．開口障害はみられなかったため，挿管可能であると考えられる．気管挿管による機械的刺激により，分泌物が増加しやすく術中に分泌物貯留による低換気や無気肺となりやすい．また糖尿病であることから，易感染状態であり，術後肺炎となる可能性がある． 　術中，血糖値の変動により，ケトアシドーシスとなる可能性がある．砕石位や術中のベッドローテーション，気腹圧によって腹腔内臓器が頭側へ押し上げられ，横隔膜運動が制限されるため，換気量が減少し無気肺となりやすい．肺血流量は重力の影響により下肺のほうが多いが，換気量は少ないため，換気血流比の不均衡によりガス交換されにくい．加えて術中は下側となった肺で換気することになるため，無気肺や換気障害が起こる可能性がある．術後疼痛は，呼吸運動や排痰行動を控えることにつながり，無気肺や術後肺炎などの呼吸器合併症をきたす可能性がある．	**#2 呼吸機能変調のおそれがある．** ＜要因＞ 全身麻酔による呼吸抑制，体位，二酸化炭素気腹，挿管操作による気道粘膜損傷，気道内分泌物の増加，糖尿病性ケトアシドーシスの可能性，疼痛による術後排痰困難
	(3) 感染 　手術侵襲による免疫機能の抑制や，慢性高血糖による免疫機能の低下で易感染状態にある． 　術中は硬膜外カテーテル，腹腔内ドレーン，膀胱留置カテーテルなどを留置するため，挿入手技により感染の危険性がある．	**#5 感染を起こすおそれがある．** ＜要因＞ 糖尿病，消化管操作，術後ドレーン類留置，血管内カテーテ

	また術中，腸切除や吻合操作により術野が汚染される可能性もある．腸管吻合操作に使用した器械類は，皮膚閉創時など清潔野で使用する器械と区別する必要がある．術後感染は，手術中の細菌曝露が大きな要因であり，術直後の免疫反応低下は，術後感染率を上昇させる危険がある． 　C氏の血糖コントロール状態は，HbA1c 7～8％台と悪く，慢性高血糖であることが考えられ，術後に血行障害や腸管吻合部の縫合不全による感染を起こす可能性がある． (4)体温 　気腹法の使用，麻酔薬による体温調節機能の抑制や再分布性低体温が起き，体温低下をきたしやすい．低体温は組織の酸素消費量を増加させ，代謝機能の低下により麻酔覚醒遅延につながり，易感染状態を引き起こす． 　腹腔鏡下の手術では，常温約24～25℃の二酸化炭素ガスが腹腔内に送気される．気腹ガスは湿度0％であるため腹腔内で蒸散が起こり，患者の体温は低下しやすい状態となる．また，露出した皮膚や開腹した術野からの熱放散，腹腔内洗浄液や輸液温度の影響によっても体温は低下しやすい． 　低体温により交感神経が緊張し，末梢血管を収縮させる．これにより末梢の血流は減少し，組織への酸素供給が低下することで免疫細胞の活性が低下し，易感染状態をきたす． (5)皮膚・神経・栄養 　C氏の体格はBMI25.8と標準値22～23よりもやや肥満である．栄養状態はTP 6.0 g/dL，Alb 3.5 g/dLと低栄養状態が考えられる．低栄養状態では，タンパク質合成が阻害されるため，手術により損傷した血管修復の遅延，創傷治癒遅延が起こりやすくなる． 　手術は4時間予定であり，手術体位は砕石位で術中は同一体位となる．毛細血管圧の32 mmHgを超えた圧力や剪断力が末梢組織に加わり続けると循環不良となり，70 mmHgを超えて加わり続けると皮膚損傷（褥瘡・医療機器関連圧迫創）をきたす危険性が高くなる．特にC氏は糖尿病であり，末梢循環低下，皮膚の弾性低下が考えられるため，皮膚損傷を起こしやすい．また，体位固定によって上腕神経・橈骨神経・尺骨神経・総腓骨神経に過剰な圧迫や牽引力が加わる可能性があり，術後に痛みや痺れ，感覚異常を引き	ル留置，尿管カテーテル留置，硬膜外カテーテル留置 #6 体温低下を起こすおそれがある． ＜要因＞ 麻酔による体温調節機能の抑制，全身麻酔による再分布性低体温，消毒液・洗浄液曝露，手術室室温，硬膜外ブロック域の熱放散，出血，手術体位による皮膚露出，保温器具との接触面積減少，開腹時の腹腔内露出，常温・乾燥した気腹ガス #7 皮膚損傷や神経障害を起こすおそれがある． ＜要因＞ 手術体位固定による身体可動の制限，麻酔による鎮静・感覚遮断，同一体位による神経・皮膚組織への持続圧迫（血液循環の低下），電気メス使用による熱傷の可能性，対極板による表皮剥離の可能性，糖尿病による組織血流障害

	起こす可能性がある. 　術中の電気メス使用は，熱傷の危険や対極板による皮膚損傷の可能性がある．また消毒薬や洗浄液の使用に加え，浸出液や出血の背部への垂れ込みによって皮膚が湿潤し，皮膚透過性の亢進が起こり皮膚障害をきたす可能性がある.	
	(6) 認知・知覚 　C氏はがんの告知を受けている．しかし自覚症状がないため，がんであることや手術を受けることに実感がないようである．腫瘍によって大腸の内腔が狭窄し，手術をしないと腸閉塞になってしまうおそれがあり，手術が必要であることは理解しているが，手術による疼痛や術後の経過によっては，精神的安定や回復過程に支障をきたす可能性がある.	＃8 疼痛持続・不安増大のおそれがある. ＜要因＞ 消化管手術，糖尿病，慣れない入院・手術室環境
	(7) 内分泌・水分・電解質 　糖尿病歴10年以上であり，HbA1cは7～8％台で経過し糖尿病合併症も進行している．しかしC氏に自覚症状はなく，自己管理できていると話している．実際には血糖コントロール状況は悪いため，麻酔薬の代謝異常による覚醒遅延，低血糖や高血糖による意識障害などが術中代謝異常として起こる可能性がある．特に高血糖状態の持続は，組織血流障害につながり，易感染・褥瘡・糖尿病性腎症などの悪化を招く．術中の水分・電解質バランス変動などによっては，急性腎不全を回避するために術後透析を導入する可能性もある.	＃3 糖尿病合併症が悪化するおそれがある. ＜要因＞ 2型糖尿病，手術侵襲による高血糖状態，組織への血流障害
	(8) 排泄・その他 　麻酔薬の作用や結腸再建による吻合部の腫脹・血行障害により，腸管通過障害や腸蠕動の低下・麻痺を生じる可能性がある. 　また術中操作による組織・血管の牽引や圧迫で，術後縫合不全や出血が起こるおそれもある.	＃9 腸管運動麻痺のおそれがある. ＜要因＞ 手術侵襲，全身麻酔，硬膜外麻酔 ※看護問題は術中を優先に順位づけした.

❹ 看護計画と看護展開(表 5-B-10)

表 5-B-10　C 氏の看護展開

看護問題	目標	計画(具体案)
#1 循環動態変調のおそれがある.	(1) 安定した循環状態が維持できる. (2) 平均血圧が 80 mmHg を維持できる(高血圧既往を考慮)	【手術室入室～退室まで】 O-P ❶血圧・心拍・体温・呼吸状態・SpO_2 ❷心電図(脈拍数・ST 変化・不整脈の有無を観察) ❸水分出納(IN/OUT)バランス(輸液・輸血量, 尿・出血・吸引・不感蒸泄量) ❹末梢冷感・チアノーゼの有無を観察 ❺麻酔薬(鎮静・鎮痛・筋弛緩薬)の使用量・時間 ❻術中検査データ(血糖・血算・凝固・生化学) ❼術後疼痛の有無・程度 ❽麻酔覚醒状況(意識レベル) ❾硬膜外カテーテルの有無(投与内容・投与量) ❿後出血の有無(ドレーン排液量・性状) T-P ❶手術当日朝の内服薬継続・中止の有無を確認する. ❷緊張緩和できるように室内環境を整え, 入室時や処置を行う前にタッチングや声をかける. ❸モニタ類の装着・モニタリングを行う. ❹体温管理(電気毛布・温風式加温装置の使用・室温調整 26～28℃, 不必要な露出を避ける, 洗浄液の保温など)を行う. ❺測定した出血量や排液量・尿量の報告 ❻使用薬剤・輸液・輸血の準備(手配・内容確認) ❼麻酔導入・覚醒時の介助 ❽術中検査・輸液・輸血の準備・介助 ❾把握した情報を手術室内スタッフ間で共有する. ❿異常発見時(出血量増加・尿量減少など), 速やかに麻酔科・執刀医師へ報告する. ⓫輸液管理を確実に行う. E-P ❶術後, 痛みや異変などを感じたら, 我慢しないで看護師もしくは医師へ伝えるように説明する.
#2 呼吸機能変調のおそれがある.	(1) 安定した呼吸状態を維持できる. (2) 低酸素血症・高炭酸ガス血症を起こさない.	【手術室入室～退室まで】 O-P ❶呼吸状態の観察 【入室時】 呼吸数, 呼吸パターン, SpO_2 【麻酔導入時】 喘息発作・喉頭痙攣・気管支痙攣の有無 【麻酔中】 SpO_2, 胸郭の動き, 左右差, 換気回数, 1 回換気量, FiO_2, $ETCO_2$, カプノグラム, 気道内圧, 気道内分泌物の有無

実施・結果	評価
寒冷刺激による血管収縮の予防を目的に，C氏入室前に手術室の室温を27℃に暖めた．また，手術室内に音楽を流し，無影灯や医療機器の位置を調整，C氏に緊張感を与えないよう準備を整えた． 　C氏入室時，病棟看護師から，ニューロタン®錠50（アンギオテンシンⅡ受容体拮抗薬）の内服が医師の指示通り，中止になっていることを確認した． 　C氏入室時からそばに寄り添い，簡潔な処置の説明やタッチングを行い，C氏の緊張感軽減に努めた．入室時血圧は162/88 mmHg，心拍数88回/分であった． 　硬膜外麻酔中，収縮期血圧160〜170台，$SpO_2$94〜98％で経過．看護師がC氏の体位を支え，血圧・心拍数・SpO_2の変動に注視しながら，C氏の表情・痛みの有無を観察した．看護師の説明に対しC氏は「はい」と返事し，急な体動や痛みの訴えはなかった． 　術中は循環動態観察・気腹開始時の血圧変動を観察，術中平均血圧は80〜100 mmHgで経過した．硬膜外麻酔後・全身麻酔導入後に血圧低下がみられたが，気腹開始や終了後に血圧著変はなく循環不全を起こすことはなかった． 　出血量（吸引・ガーゼ），尿量を測定し，麻酔科医師へ報告，輸液量を把握し輸液・輸血の準備は医師と共働した． 　術中出血は少なく，患者観察や血液検査で貧血の悪化はみられなかった． 　退室時，血圧154/80 mmHg，心拍数80回/分であった．麻酔覚醒後，退室まで疼痛の訴えはなかった．	患者入室前より環境整備を実施し，C氏の緊張軽減に配慮した介入を実施したことで，循環動態の著変なく麻酔導入されたと考えられる． 　また，体位変換やベッドローテーション時は麻酔科医師へ報告，循環動態変動に注視し，手術操作による出血や血圧変動を予測することで，継続したモニタリングが実施されたと評価する． 　患者の状態を注意深く観察し，異常の早期発見と循環動態変動に備えることで，不測の事態に対する準備につながる．
歩行入室後，SpO_2モニタ装着・呼吸状態を観察した．C氏は$SpO_2$98％で呼吸状態は安定していた． 　麻酔導入中，気道確保ができているか，マスク換気による胸郭の挙上やSpO_2を観察．気管支痙攣や喘息発作の有無についても観察した． 　挿管操作に必要な物品（喉頭鏡・挿管チューブ・カフ用シリンジ・固定用テープ・吸引チューブ・聴診器）を使用できるよう配置した． 　挿管介助時，麻酔科医師が喉頭展開した後に挿管チューブを渡し，患者の口角を引いた．また，挿管困難や痰貯留に備え，マスク換気に戻れるようマスク	麻酔科医師と共にC氏の呼吸状態変化を把握し，換気挿管困難などの不測の事態に備えながら，挿管・抜管介助を実施できた．今回は麻酔導入・覚醒時に患者呼吸トラブルは発生しなかったが，常に異常時に備えた物品準備と対応ができたと評価できる． 　術中，二酸化炭素ガスによる気腹法が実施されたが，低酸素血症や高二酸化炭素血症に陥ることはなかった． 　麻酔科医師の管理下にあっても，看護師として患者の呼吸状態を観察することは重要である．モニタだけでなく患者観察にて直接得られる情報を手術室

看護問題	目標	計画(具体案)
		【麻酔覚醒】 SpO$_2$，ETCO$_2$，BIS，自発呼吸，呼吸音(左右差・副雑音の有無)，気道内分泌物の有無，麻酔覚醒状態(呼名反応・離握手・開眼・舌運動・足趾運動などの指示動作) 【抜管後・退室時】 呼吸音，呼吸困難，舌根沈下の有無，深呼吸，SpO$_2$，いびきや喘鳴の有無 ❷顔色，口唇色，チアノーゼの有無 ❸血液ガスデータ ❹術後不穏，興奮の有無 ❺総気腹量(二酸化炭素積算量)，皮下気腫の有無 ❻術後疼痛の有無，鎮痛薬の使用状況 ❼シバリングの有無 ❽退室時，自発排痰の有無，痰の性状・量 T-P ❶気管挿管物品の準備・点検(喉頭鏡の点灯，挿管チューブのカフ，吸引器具・チューブ)を行う． ❷気管挿管介助(換気挿管困難時の対応) ❸体位変換，気腹開始・終了時は，麻酔科医師へ報告する． ❹抜管介助(カフ抜きシリンジ，マスク，気管内・口腔内吸引の準備) ❺再挿管準備(喉頭痙攣，舌根沈下，自発呼吸消失の対応) E-P＜抜管後＞ ❶口腔内に貯留している痰は出すように説明する． ❷麻酔覚醒後，深呼吸を促す．
#3 糖尿病合併症が悪化するおそれがある．	(1)ケトアシドーシスが発生しない． (2)低血糖・高血糖にならない．	【手術室入室～退室まで】 O-P ❶手術当日の血糖値，術中血糖値の変動 ❷インスリン使用状況 ❸尿中ケトン体，意識障害の有無 ❹四肢冷感・低体温 ❺水分出納のバランス・出血量・皮膚の乾燥 ❻低血糖症状の有無(発汗・手指振戦・動機・顔面蒼白・頭痛・眼のかすみ・傾眠・昏睡) T-P ❶手術当日朝の血糖値，インスリン使用の有無を確認する． ❷医師の指示のもと，血糖・尿ケトン体測定を行う． ❸体温(中枢温)のモニタリングを行う． ❹即効性インスリン・ブドウ糖液を準備しておく． ❺術中の血糖値推移について病棟看護師へ申し送る．

実施・結果	評価
を側に置き，吸引準備も整えた． 　挿管中はモニタを確認しながら心拍数や SpO_2 の変化を口頭で麻酔科医師へ伝えた． 　挿管後は，挿管チューブの曇り・胸郭挙上と左右差・$ETCO_2$ の検出を確認．麻酔科医師が呼吸音聴診し，食道・片肺挿管となっていないことが確認された後，チューブ固定を介助した． 　喉頭痙攣・気管支痙攣など，換気挿管困難を起こすことなく安全に挿管操作が行われた． 　手術中は麻酔科医師による呼吸管理の下，継続的にモニタリングされ，SpO_2 は95％以上に保たれた．$ETCO_2$ は34〜36 mmHgで経過し，気腹ガス吸収による $ETCO_2$ の著明な上昇や皮下気腫も認めなかった．体位固定・ベッドローテーション時は麻酔科医師と共に麻酔回路の接続を確認し，回路外れを防止した． 　手術終了後，麻酔ガスの体外排出・自発呼吸の出現を確認し，吸引刺激による咳嗽反射も観察した．C氏に声をかけ，両離握手など従命可能を確認し，麻酔科医師の酸素化・覚醒状態評価の後，抜管となった．抜管後，呼吸状態および痰の貯留などを観察し，分泌物・痰の性状など異常はみられなかった．C氏と会話を交わすことができることを確認し，フェイスマスクにて医師指示の酸素投与を開始した．退室時，酸素3 L/分フェイスマスク投与下で SpO_2 は97〜99％であった．	内スタッフにて情報共有することで，スムーズで安全な対応ができる． 　以上をふまえ，目標は達成されたと評価する．
インスリン投与は，手術3日前よりスライディングスケールに変更となり，手術当日朝は絶飲食中のため，インスリン注射は医師の指示の下，実施されなかった． 　朝の血糖値は，6時に178 mg/dLで，手術室入室時は176 mg/dLであった．またいずれも低血糖症状はなかった． 　術中は麻酔薬により低・高血糖症状が抑制されるため，麻酔科医師の指示の下，定期的に血糖値を測定した．術中血糖値は160〜170 mg/dL台で経過，尿ケトン体は陰性（−）であり，糖尿病ケトアシドーシスはみられなかった． 　術中の血糖値推移を病棟看護師に申し送った．	術前からC氏の血糖コントロール状態を把握するとともに，術中の血糖値も適宜測定し，低・高血糖状態を速やかに発見・対応できる準備を整えた．結果，術中低・高血糖はみられず，血糖値変動による糖尿病合併症悪化を防止できたと評価する． 　病棟看護師へ術中の血糖コントロール状況を申し送ることで，継続看護にもつながる．

看護問題	目標	計画（具体案）
#4 深部静脈血栓症となるおそれがある．	(1)下肢静脈血栓の症状が起こらない	【手術室入室～退室まで】 O-P ❶入室時の下肢皮膚状態 ❷弾性ストッキング着用状態の観察 ❸退室時の腓骨神経麻痺症状の有無 ❹術中血圧，SpO_2，$ETCO_2$ ❺手術終了後の皮膚状態（皮膚色・浮腫・疼痛の有無など） T-P ❶入室時，弾性ストッキングが適切に着用されているか確認する． ❷麻酔導入後，医師の指示のもと間欠的空気圧迫装置を装着，装置作動を確認する． ❸皮膚障害が生じた場合は，主治医に報告し対応を確認したうえでサイズや状態を観察し，写真など記録に残す． ❹主治医の指示による間欠的空気圧迫装置の使用継続・中止を実施する．
#5 感染を起こすおそれがある．	(1)感染兆候がみられない． ・皮膚発赤・腫脹 ・発熱 ・尿混濁	【手術室入室～退室まで】 O-P ❶入室時の皮膚状態（発赤・腫脹・表皮剝離・湿潤・除毛後の皮膚トラブルの有無） ❷術前抗生物質の薬剤名・投与時間・投与量と副作用の有無 ❸臍処置・皮膚消毒範囲の確認 ❹尿の性状（感染兆候） ❺カテーテル刺入部の状態，接続部位の状況（緩みや破損はないか） ❻手術終了後，カテーテル刺入部位を含む皮膚状態（発赤・腫脹・熱感の有無） T-P ❶カテーテル留置時の無菌操作の徹底 ❷使用器械・医材の滅菌状態確認（CIカードの変色・使用期限・外装破損の有無など） 　CI：化学的インジケータ ❸術野の清潔維持（器械出し看護における無菌操作の徹底） ❹外回り看護時は，処置時に手袋装着と手指消毒（速乾性擦式消毒剤使用）を徹底する． ❺蓄尿バッグを患者より低い位置で固定し，逆流を防止する． ❻加刀30分前に医師の指示のもと，抗生剤を投与する． ❼手術室の出入りを最小限にし，室内空調による陽圧を維持する． ❽術後，皮膚汚染部位を清拭する．

実施・結果	評価
術前面談時，深部静脈血栓症のリスクと予防の必要性について説明．手術の際は弾性ストッキングを装着し，間欠的空気圧迫装置を使用すること，術後歩き始めるまで，ベッド上で下肢・足関節の運動が予防につながることを話した．C氏は頷き理解できていた． 　糖尿病合併症の末梢神経障害の程度，足趾病変の有無を確認．足趾疼痛や皮膚血色の変化はみられなかった． 　手術室入室後，病棟から着用してきた弾性ストッキングの着用状態（位置・サイズ・緩み）を観察し，効果的に着用されていることを確認したうえで，間欠的空気圧迫装置を装着，装置の作動を確認した．手術中の深部静脈血栓症・肺塞栓症の症状はみられず，皮膚障害も生じなかった．手術室退室時，弾性ストッキング・間欠的空気圧迫装置を使用のまま退室となったため，病棟看護師に下肢の痛みやしびれ，足趾の血色や足背動脈の拍動について，継続観察を依頼した．	術前から糖尿病による末梢循環不全や血栓形成のリスクを考慮した予防策を実施したことでC氏に即した援助が実施できたと評価する．また，C氏に予防策の重要性を事前に説明し実施を促すことで，継続した対策実施につながった． 　手術中はレビテーター使用により足趾観察が十分に実施できなかったが，手術前後の観察によって皮膚異常がないことは観察でき，病棟への継続観察へつながったと評価できる． 　以上をふまえ，目標は達成されたと評価する．
術前面談時，消毒薬などの薬剤に対するアレルギーがないか確認し，皮膚状態・カテーテル留置状況を観察した． 　手術室入室時，皮膚状態・臍処置状況を観察し，異常がないことを確認・記録した． 　事前に抗生剤投与の指示を電子カルテで確認し，病棟より持参した抗生剤を麻酔科医師とダブルチェックし，加刀30分前に投与した． 　硬膜外麻酔および術野の皮膚消毒時，消毒薬による皮膚障害（発赤・水泡）発生の有無を観察．特に異常はみられなかった 　留置カテーテル類はすべて閉鎖式であった．膀胱留置カテーテルは無菌操作で留置し，術野操作の支障にならないよう大腿部にテープ固定した．またC氏より低い位置に蓄尿バッグを配置し，尿の逆流を防止した． 　手術で使用する器械・医材の滅菌状態を確認し，無菌操作で術野に提供した．また閉創時に，術野の医師・看護師が滅菌手袋を交換し，擦式消毒薬にて手指消毒を行った．また創部皮下洗浄を実施し，手術終了後は滅菌されたガーゼにて創部をドレッシングした． 　術後，皮膚汚染部位は清拭し，カテーテル挿入部など皮膚障害が発生していないか，全身を観察し，異常がないことを記録，病棟看護師へ申し送った．	C氏は糖尿病があり易感染状態にあるため，術中の無菌操作を徹底することで，感染防止に努めた．術前の口腔ケアや清潔保持状況を確認し，手術による汚染のリスクに対応した予防的看護介入が適切に実施できたと評価する． 　術後の感染兆候の有無については，病棟看護師に継続観察を依頼し，適宜，術後訪問などで評価していく．

看護問題	目標	計画（具体案）
#6 体温低下を起こすおそれがある.	(1)低体温症状を起こさない. ・悪寒 ・皮膚冷感 ・チアノーゼ ・シバリング	【手術室入室〜退室まで】 O-P ❶手術当日，出棟前体温（腋窩温） ❷患者の表情，不快の有無 ❸手術室室温（26℃〜28℃） ❹麻酔導入後〜手術室退室時までの体温 　（中枢温：鼓膜温 or 食道温） ❺末梢循環障害の程度（悪寒，四肢冷感，チアノーゼ，シバリングの有無・程度） ❻水分出納バランス・出血量 ❼手術時間（気腹時間・麻酔時間），麻酔方法 ❽悪性高熱症症状の有無 麻酔導入後，40℃以上の体温上昇，38℃以上で15分間に0.5℃以上または1時間に2℃以上の体温上昇，$ETCO_2$の上昇，ミオグロビン尿　など T-P ❶C氏入室前，室温を27℃に設定し，手術ベッド・タオルケットを温風式加温装置で温める. ❷輸液・洗浄用生理食塩水などを保温庫で温める. ❸処置・手術時，不必要な露出は避け，温風式加温装置にて外郭（体表面）を加温する. ❹体温計の装着，出血量・尿量の測定 ❺悪性高熱症発症時，揮発性麻酔薬投与の中止，薬剤投与，全身クーリングが速やかに実施されるよう介助する. ❻手術終盤，術後ベッドが電気毛布にて加温されていることを確認し，手術終了に向けて室温を高めに設定変更する. ❼シバリング発生時，麻酔科医師指示の酸素投与と，積極的な加温を行う. ❽手術室での体温変化，術後シバリングや四肢冷感の有無を病棟看護師へ申し送る. E-P ❶術前面談時および入室時に，室温は調節可能であるため，我慢せずに希望を伝えてほしいと説明する.
#7 皮膚損傷や神経障害を起こすおそれがある.	(1)手術中の体位による皮膚損傷，粘膜損傷，神経・関節可動域障害が起こらない. 1)皮膚圧迫部位の皮膚損傷（持続発赤・水泡形成・表皮剝離）がない. ・後頭部 ・肩甲骨部 ・肘頭部 ・仙骨部	【術前面談時】 O-P ❶体重（BMI）・栄養状態（TP，Alb，Ht，Hb，血糖値） ❷術前の皮膚状態：皮膚損傷の有無，褥瘡，皮膚乾燥，湿潤，骨突出，カテーテル留置部位 ❸アレルギーの有無（消毒薬・テープかぶれ含む） ❹関節可動域，四肢麻痺の有無（末梢神経障害の程度） T-P ❶C氏の体格に合った除圧用具の選択・準備 ❷必要時，主治医にパッチテスト実施の検討を依頼する. ❸皮膚・神経障害がある場合，病棟看護師・麻酔科医師・主治

実施・結果	評価
寒冷刺激による不快感を与えないようC氏入室前に室温を27℃に設定し暖めた．またC氏の外郭温の低下を防ぎ，外郭温と中枢温の較差が開かないことを目的に，手術ベッドとC氏に掛けるバスタオルを温風式加温装置（設定温38℃）で温めた． 　レビテーターを使用するため，術中の下肢観察が困難になることが術前に予測された．C氏は糖尿病を合併しているため，末梢神経障害の程度を把握し，足趾病変や虚血肢がないことを確認した．そのうえで，術前のリネンを包布するまでと手術終了後の直接観察できる時のみ，温風式加温装置を下肢に使用し，術中は上半身に使用，下肢は保温のみとした． 　温風式加温装置を使用する際は，末梢神経障害（感覚鈍麻）による低温熱傷に注意し，頻回な観察を行った．術後，皮膚障害や熱傷はみられなかった． 　手術で使用する輸液や洗浄用生理食塩水は38℃に設定した保温庫にて加温し，使用直前に保温庫から取り出した． 　麻酔導入後，中枢温として鼓膜温を持続計測開始した．上半身に装着した温風式加温装置は設定温38℃で手術開始時から使用し，30分ごとに加温部の皮膚状態を観察した． 　中枢温（鼓膜温）は，導入直後36.8℃→手術開始時36.6℃→術中36.5℃～37.1℃→手術終了時37.1℃で経過した． 　麻酔覚醒時，四肢冷感・シバリングはみられず，C氏から悪寒の訴えもなかった．電気毛布にて加温された術後ベッドに移動し，保温継続の状態で病棟へ退室した．病棟看護師に手術室での体温経過を申し送り，継続保温と観察を依頼した．	腹腔鏡下の手術では，常温・湿度0％の気腹ガスを腹腔内に充満させるため，蒸散により中枢温が低下しやすい．術前より手術ベッドや掛け物を加温し，積極的にC氏の外郭を加温することは，外郭温と中枢温の較差を減らし，麻酔による再分布性低体温を防止するためにも有効な介入であったと評価できる． 　糖尿病による末梢神経障害の程度を把握し，術前からの積極的加温を実施，手術部位に応じた中枢温測定部位を選択することは，C氏にとって適切な体温管理であったと考えられ，目標は達成された．
術前面談時，皮膚状態と関節可動域（関節痛の有無）を観察し，皮膚損傷や消毒薬でのアレルギー，テープかぶれがないことを確認した．また，関節可動域制限もなく，術中砕石位保持が可能であると判断し，必要な物品を事前準備した． 　手術室入室時，歩行入室であったC氏の足元に配線コードなどの障害物がないよう動線を確保し，C氏の両サイドに看護師が寄り添い手術ベッドへ移動した． 　硬膜外麻酔時に背部の皮膚を，全身麻酔導入後に全身の皮膚を観察し，異常がないことを確認した． 　麻酔科医師・執刀医師と共に，上半身はソフトナー	C氏は消毒薬に対するアレルギーもテープによるかぶれの経験もなく，術後の観察でも持続発赤や表皮剥離はみられなかった． 　入室時の転倒防止，手術体位の除圧・良肢位固定，カテーテル類の直接皮膚圧迫防止，消毒薬の垂れ込み防止により，神経・皮膚損傷所見なく病棟へ帰室できたと評価する． 　術前情報をもとに，C氏に適した除圧器具選定や体位の工夫，複数スタッフでの体位変換，頻回な観察と術中の補正を行うことは，皮膚・神経障害のリスク因子を減らすために重要であったと考えられる．

看護問題	目標	計画(具体案)
#7 皮膚損傷や神経障害を起こすおそれがある.	・膝窩部 ・踵部 2)神経障害症状(感覚異常・疼痛)がない. ・上腕神経麻痺 　(握力低下, 上腕挙上不可) ・橈骨神経麻痺 　(下垂手, 手首の伸展不可) ・尺骨神経麻痺 　(鷲手, 母子の屈曲不能, 環指と小指の伸展不能, 痺れや疼痛) ・腓骨神経麻痺 　(下垂足, 足関節背屈不能) 3)関節可動域が手術前と同程度であり, 可動による疼痛がみられない.	医と情報交換を行い, 手術当日の体位固定方法を検討する. E-P ❶手術中の体位と考えられるリスクについて説明する. ❷手術後, 四肢の感覚異常や疼痛, 握力低下を感じたら, 我慢せずに主治医や看護師に伝えるように説明する. 【手術室入室～退室まで】 O-P ❶入室時の皮膚状態 ❷V/S(血圧・心拍数・SpO₂・体温など) ❸砕石位固定後の圧迫部位(皮膚損傷・神経障害) ❹末梢皮膚状態(チアノーゼ・冷感の有無・糖尿病合併症の程度) ❺術中ベッドローテーション時, 体位のズレやねじれの有無, 圧迫部位と程度 ❻皮膚刺激となる因子の確認 ❼術直後の観察 　V/Sの変動, 皮膚損傷・四肢感覚異常・疼痛の有無, 末梢冷感・皮膚持続発赤の有無, 関節可動域変化 T-P ❶C氏入室時, 配線コードなど転倒要因になるものを避けて入室動線を確保する. ❷移動介助時は必ず両サイドに介助者を配置し行う. ❸体位固定・除圧物品の準備 　レビテーター, 体側支持器, ソフトナース®, ピュアフィックス®, レストン® ❹麻酔科医, 執刀医と共に砕石位へ体位変換する. ❺体位変換後, 背抜き(置き直し)を行い, 剪断力と体圧の分散・補正を図る. ❻モニターコードやカテーテル類がC氏の下敷きになっていないか, 直接皮膚に触れていないか確認する. ❼体位変換後, プレローテーションを行い, 身体がずれ落ちないか, 支持する固定器や抑制帯の位置は適切か確認し調整する. ❽消毒薬などでシーツが湿らないように, 皮膚消毒時はC氏とベッドの隙間に吸水パッドを敷き, 消毒後に抜き取る. ❾術中ローテーション時, ズレを補正し脱落を防止する. ❿対極板やドレープのテープは皮膚を押さえて慎重に剥がす. ⓫病棟看護師に, 皮膚損傷・神経損傷所見の有無, 圧迫部位の継続観察について申し送る. E-P ❶麻酔覚醒時, 手術ベッドが狭いため四肢を抑制していることを説明し, ベッド上安静を促す.

※#8・9は省略した.

実施・結果	評価
ス®, ピュアフィックス®, にて体圧分散を図り, 下半身はレビテーターで開脚45°の砕石位に体位変換した. 下肢は腓骨小頭がレビテーターに接触していないことを確認し, レストン®を用いて下腿の除圧を図った. 　体位変換後, プレローテーションを実施し, 医師と共に傾きによる体位のズレや局所過圧迫が発生していないことを確認した. 　術中は左向きローテーション維持となったため, 体幹・頭部・上肢のズレを頻回に観察し, 末梢皮膚冷感の有無も観察した. また, 上肢の向きは回内・回外中間位を心掛けたが, 医師の立つ位置によっては手台に医師が触れることもあったため, 圧迫されていないか, 手台の角度がずれていないか観察し適宜調整した. 術中異常はみられなかった. 　下肢はレビテーター固定器の緩みや角度の変化がないか術中観察し, 下肢脱落を防止した. 　カテーテル類はC氏の下敷きになっていないこと, 直接皮膚へ圧迫されていないことを観察, 皮膚消毒時は吸水パッドを体側に敷き, 消毒薬の垂れ込みを防止した. 　対極板は筋肉が多く平坦な皮膚面である大腿前面に貼付し, 抜去時は皮膚を押さえながら慎重に剝がした. 　手術終了後, 消毒薬を温タオルで拭き取り, 皮膚を観察. 対極板を含む医療機器・医材による皮膚損傷はみられなかった. 体位を砕石位から仰臥位へ変換し, 麻酔覚醒後, C氏に四肢の痺れや感覚異常・疼痛の有無を確認し, 異常は認めなかった.	

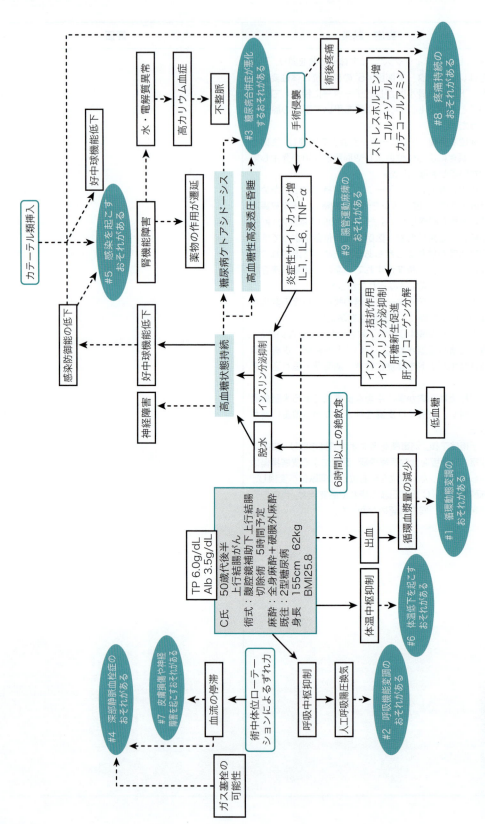

図 5-B-3　C氏の関連図

⑤ 事例のまとめ

　上行結腸がんと診断されたC氏は，がんによる大腸狭窄があり，腸閉塞の可能性があるため，早期に手術が必要となった患者であった．10年以上の糖尿病歴があり，糖尿病3大合併症のうち，腎症を発症していた．C氏自身は，自己管理ができていたという話であったが，現状から考えると，治療や自己管理に対するコンプライアンスは低いと推測された．手術室看護師はその情報をふまえたうえで，術前面談時，C氏が手術を受けることや術後合併症のリスクなどを正しく理解でき，それを安易に受け止めることなく受け入れられるような説明を心掛けた．手術が安全・安楽に行われ，無事に終了するためには，手術室の器械や医材の準備だけでなく，患者自身が状態を知ることによる二次障害の予防が大事だからである．

　C氏の合併症には，腎症があることから，自覚症状はないが神経障害の可能性や，様々な血管障害を起こす可能性も高い．高血圧症のための内服治療から考えて，脳血管障害や閉塞性動脈硬化症（ASO）についての情報も必要であった．腎症はⅢb段階であり，手術・麻酔侵襲のために腎症が悪化し人工透析の可能性や，深部静脈血栓症，脳梗塞や心筋梗塞の発症も考えながら看護を実践した．術中の血糖値については，麻酔科医師と共に，細かくモニターすることで患者状態の把握に努めた．また，体位固定による皮膚障害や神経障害に対する看護も，合併症のない人に比べ，より注意深く観察し，その状態を的確に判断・対処することで，二次障害を起こすことなく無事に手術終了することができた．

4. 看護のポイント

① 術前の看護

・術中・術後合併症のリスクについて予測し，予防的看護を実践する．
・糖尿病の状態を把握する（血糖，HbA1c，血糖降下薬使用の有無と強化インスリン療法など）．
・糖尿病合併症の程度を把握する（細小血管障害，大血管障害など）．

② 術中の看護

・異常の早期発見（血糖値，電解質バランス，尿ケトン体）
・感染予防の徹底（無菌操作の徹底，予防的抗菌薬の適切な投与）
・皮膚損傷・神経損傷の予防
　皮膚状態の観察（術前・術中・術後），術中の体圧分散と良肢位固定
　末梢神経障害，閉塞性動脈硬化症，足趾病変の有無の確認
　知覚異常（特に温度に対する感覚）の有無の確認

文献

1) 久野昭子：合併症のある患者の手術 糖尿病．草柳かほる・他編，手術室看護 術前術後をつなげる術中看護．pp130-154, 医歯薬出版，2011.
2) 日本糖尿病学会：糖尿病治療ガイド2016-2017. pp23-27, 86-90, 98, 文光堂，2016.
3) 荒木栄一，他：糖尿病治療の基本．羽田勝計・他，糖尿病 最新の治療2016-2018. pp49-70, 南江堂，2016.
4) 金澤昭雄：合併症．河盛隆造，綿田裕孝編，改訂版 糖尿病．pp23-35, 医薬ジャーナル社，2017.
5) 日本麻酔科学会・周術期管理チーム委員会：内分泌および代謝機能障害患者の術前評価．周術期管理チームテキスト．日本麻酔科学会編，第3版, pp374-380, 日本麻酔科学会，2016.
6) 大江理英：糖尿病患者の術前・術後看護．ハイリスク患者の周術期看護．伊藤聡子編, pp90-104, 学習研究社，2009.
7) 美田誠二：代謝のしくみ．美田誠二編，得意になる解剖整理．pp114-117, 照林社，2013.

2 腎疾患

1. 病態の解説

❶ 腎臓について

　腎臓は，左右一対の臓器で後腹膜腔に存在する．血流に富んだ臓器であり，心拍出量の20～30％が腎血流量である．1個の腎臓は100万個のネフロンからなり，ネフロンは腎小体と多くの尿細管からなる．

　腎臓の機能は，血液をろ過し，尿を生成する．尿に老廃物を排泄するとともに，体液の状態に応じて水分や電解質の過不足を調節し，体液の恒常性（ホメオスタシス）の維持に重要な役割を果たしている．また，内分泌代謝作用としてエリスロポエチンの分泌やビタミンDの転換，カルシウムやリンの調節などを行っている．

　腎機能に障害を持つ患者は，安全な周術期管理に必要な輸液，輸血，薬剤の投与や，手術による交感神経活動，腎臓循環，出血などの侵襲により体液・電解質バランスに問題を生じやすい．そのため，手術前から腎機能を評価することが重要となる．

❷ 腎不全について

　腎不全とは，高度の腎障害のために生体の恒常性が維持できなくなった状態である．臨床経過から，急速に進行して短期間のうちに腎不全状態に陥る急性腎不全と，慢性の腎疾患が徐々に進行して腎不全に至る慢性腎不全とに分けられる．

①急性腎不全：急速な腎機能の低下により，体液の恒常性が維持できなくなり，尿毒症症状や高窒素血症などをきたす状態である．成因によって腎前性，腎性，腎後性に分類される．腎前性は，ショックや脱水などによる腎血流量の低下により生じる．腎性の原因は，腎疾患によるものや抗菌薬，造影剤，抗悪性腫瘍薬などの腎毒性物質による尿細管障害，抗菌薬，消炎鎮痛薬に対する過敏反応による間質障害がある．腎後性は，骨盤内腫瘍などの外部からの尿管の閉塞や，結石，凝血，前立腺肥大などによる膀胱・尿道閉塞などが原因として挙げられる．

②慢性腎不全：慢性の腎疾患が徐々に進行し，腎機能の障害が高度となり，体液の量や恒常性を維持するといった腎臓の機能を維持できなくなった状態である．慢性腎臓病（CKD；chronic kidney disease）の概念が2002年にアメリカで提唱され，急速に認知されてきている．定義は，**表5-B-11**のように示されている[1]．重症度は，原疾患，尿タンパク区分，GFR区分によってステージに分けられている[2]（**表5-B-12**）．腎の残存機能の予測にGFR

表 5-B-11　慢性腎臓病の定義

①尿異常，画像診断，血液，病理で腎障害の存在が明らか．
　とくに 0.15 g/gCr 以上の蛋白尿（30 mg/gCr 以上のアルブミン尿）の存在が重要
②糸球体濾過量＜60 mL/分/1.73 m²
①，②のいずれか，または両方が 3 カ月以上持続する状態

（日本腎臓学会編：CKD 診療ガイド 2012．p1，東京医学社，2012．）

表 5-B-12　慢性腎臓病の重症度分類

原疾患	尿蛋白区分		A1	A2	A3
糖尿病	尿アルブミン定量(mg/day)		正常	微量アルブミン尿	顕性アルブミン尿
	尿アルブミン/Cr 比(mg/gCr)		30 未満	30〜299	300 以上
高血圧，腎炎，多発性嚢胞腎	尿蛋白定量(g/day)		正常	軽度蛋白尿	高度蛋白尿
移植腎，不明，その他	尿蛋白/Cr 比(g/gCr)		0.15 未満	0.15〜0.49	0.50 以上
GFR 区分 (mL/min/1.73 m²)	G1	正常または高値	≧90		
	G2	正常または軽度低下	60〜89		
	G3a	軽度〜中等度低下	45〜59		
	G3b	中等度〜高度低下	30〜44		
	G4	高度低下	15〜29		
	G5	末期腎不全(ESKD)	＜15		

重症度は原疾患・GFR 区分・蛋白尿区分を合わせたステージにより評価する．
CKD の重症度は死亡，末期腎不全，心血管死発症のリスクは白のステージを基準に，色が濃くなるステージほど上昇する．（KDIGO CKD guideline 2012 を日本人用に改変）
GFR：糸球体濾過量(glomerular filtration rete)，Cr：クレアチニン
（日本腎臓学会編：エビデンスに基づく CKD 診療ガイドライン 2018．p3，東京医学社，2018 より）

区分は重要である．いずれのステージにおいても非ステロイド性消炎鎮痛薬（NSAIDS）の投与に注意する．また，慢性腎臓病の患者や透析患者は，動脈硬化や腎性貧血があり，周術期の心血管系イベントのリスクが高い．そのため，手術前に循環器系や呼吸器系をはじめとした全身の合併症を評価しておくことが重要となる．

2. 周術期への影響

　手術侵襲，麻酔方法，麻酔薬や周術期管理のために必要な輸液，輸血，薬剤投与は，多かれ少なかれ腎機能に何らかの影響を与える．術前検査の段階では，画像診断の際に使用する造影剤により腎機能が悪化する可能性がある．
　腎不全患者が全身麻酔の手術を受ける場合，使用した薬剤はおもに腎臓から排泄されるため，薬剤の排泄が遅延する．そのため，肝臓で代謝されずに腎臓で排泄される薬剤の作用が延長する．また，全身麻酔は全身の血管を拡張させる作用があり，拡張した分血管内

表5-B-13 慢性腎臓病での合併症

循環器系	高血圧，うっ血性心不全，心膜炎，心筋炎など
呼吸器系	尿毒症性肺，肋膜炎，胸水，クスマウル呼吸
神経系	不眠，傾眠，頭痛，易刺激性，振戦，知覚異常，麻痺，筋力低下など
消化器系	悪心，嘔吐，食欲不振，胃炎，潰瘍，消化管出血，下痢など
造血器系	貧血，血小板機能低下，出血傾向
内分泌・代謝系	糖尿病，副甲状腺機能亢進症，性腺機能低下，副腎機能低下など
皮膚症状	色素沈着，掻痒感，皮下出血，皮膚潰瘍など
運動器系	筋萎縮，異所性石灰化，腎性骨症
免疫異常	T細胞機能低下，白血球機能低下，抗腫瘍免疫低下など
電解質異常	低ナトリウム血症，高カリウム血症，低カルシウム血症など

（貝沼関志：急性腎機能低下の術前評価と麻酔のリスク．岩崎寛編，麻酔科診療プラクティス8．よくある術前合併症の評価と麻酔計画．文光堂，pp28-29，2002より一部改変）

容量が低下するため血圧が低下する．血圧低下を改善するために輸液を大量に投与すると，全身麻酔からの覚醒後，腎臓から尿として余分な体液を排泄することができないため，体液過剰となり，様々な合併症を併発するリスクが高まる．

手術による交感神経活動や腎臓循環，出血によっても腎機能は悪化する．透析を導入しているような慢性腎臓病患者は，腎性貧血や動脈硬化があり，高血圧をはじめとした循環器障害や糖尿病などの血液代謝障害などが多くみられるため，全身の精査が重要となってくる(表5-B-13)[3]．また，頻度は低いものの，術中体位や術中の低灌流などにより人工透析のためのシャントが潰れ，使用できなくなる可能性もある．

3. 事例展開

Case 糖尿病性腎症末期で，シャントがある患者の胃切除術

糖尿病性腎症末期のため透析中であり，
左前腕部にシャントがあるD氏の腹腔鏡手術が行われる

↓

手術室看護師は何に注意して周術期の看護を実施すればよいか？

例えば，以下のようなことが必要になる．
①外来で関わったり，術前訪問に行ったりするなどして信頼関係を作り，不安による交感神経の緊張を軽減させ，入室時の血圧の上昇を防ぐ
②入室時の室温を適温に調整し，末梢血管収縮による入室時の血圧の上昇を防ぐ
③手術前日の透析後の血液検査データを把握する

④手術前のシャントの状態を確認する
⑤シャント側に静脈路の確保や血圧計のマンシェットの装着は行わない
⑥手術体位や局所的な圧迫によるシャント閉塞を予防するため，手術中はシャント部位を慎重に保護する．
⑦手術中，ズレが生じる可能性のあるベッドローテーションや医師の移動のタイミングに合わせて，シャント部位を確認する
⑧過剰な輸液により体液・電解質バランスが崩れてしまうため，麻酔科医と協働して輸液量・内容に留意し，血液検査データを定期的に確認し，全身の浮腫がないか観察する
⑨術後，適切に薬剤を投与するため，術中使用した抗生剤や鎮痛薬の投与量・投与時間について，帰室先の看護師へ申し送る

❶ ケース紹介

D氏，58歳，女性．
胃部不快感と食欲低下を認め，近位受診し，内視鏡検査で胃前庭部に陥没性病変を指摘され，生検で腺がんと診断された．手術目的に入院となった．

診断名：早期胃がん
麻酔方法：全身麻酔と末梢神経ブロック
予定術式：腹腔鏡下幽門側胃切除術
予定手術時間：5時間
手術体位：両下肢開脚の仰臥位

❷ 患者情報

患者	D氏，58歳，女性．身長155 cm．体重65 kg．BMI 27.06．肥満（Ⅰ度）
既往	糖尿病（44歳～現在は血糖1日自己にて4検と，インスリン自己にて皮下注射にて血糖コントロールまずまず），高血圧（50歳～アンギオテンシンⅡ受容体拮抗薬（ARB）内服にてコントロール良好），糖尿病性神経障害（52歳～四肢の痺れ，知覚障害あり），糖尿病性網膜症（54歳～），糖尿病性腎症（56歳から透析導入，現在は週3回，1日4時間血液透析を実施，シャントは左前腕にある）
入院時バイタルサイン	体温(T)36.7℃　呼吸(R)18回/分　SpO_2 98% 血圧(BP)128/72 mmHg　脈拍(HR)82回/分（整）
検査データ	・胸部X線　両肺野胸水なし，CTR　55% ・心電図　normal ECG 82 bpm ・呼吸機能検査　%VC 86% $FEV_{1.0}$% 78%正常

検査データ	・血液データ　RBC 280万/μL　Hb 10.2 g/dL　Ht 32.3%　Plt 15万/μL　Pt 12秒　Pt(INR)1.0　APTT 32秒　TP 6.3 g/dL　Alb 4.0 g/dL　Cr 4.8 mg/dL　BUN 28 mg/dL　K 5.0 mEq/L　Ca 10.0 mEq ・心エコー　AR なし，MR trivial TR trivial EF 63%　手術に際し問題となるような器質的異常なし
家族構成	夫，息子夫婦，孫2人との6人家族で同居
家族歴	家族歴に特記すべき事項なし

❸ アセスメント（表 5-B-14，図 5-B-4）

表 5-B-14　D 氏のアセスメント（術前）

情報	分析	看護問題
【診断名】 早期胃がん 【予定術式】 腹腔鏡下幽門側胃切除術 【予定手術時間】 5時間 【麻酔方法】 全身麻酔と末梢神経ブロック 【手術体位】 両下肢開脚の仰臥位 【現病歴】 胃部不快感と食欲低下を認め，近医受診し，内視鏡検査で胃前庭部に陥没性病変を指摘され，生検で腺がんと診断された．手術目的に入院となった． 【既往】 糖尿病（44歳〜現在は血糖1日自己にて4検と，インスリン自己にて皮下注射にて血糖コントロールまずまず），高血圧（50歳〜アンギオテンシンⅡ受容体拮抗薬（ARB）内服にてコントロール良好），糖尿病性神経障害（52歳〜四肢の痺れ，知覚障害あり），糖尿病性網膜症（54歳〜），糖尿病性腎症（56歳から透析導	<体液・電解質バランスについて> 　手術侵襲により，体液の喪失・過剰あるいはその両方が発生するおそれがあると考えられる．全身麻酔で手術を受ける場合，通常は術前の絶飲食の補正のため全身麻酔導入後に輸液負荷を行うものであるが，D氏の場合，過剰な輸液を行うと腎臓から尿として余分な体液を排泄することができないため，体液過剰となり，肺水腫，うっ血性心不全などの合併症を併発するリスクが高まる．一方で手術では，出血や血管透過性の亢進，細胞外液のサードスペースへの移行が考えられる．全身麻酔による血管拡張作用も重なって循環血液量が減少し，循環動態不安定，臓器血流低下による臓器障害を引き起こす可能性がある．手術中は，これらをふまえた慎重な補液が重要となるうえに，術中の出血量の測定，輸液量のチェックが必要となる． 　手術中は，体液量に注意するとともに電解質バランスにも注意しなければならない．特にカリウムやカルシウムの不均衡は，細胞膜電位の変化を引き起こし重症な不整脈を起こす恐れがあるため注意が必要である．D氏の場合，手術前日の透析によりK 5.0 mEq/L Ca 10.0 mEq と維持血液透析ガイドライン上の目標値はクリアできているものの，腎臓自体がほぼ機能していないため手術中の電解質の排泄や恒常性の維持ができない状態である．そのため輸液内容に注意し，手術中の電解質データについてもチェックし，手術チー	#1 体液・電解質バランスが崩れるおそれがある． <要因> ・糖尿病性腎症末期 ・循環血液量の減少 ・過剰輸液 ・全身麻酔 ・輸血

入，現在は週3回，1日4時間血液透析を実施，シャントは左前腕にある）
アレルギーなし

【現症】
体格：身長155cm．
体重65kg（体重減少なし）．
BMI 27.0．肥満（I度）
自尿なし
週3回，1日4時間血液透析を実施，シャントは左前腕にある
入院時バイタルサイン：
体温（T）36.7℃
呼吸（R）18回/分　SpO$_2$　98％
血圧（BP）128/72 mmHg
脈拍（HR）82回/分（整）
四肢の痺れ，知覚麻痺あり
喫煙なし

【胸部X線】
両肺野胸水なし，CTR　55％

【心電図】
normal ECG　82 bpm

【呼吸機能検査】
%VC　　　86％
FEV1.0%　78％

【血液データ】
RBC　　　280万/μL
Hb　　　　10.2 g/dL
Ht　　　　32.3％
Plt　　　　15万/μL
Pt　　　　12秒
Pt（INR）　1.0
APTT　　　32秒
TP　　　　6.3 g/dL
Alb　　　　4.0 g/dL
Cr　　　　4.8 mg/dL
BUN　　　28 mg/dL
K　　　　　5.0 mEq/L
Ca　　　　10.0 mEq
（透析後）

【心エコー】
ARなし，MR trivial TR trivial EF 63％
手術に際し問題となるような器質的異常なし

ムで共有するとともに，帰室先の看護師へも申し送ることが重要である．加えて，想定外の出血などに対して輸血を行う際にはカリウム除去フィルターなどを準備する必要がある．

＜循環について＞
　高血圧患者は，循環動態が不安定であり，動脈硬化を合併していることも多いため，手術中に血圧の変動をきたしやすい．血圧が急上昇すれば血管自体の脆さも重なり頭蓋内出血を起こす危険性がある．逆に低下すると臓器血液量の低下から臓器障害を引き起こす可能性がある．D氏の場合，普段は透析患者でも血中濃度が上がりすぎる心配が少ないARB内服により血圧コントロール良好であるが，ARBは全身麻酔下において急激な血圧低下をもたらす可能性があるため術前24時間以内の休薬が望ましいとされている．手術当日は，ARBを休薬するため手術当日の緊張や術後の創部痛による交感神経刺激により血圧の過度な上昇を引き起こすおそれがある．医師からの説明に対して，「透析してるから，他の患者さんより合併症を起こす可能性が高いと説明されました．心配です」と表出されており，手術室という慣れない環境下で緊張・不安が増強する可能性があるため，環境を整え，緊張・不安を軽減させ交感神経系への刺激を最小限にする必要がある．
　また，D氏は心エコー検査では手術に際して問題となるような器質的異常はないものの，腎不全のため輸液負荷を行うことができないため循環血液量の調節が難しく，全身麻酔による静脈系の拡張作用も重なって循環血液量の減少から心拍出量の低下をもたらし著明な血圧の低下を引き起こすおそれがある．
　手術中は深部静脈血栓症の三大誘発因子である血流の停滞，静脈内皮障害，血液凝固能亢進が発生し，さらに40歳以上の悪性腫瘍の手術は，深部静脈血栓症予防ガイドライン上高リスクに分類され，D氏はこれにあてはまる．手術中は全身麻酔による体動不能に加え，二酸化炭素による気腹，頭高位での手術操作などにより静脈還流の停滞を助長するため深部静脈血栓症を発症するリスクが増加する．また，手術中，手術直後の輸液管理が不十分であれば深部静脈血栓症を併発する可能性が高くなる．D氏の場合，腎不全のため輸液管理が難しく，輸液管理不十分から深部静脈血栓症を併発する可能性がある．

#2 循環器系の合併症を起こすおそれがある．
＜要因＞
・高血圧
・糖尿病性腎症末期
・全身麻酔
・循環血液量の減少

#3 深部静脈血栓症を発症させるおそれがある．
＜要因＞
・全身麻酔による体動不能
・二酸化炭素による気腹
・頭高位
・悪性腫瘍
・糖尿病性腎症末期
・輸液管理不十分

【術前訪問時の情報】	<呼吸について>	＃4 呼吸状態が悪
手術に対する受け止め方	全身麻酔では，気管挿管による機械的刺激や陽圧換気を行うことによる分泌物の排泄抑制や増量により気道の閉塞が起こりやすい．上気道は乾燥しやすく，痰は粘調性を増し，無気肺を生じやすい．また，全身麻酔薬のほとんどのものは，呼吸中枢に対して抑制的に作用する．吸入麻酔薬は気道と末梢気道を拡張させ，末梢気道の虚脱や無気肺を生じやすい．気腹により横隔膜は頭側に移動し，機能的残気量は減少する．疼痛コントロールが上手くいかないと，呼吸運動や排痰行動を控えてしまい，呼吸機能低下による喀痰喀出の制限や，無気肺や肺炎などを生じる可能性が高くなる．D氏の場合，術前の呼吸機能検査は%VC 86% $FEV_{1.0}$ 78%と%VC 80%以上，$FEV_{1.0}$% 70%以上と正常であるが，上述した要因により呼吸状態が悪化するおそれがある．	化するおそれがある． <要因> ・全身麻酔 ・吸入麻酔薬 ・二酸化炭素による気腹 ・開脚位 ・術後疼痛
胃がんで手術を受ける．S「早いうちに見つかってよかったので手術してよくなりたい」「透析してるから，他の患者さんより合併症を起こす可能性が高いと説明されました．心配です」と発言あり．		
関節可動域に制限はなし．四肢全体に痺れがあるが，特に指先や足の先が痺れている．ADLは自立している．内服も自己管理で行えている．		
左前腕のシャントはスリル良好でシャント音も良好に聴取される．		
	<体温について>	＃5 体温低下を起
	D氏は，全身麻酔で手術を受ける．全身麻酔は，全身の血管を拡張させるため，熱の再分布により体温を低下させる．また，全身麻酔は行動性体温調節を消失させ，自律性体温調節を抑制するため，麻酔中は体温調節機能が低下し，環境の影響を受けやすくなる．すなわち，放射（周囲環境への熱移動），蒸散（不感蒸泄），伝導（互いに異なった物体間での熱交換），対流（空気の分子移動による熱交換）などのメカニズムにより体温が低下する．手術中の低体温は，患者の回復過程において障害を与える．低体温は，薬物代謝の遅延・末梢循環不全・シバリングなどを起こし，麻酔からの覚醒遅延・出血量増加・手術部位感染・心筋虚血発生率の増加・皮膚障害などのリスクが高まる．D氏の場合，糖尿病や糖尿病性腎症，高血圧を合併しており，低体温による心血管系イベントのリスクが増大するおそれがある．	こすおそれがある． <要因> ・全身麻酔による血管拡張に伴う熱の再分布 ・行動性体温調節の消失と自律性体温調節の抑制 ・放射・蒸散・伝導・対流による熱の喪失
	<体位や体動不能による身体損傷について>	＃6 体位や体動不
	手術体位に関連した合併症には，患者の自重や外部からの種々の圧迫を原因とした末梢神経障害，呼吸・循環障害などがある．覚醒状態では圧迫が加わっても痺れや痛みを感じ，自身で体を動かすなどが可能であるが，全身麻酔下では通常では耐えられないような体位が取れ，無理のある体位に対しても苦痛	能により身体損傷を起こすおそれがある． <要因> ・術中体位による圧迫

を訴えることができないため，時に重篤な障害が発生する．末梢神経障害の主たる原因は，神経栄養血管の血流に伴う神経の機能的障害と考えられている．神経はある程度の圧迫には耐えられるが，引き伸ばされることで虚血が生じ，持続的な圧迫が加わることで血流不足が増悪すると考えられる．発赤・腫脹・びらん・水疱形成といった皮膚障害は，同一体位の保持や固定器具による長時間圧迫が皮膚や皮下軟部組織の血流不足を起こし，摩擦やずれによる外力が皮膚組織の耐久性を上回るために生じる．

・長時間の同一体位
・左前腕のシャント

　D氏の場合，上述したような末梢神経障害，皮膚障害のリスクに加え，左前腕のシャントが閉塞するおそれがある．手術を受ける透析患者の術中のシャント管理はいうまでもなく重要である．手術が成功しても，シャントが閉塞してしまうと手術直後から血液透析ができなくなり，場合によっては再増設をしなければならなくなる．手術体位や局所的な圧迫によるシャント閉塞を予防することが重要である．D氏はまた，糖尿病性神経障害のため四肢の痺れや知覚異常がある．同一手術体位による末梢神経障害によるものと区別するため，手術前から痺れや知覚異常の程度を確認しておくことも重要である．

<感染，栄養について>

　手術は細胞性免疫を抑制し，麻酔薬は免疫機能を抑制する作用があるため，患者は易感染状態になる．また，胃切除術は，消化管の切開を伴う準清潔手術であるため適切な手術器械の取り扱いが必要となってくる．

#7 術後感染を起こすおそれがある．

　術後48時間以内の血糖値が200 mg/dL以上であると手術部位感染の危険性が増すとされている．一般的に手術を受ける患者では，手術侵襲により外科的糖尿病と呼ばれる高血糖状態が起こり得る．これは，手術侵襲のストレスに対する生体反応として，カテコールアミンやコルチゾール，グルカゴンなどのホルモンの分泌増加，肝臓でのグリコーゲン分解，糖新生などが起こるため生じる．D氏の場合，TP 6.3 g/dL　Alb 4.0 g/dLと栄養状態は現在のところ保たれているものの，糖尿病があるため，上述した内容も重なって術後高血糖になる危険性が増し，術後感染のリスクが増大する．また，手術部位感染予防のために予防的抗菌薬投与が推奨されているが，D氏の場合，腎不全のため，投与する抗生剤の投与量や頻度に制限が加わるため，術後感染のおそれがある．

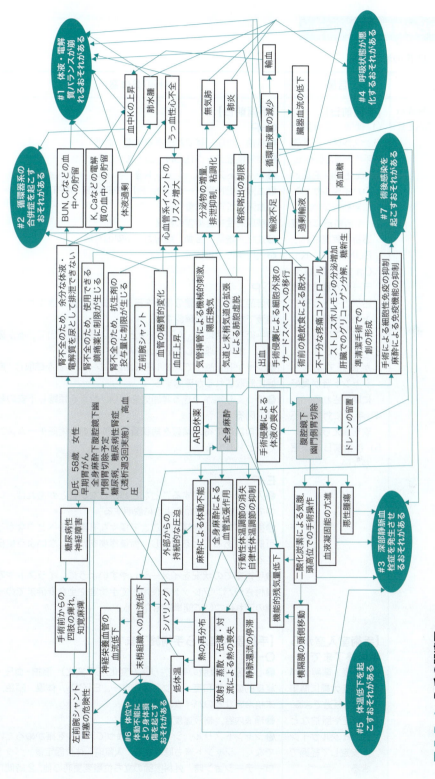

図 5-B-4　D 氏の関連図

❹ 看護計画と看護展開（表5-B-15）

表5-B-15　D氏の看護展開

看護問題	目標	計画（具体案）
#1 体液・電解質バランスが崩れるおそれがある．	【手術前日】 (1) 体液・電解質バランスが整った状態で手術を迎えられる． 1) 血圧や脈拍などのバイタルサインに変動がない． 2) 手術前日に血液透析が実施され，BUNやCr，K，Caなどの検査データが維持血液透析ガイドライン上の目標値をクリアできている． 3) シャントスリルが良好であり，シャント音が良好に聴取される． 4) 手術に対する不安を訴えられる． 5) 手術前日の不眠がない．	【手術前日】 O-P ❶脈拍・血圧・経皮的酸素飽和度，血糖 ❷血液検査データ（BUN，Cr，K，Ca） ❸シャントスリル，シャント音 ❹血液凝固検査データ（Plt，PT，PT-INR，APTT） ❺血液透析後の体重 ❻糖尿病性神経障害の程度 ❼性格，表情，言動，理解力，不安の有無 ❽内服薬の中止状況 T-P ❶麻酔支持のうち輸液指示を確認する（Kが多く含まれている輸液でないことを確認する）． ❷手術当日朝には，ARBを中止するよう指示が出ているか確認し，本人が理解しているかを確認する． ❸シャントを触ってスリルを確認し，シャント音を聴取し，良好に聴取されるか確認する． ❹ゆっくり話ができる雰囲気を作り，訴えを傾聴し不安の軽減を図る． ❺術前訪問で得た情報を病棟看護師や他の手術医チームメンバーと共有する． E-P ❶入院や手術に関することなどわからないことがあれば，いつでも看護師へ尋ねるように説明する． ❷術後疼痛は，我慢することで様々な有害事象へとつながる可能性があることを説明し，術後疼痛を我慢しないように伝える． ❸手術室での状況をイメージしやすいように，イラストや写真付きのパンフレットを使用して手術室や全身麻酔までの一連の流れについて簡単に紹介する．
	【手術室入室から手術終了まで】 (1) 体液・電解質バランスを大幅に崩すことなく経過できる． 1) 血圧や脈拍などのバイタルサインが安定して経過できる． 2) 過剰な輸液が行われることがない．	【手術室入室から手術終了まで】 O-P ❶心電図（不整脈の有無，リズム変化，ST変化），脈拍・血圧・経皮的酸素飽和度，カプノメーター，ETCO₂，体温，顔色，末梢冷感などのバイタルサイン ❷輸液内容，輸液速度 ❸シャントスリル，シャント音（触ってスリルを確かめるだけでなく，シャント音も聴取する，入室時，体位固定後，ベッドローテーション時，外科医師の立ち位置変更時の他，2時間ごとの体位固定観察時） ❹出血量，血液検査データ：RBC，Hb，Ht，Plt，K，Ca，

実施・結果	評価
【手術前日】 　手術前日の夕方，血液透析終了後に術前訪問を実施した．D 氏は，血液透析後 HR 85/分，BP 125/70 mmHg，SpO$_2$ 99%とバイタルサイン安定，気分不良などなく経過されていた． 　手術指示書を確認し，手術当日朝は ARB 内服中止になっていることを確認し，D 氏が理解されていることを確認した．自己紹介し，アレルギーや関節可動域，四肢の痺れや知覚麻痺の程度などを確認した後，左前腕にあるシャントのスリルとシャント音を聴取し，どちらも良好であることを確認した．面談中 D 氏から，「透析してるから，他の患者さんより合併症を起こす可能性が高いと説明されました．心配です」と表出があり，訴えを傾聴するとともに，手術チームで協力し，できるだけ合併症などを起こさないように対応させていただくことをお伝えするとともに，術後疼痛を我慢しないよう指導し，手術室での状況をイメージしやすいように，イラストや写真付きのパンフレットを使用して手術室や全身麻酔までの一連の流れについて簡単に紹介した．面談終了後，病棟看護師へ面談時の様子を伝えた． 　その後，電子カルテから血液透析終了後の血液検査データをチェックし，Cr 4.8 mg/dL　BUN 28 mg/dL　K 5.0 mEq/L　Ca 10.0 mEq と維持血液透析ガイドライン上の目標値をクリアできていることを確認した．また，麻酔担当医から出されている麻酔指示を確認し，K を含まない輸液を準備するよう指示が出ていることを確認した．輸液量を厳密に管理する必要があるため，輸液ポンプを準備しておくことも併せて確認した．	【手術前日】 　前日の血液透析終了後のバイタルサインは安定しており，気分不良などなく経過されていた． 　血液検査データ上も手術を受けるに際し目標値をクリアできており，D 氏は体液・電解質バランスが整った状態で手術を迎えることができたと考えられた． 　D 氏は，医師からの説明に対する不安を表出しており，緊張や不安などが一因となり，手術室で循環動態の大幅な変動をきたし，シャント閉塞の危険性が高まるため，D 氏の不安の表出に対する介入が必要であった．手術チームで協力して対応することや手術室での一連の流れについて説明すると納得された様子であった． 　左前腕のシャントを手術前日に確認できたことは，手術室でシャントに何らかの異常があった際に気づくために有効であったと考える． 　看護目標 1)～4)については達成できたが，術前訪問での介入を受け，D 氏がどの程度安心できたかは，手術前日の睡眠状況などから手術当日アセスメントする必要があった．
【手術室入室から手術終了まで】 　手術当日，D 氏の緊張や不安が増強しないよう，室温を 26℃に設定し BGM をかけるなどして環境調整した．前日に麻酔担当医とブリーフィングを行い，麻酔指示に従って輸液や麻酔薬を準備した． 　D 氏は，家族に付き添われながら手術室入口まで来られた．表情は穏やかであった．体調に変化がないことを問診で確認した．入室後は，手術室という特殊な環境で不安感が増強しないように，声かけとタッチングを行い不安の軽減に努めた． 　入室時の患者確認の際に主治医へ予防的抗菌薬で	【手術室入室から手術終了まで】 　D 氏の手術室入室から D 氏の手術を安全に実施するための準備を実施することができた． 　入室後は，D 氏の表情や言動に留意し，手術終了まで脈拍，血圧，心電図，経皮的酸素飽和度の変化を見逃さないように意識しモニタリングに努めた． 　手術室入室から手術終了まで，左前腕のシャントの閉塞予防のための介入を実施し，手術終了まで閉塞することなく経過できた． 　手術は順調に経過し，出血量も 30 mL と少なかったため，過剰な輸液や輸血も行われることなく，血液

	3）可能であれば，輸血を必要とすることなく経過できる． 4）体液の過剰や不足による循環動態の変動や循環器系の合併症を発症することなく経過できる． 5）電解質バランスを大きく崩すことなく経過できる． 6）シャントを閉塞させることなく経過できる．	BS（出血量は著明に増加していない場合30分ごとに観察，血液検査データは観血的動脈圧ラインより採血し測定） ❺輸液ライン刺入部（確実に固定されているか，刺入部周囲の腫脹・硬結の有無，輸液ライン確保直後，体位固定時，ドレーピング前，2時間ごとの体位固定観察時，ドレーピング除去時） T-P ❶患者入室前の環境調整，輸液指示のもと輸液準備，輸液ポンプの準備 ❷入室時の確実な患者確認 ❸安心できるような声かけとタッチング，処置時の説明を行う． ❹各種モニター装着と確実な輸液ラインの固定（シャントがある左上肢では血圧測定やライン確保を行わないことを事前に手術チームで共有しておく）． ❺予防的抗菌薬投与に使用する抗生剤の種類と投与量，投与間隔について主治医に確認し，手術チームで情報を共有する． ❻弾性ストッキング，下肢間欠的圧迫装置の適正使用 ❼シャント部位を慎重に保護したうえでの体位固定 ❽輸液量，血液検査データについて把握 ❾30分ごと，または出血量が100 mLを超えない程度で麻酔科医に出血量を報告し，必要時は輸血の準備とカリウム除去フィルターの準備を行う． ❿シャント部位の観察を行う（触ってスリルを確かめるだけでなく，シャント音も聴取する．入室時，体位固定後，ベッドローテーション時，外科医師の立ち位置変更時の他，2時間ごとの体位固定観察時観察を行う）． E-P ❶入室時に，手術が終わって目が覚めるまで傍にいることを伝え，困ったことがあれば何でも言うように説明する．
	【手術終了後から退室まで】 (1) 体液・電解質バランスを調整することができる． 1）血圧や脈拍などのバイタルサインが安定している． 2）シャントの閉塞がない．	【手術終了後から退室まで】 O-P ❶心電図（不整脈の有無，リズム変化，ST変化），脈拍・血圧・経皮的酸素飽和度，カプノメーター，$ETCO_2$，体温，顔色，末梢冷感などのバイタルサイン） ❷術後胸部X線 ❸麻酔の覚醒状態，呼吸状態（リズム，回数，胸郭の動き），呼名反応・従命反応（開眼，離握手，両下肢の運動）の有無 ❹表情，疼痛の有無とその程度 ❺使用した鎮痛薬，抗生剤の種類と量，投与時間 ❻輸液量，輸液ライン刺入部 ❼血液検査データ

使用する抗生剤の投与量と投与化間隔を確認し，セファゾリンナトリウム 0.5 g® を生食 50 mL に溶解し執刀前に一度だけ投与するという指示を得て，麻酔担当医と情報共有した．

入室時のバイタルサインは，脈拍 85 回/分，血圧 130/78 mmHg，SpO2 99％で心電図上 ST 変化や不整脈，リズム不整もみられなかった．左前腕にシャントがあるので，血圧測定，輸液ライン確保は右上肢で行った．

患者確認終了後，麻酔導入前に左前腕のシャントのスリルが良好であることとシャント音が良好に聴取されることを確認した．

全身麻酔導入から挿管までスムーズに実施された．麻酔導入後の血圧低下に対しては昇圧剤にて対応され，循環動態が大きく変動することはなかった．その後外科医とともに体位固定を実施した．体位固定時，左前腕のシャントはアームガードと保護具を使用して保護した．シャントについては，計画に挙げていた通りに適宜観察し，手術終了まで閉塞することなく経過した．

DVT 予防についても計画通りに実施し，手術開始前のタイムでは，シャント部の観察を適宜行うことを通常の確認項目に付け足して報告した．

手術は順調に経過し，予定通りの術式で終了した．出血量の報告は 30 分以上空けないで行い，最終 30 mL であった．大量に出血することなく手術が終了したので，術中バイタルサインに大きな変動はなく，輸液負荷や輸血については実施することがなかった．輸液量は 550 mL であった．血液検査データについても適宜観察し，手術終了時のデータは RBC 272 万/μL　Hb 9.8 g/dL　Ht 31.2％　K 5.3 mEq/L　Ca 12.0 mEq　BS 180 mg/dL であった．

麻酔導入前から温風式加温装置を使用して加温し，室温の調整や肌の露出を最小限にするなどして体温管理を実施し，体温は直腸温で 36.5℃〜36.9℃で経過した．

【手術終了後から退室まで】

麻酔からの覚醒はスムーズであった．麻酔覚醒に伴うシバリングもみられなかった．

抜管後，手術が無事に終了したことを伝え，覚醒や運動，神経障害の評価を兼ねて離握手，両足首の底背屈運動を実施できることを確認した．

創部痛は，術中に使用している麻薬と末梢神経ブロックの効果もあり自制内で経過していた．

シャントは手術終了後も閉塞することなく経過した．

退室時，脈拍 88 回/分，血圧 132/76 mmHg，SpO2 100％（O2 マスク 3 L）であった．末梢冷感，

検査データ上からも，術中体液・電解質バランスが大幅に崩れることなく経過できたと考えられる．

体液・電解質バランスに関する術中の看護目標すべて達成することができたが，これらの情報を帰室先の看護師へ簡潔にまとめて伝えることが継続看護にとって重要であり，合併症予防に不可欠である．

【手術終了後から退室まで】

バイタルサインは安定しており，血液検査データからも，術中に体液・電解質バランスが崩れることなく経過できたと考えられる．

シャントについては，循環動態の大幅な変動や局所的な圧迫による閉塞をきたすことなく手術室を退室することができた．

手術終了後までは，体液・電解質バランスが大幅に崩れることなく経過できたと考えられる．しかし，D 氏の今後の回復過程において，輸液や鎮痛剤の投与は必要不可欠であり，腎不全を合併していることによる制限や体液過剰などの危険性が予測される．術

		❽シャントスリル，シャント音 ❾シバリングの有無 **T-P** ❶開眼，呼名反応，従命反応を確かめる． ❷環境を整え，シバリングを予防する． ❸疼痛がないか確認し，あれば受容的に対応する． ❹シャント部位の観察を行う． ❺輸液量，血液検査データ，シャント部位，バイタルサインなど体液・電解質バランスに関する情報をアセスメントし，帰室先の看護師へ申し送り継続看護を依頼する． **E-P** ❶手術が無事に終了したことを伝える． ❷気分が悪い時，息苦しい時，痛みがある時は我慢せず伝えるように説明する．

❺ 事例のまとめ

　D氏は，糖尿病性腎症（末期）のため，週3回1日4時間の血液透析を実施していた．全身麻酔下に手術を受けるに際して，麻酔薬や予防的抗菌薬投与に使用する抗生剤をはじめとする薬剤投与により腎臓が機能していないD氏の全身状態に悪い影響を与えてしまう可能性があるため，医師とともに周術期に使用する薬剤を慎重に確認した．手術前日に血液透析が行われていることを確認し，尿毒症症状から生命の危機に面する可能性のある血中尿素窒素（BUN），クレアチニン（Cr）が著明に血中に貯留していないことを検査データから確認した．また，過剰な輸液により体液・電解質バランスが崩れてしまうため，輸液量・内容に留意し，全身の浮腫がないか観察した．また，手術を受ける透析患者の術中のシャント管理はいうまでもなく重要である．手術が成功しても，シャントが閉塞してしまうと手術直後から血液透析ができなくなり，場合によっては再増設をしなければならなくなる．手術体位や局所的な圧迫によるシャント閉塞を予防するため，手術中はシャント部位を慎重に保護し，ズレが生じる可能性のあるベッドローテーションや医師の移動のタイミングに合わせて，触ってスリルを確認し，シャント音を聞いてシャント部位を頻回に観察しながら手術を進行していった．

　D氏はまた，糖尿病性神経障害のため四肢の痺れや知覚異常があった．同一手術体位による末梢神経障害によるものと区別するため，手術前から痺れや知覚異常の程度を確認し，術後，痺れや知覚異常が悪化していないことも確認し，病棟へと帰室させた．

チアノーゼ，シバリングなど認められなかった．
　D氏の手術について，上述してきた内容をアセスメントし，帰室先の看護師へ申し送り，シャント部位の保護や観察，体液・電解質バランスに異常をきたさないための観察について継続看護を依頼した．

直後も血液透析がこれまでと同様に実施されるよう，引き続きシャント部位の保護と観察が重要になってくる．
　手術中から退室までの患者の状態や看護を帰室先の看護師へ申し送ることでより適切な継続看護が実践されると考える．

4. 看護のポイント

❶ 術前の看護

・事例のような透析患者の場合，透析となった原疾患や貧血，高カリウム血症，高血圧，血小板減少，心機能低下（虚血性心疾患）などの併存疾患について術前に十分に評価し，予防的看護実践を行う．
・手術前日に透析が行われていることを確認するとともに最新の血液検査データをチェックし，安全な手術のための準備を実施する．
・シャントの部位，種類を確認するとともに，触ってスリルを確認しシャント音を聞いて良好に聴取されるか確認する．

❷ 術中の看護

・輸液や予防的抗菌薬投与などの薬剤を投与する場合，投与量や投与速度が通常とは異なる可能性があることを念頭に置いて指示の内容を確認し，適切に投与する．
・高カリウム血症の心臓徴候をモニターする（心拍出量減少，心臓ブロック，T波先鋭化など）．
・シャント側に静脈路の確保や血圧計のマンシェットの装着は行わない．
・シャント部位は，術中体位やローテーションにより外部からの圧迫を予防するために的確に保護する．
・全身麻酔下での循環動態の変動によりシャントが閉塞する危険性がある．シャントの異常を早期に発見し対応するために，体位変換時やベッドローテーション時はもちろんのこと，定期的にシャントを触ってスリルを確認し，シャント音を確認する．

・術前から心疾患などを合併している可能性が高いため，麻酔覚醒時にシバリングを起こさせないための体温管理を実施する．
・術後，適切に輸液管理を行うために，患者の腎機能や術中の経過に合わせた輸液量や尿量(無尿の場合は除く)，浮腫の有無について，帰室先の看護師へ申し送る．
・術後，適切に薬剤を投与するために，術中使用した抗生剤や鎮痛薬の投与量，投与時間について，帰室先の看護師へ申し送る．

　最後に，透析するほどでもない腎機能低下がある患者については，術後に急性腎障害や透析が必要となる状況へ移行させないための予防的看護実践を行う必要がある．

文献

1) 日本腎臓学会編：CKD診療ガイド2012. p1, 東京医学社, 2012.
2) 日本麻酔科学会・周術期管理チームプロジェクト編：周術期管理チームテキスト. 第2版. p34, 日本麻酔科学会, 2011.
3) 貝沼関志. 急性腎機能低下の術前評価と麻酔のリスク. 岩崎寛編. 麻酔科診療プラクティス8　よくある術前合併症の評価と麻酔計画. 文光堂, pp28-29, 2002.
4) 草柳かほる・久保田由美子・峯川美弥子編著：ナーシング・プロフェッション・シリーズ手術室看護　術前術後をつなげる術中看護. 医歯薬出版, 2011.
5) 中木高夫・黒田裕子訳：看護介入分類(NIC)原書第5版. p595, 南江堂, 2009.
6) 讃岐智義：やさしくわかる！　麻酔科研修. 学研メディカル秀潤社, 2015.
7) 鎌倉やよい・深田順子：周術期の臨床判断を磨く　手術侵襲と生体反応から導く看護. 医学書院, 2008.
8) 竹内登美子編：講義から実習へ　高齢者と成人の周術期看護2　術中/術後の生体反応と急性期看護. 医歯薬出版, 2004.
9) 河邊博史：系統看護学講座専門分野Ⅱ　成人看護学8　腎・泌尿器　第14版. 医学書院, 2017.
10) 雄西智恵美・秋元典子：周手術期看護論. 第2版, ヌーヴェルヒロカワ, 2009.
11) 維持血液透析ガイドライン：日本透析医学会雑誌. 46(12)：1107-1155, 2013.

B. 合併症のある患者の手術看護

3 心疾患

近年の手術対象患者の高齢化に伴って，何らかの心疾患既往をもつ患者に遭遇する機会が多くなっている．心疾患は，先天性心疾患を除くと，虚血性心疾患，不整脈，心臓弁膜症に大別される．ここでは近年有病率が増加している心房細動(不整脈)をもつ手術患者の周術期看護について述べていく．

1. 病態の解説

心房細動(Af；atrial fibrillation)は，臨床の中でよく遭遇する不整脈である．多くの場合，心房細動は加齢に伴う心臓の変化や心臓血管疾患の結果として起こり，加齢とともにその有病率は高まる．超高齢社会である日本においては，2050年には約103万人が心房細動に罹患し，総人口の1.09％を占めると予想されている[1]．また，心房細動の患者の死亡リスクは非有病者と比べると1.7～1.8倍であり，年間約1％の死亡率であると報告されている[2]．一方で，心房細動の罹患によって静脈塞栓症や心不全を発症し，死亡率が上昇しているかまでは定かではない[3]．

1 定義と分類

(1) 心房細動とは

心房のいろいろな部分が無秩序に細かく震え，心房が全体として収縮しなくなった状態を心房細動という．通常，心臓の興奮刺激は右心房にある洞結節で一定時間ごとに発生しその興奮刺激は心房の収縮を起こして心房内の心筋を通って房室結節へと伝わる．さらに興奮刺激は房室結節からヒス束から左脚・左脚へ，プルキンエ線維へと伝わり心室の収縮を起こす．心房細動では，心房内のあちこちで異常な興奮刺激が出され，興奮波が無秩序にリエントリー(旋回)を繰り返し，それがたまたま房室結節に伝わったときだけ心室の収縮を起こす．このため，心房の興奮は不規則に心室へ伝わり心拍数が不規則となる．つまり，心拍動ごとに拡張期の変動が起こり，心室内の血液充満量が異なるために心拍ごとに1回拍出量が変動する．

心房細動の発生を促進する因子として重要なものは，心房の圧負荷や容量負荷をきたす病態，心筋の線維化など変性をきたす病態があげられる．心房に明らかな異常をきたさない場合，自律神経系が関与する要因もある(表5-B-16)．

(2) 分類

心房細動には，一般的に自然停止するものが発作性心房細動と定義されるが，持続時間

表 5-B-16　心房細動の発生を促進する要因

心房の器質的変化をきたす因子		心房に明らかな異常をきたさない因子	
心房の圧負荷・容量負荷をきたす病態	●僧帽弁疾患，三尖弁疾患 ●うっ血性心不全 ●収縮不全，拡張不全 　・冠動脈疾患 　・大動脈・肺動脈疾患 　・心筋症 ●高血圧症 ●肺高血圧症(肺塞栓含む) ●慢性呼吸器疾患 ●心膜炎 ●WPW症候群	自律神経の関与	●甲状腺機能亢進症 ●褐色細胞腫 ●情緒ストレス・緊張・過労 ●運動 ●飲酒・カフェイン摂取・喫煙 ●交感神経作動性薬剤 ●睡眠 ●安静 ●食事摂取
心房虚血	●冠動脈疾患		
心房の炎症・浸潤	●心筋炎 ●膠原病 ●原発腫瘍・転移・浸潤	中毒性	●甲状腺中毒症
加齢に伴う変化	●心房線維化	中枢神経疾患	●くも膜下出血
その他	●先天性心疾患(特に心房中隔欠損症) ●心臓外傷 ●心臓手術後	その他	●低酸素血症 ●肺炎 ●肥満(メタボリック症候群)

により，発作性心房細動，持続性心房細動，永続性(慢性)心房細動に分けられる．発作性心房細動は発症から48時間以内までのものを指し，48時間以上7日までが持続性心房細動，7日を超えるものが永続性(慢性)心房細動と分類されている．

❷ 心房細動の病態

　心房細動は，心房の高頻度(＞300〜400/分)かつ不規則な興奮であり，通常それ自体は重篤な不整脈ではないとされる．術前に心房細動と診断されていない患者であっても，自律神経の活動亢進，電解質の異常，炎症，心房の容量負荷などによって手術中や術後に心房細動を発生することもある．

(1) 心房細動が心臓のポンプ機能に及ぼす影響

　1回拍出量(SV；stroke volume)とは，1回の心室収縮で左心室から拍出される血液量を指す．これは，心室内血液充満の程度と心室の修習生(拍動)によって決まる．心房細動では不規則な心房の興奮が高頻度に起こるため細動しているのみで心房は全体的に収縮することができない．このため拍動ごとに心室内血液充満量が変動し，1回心拍出量が減少するので血行動態が破綻しやすい．とくに，頻脈を伴うと，R-R間隔の短縮(心室に血液が充満する時間が減少)によって心室内血液充満量(心室拡張期短縮)の低下が起こり1回

心拍出量が顕著に減少をきたす．心房細動では正常収縮時に比べ1回心拍出量は10〜20％低下する[4]．そのため，左室の拡張機能が低下している患者は，心房の補助ポンプ機能の消失と頻脈による拡張期短縮のため，肺うっ血が生じて心機能の低下が起こりやすい．

(2) 心房細動が冠動脈循環に及ぼす影響

冠動脈は大動脈から最初に分岐する動脈で心筋への血流を司る重要な血管である．冠動脈血流量は心筋の酸素消費量に依存しており，心筋の代謝に応じて冠動脈血流量は調節されている．冠血流量は，心拍出量（CO；cardiac output）の約5％で，必要な冠血流を得るには十分な1回拍出量を得る必要がある．心筋の酸素供給（冠血流量（狭窄・血栓・スパズム・大動脈圧）冠動脈酸素較差）と心筋の酸素需要（心拍数・大動脈収縮期圧・心筋収縮力・壁張力（容積・圧））のバランスが破綻すると虚血性障害を起こす．

(3) 心内血栓形成機序と血栓塞栓症の発生

心房細動では心房収縮が消失し，心房内の血流は心室の拡張作用を受けたものになる．その結果，洞調律時と比べて心房内の血流速度は低下し，特に，解剖学的に袋状となっている左心房左心耳においては血流速度の低下は著明となる．血流速度の低下は血液のうっ滞を招き，凝固系を活性化させトロンビン生成やフィブリン形成を促し血栓を形成する．経胸壁心エコー図所見では，左室の収縮性低下・左房拡大が認められ，経食道心エコー図所見では，左心耳内血栓・左房内モヤモヤエコー・左心耳最大血流速度低下によって予測できる[4]．この心房内血栓は，たまたま心房が収縮した時に心室に流れ全身へと押し出される．そして，この血栓が脳の血管を詰まらせると脳塞栓症を，腸管の動脈を詰まらせると急性上腸間膜動脈閉塞症を引き起こす（心原性塞栓症）．高齢者の脳塞栓症の約30％が心房細動による[4]．

3 心電図の特徴

心房細動の心電図には次のような特徴がみられる（図5-B-5）．
①心房のいろいろな部分が無秩序に興奮しているのでP波（洞房結節の興奮）はない．
②基線に不規則な揺れがみられる．これを心房細動波：f波という．
③QRS・T波は正常である（心房の興奮が房室結節に伝わると，以降は正常に興奮するため）．
④心房の興奮が不規則に房室結節に伝わるため，R-R間隔は不規則となる．

4 心房細動の治療

(1) 心房の圧負荷・容量負荷の軽減

心房の圧負荷・容量負荷により心房筋が伸展され発生し，左心房に開口している肺静脈起源の興奮により心房細動が誘発されるものもある．治療の柱は，心房の圧負荷・容量負荷の軽減と肺静脈起始部などから発生する興奮の切断となる．

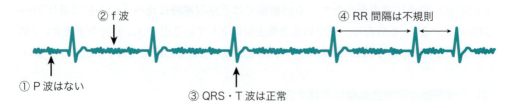

図 5-B-5　心房細動の心電図

(2) 心拍数のコントロール

　頻脈は心室内血液充満時間が短縮されるため1回心拍出量が減少し血圧の低下を引き起こす．また，頻脈によって心筋の酸素需要量が増加しているにもかかわらず冠動脈循環血流量が減少するため狭心症や心筋梗塞などの虚血性障害を起こしやすい．ジギタリス製剤やβ遮断薬を使用している場合や，房室ブロック，副交感神経が優位になると徐脈を招き，同様に1回心拍出量の低下や冠動脈循環血流量が減少する．そのため，心拍数のコントロールが重要で安静時60〜80回/分を目標とする[5]．

(3) 心原性塞栓症の予防

　心原性塞栓症の予防のために，血栓塞栓症や出血のリスク評価に基づいた抗血栓療法の実施が推奨される．日本循環器学会・日本心臓病学会・日本心電図学会・日本不整脈学会からなる合同研究班によって2013年に改定された心房細動治療（薬物）ガイドライン[5]では，$CHADS_2$スコアを用いた抗血栓療法の実際が示された．$CHADS_2$スコアとは，心不全・左室機能不全(Congestive heart failure/LV dysfunction)：1点，高血圧(Hypertension)：1点，年齢75歳以上(Age＞75)：1点，糖尿病(Diabetes mellitus)：1点，脳梗塞・一過性脳虚血発作の既往(Stroke/TIA)：2点のからなり，合計0〜6点で心原性塞栓症のリスクの評価を行うものである．$CHADS_2$スコアが2点以上の場合には，ダビガトラン・リバーロキサバン・アピキサバン・エドキサバン・ワルファリンといった抗凝固薬の使用が推奨されている．ダビガトラン・リバーロキサバン・アピキサバン・エドキサバンといった新規経口抗凝固薬はいずれもワルファリンと同等かそれ以上の抗凝固作用を有し，かつ頭蓋内出血が少ないために同等レベルの適応の場合にはワルファリンよりも新規経口抗凝固薬を推奨している．

　ワルファリン投与における目標プロトロンビン時間国際標準化比(prothronbin time international normalizedratio；PT-INR)は，70歳未満は2.0〜3.0，70歳以上の高齢者は1.6〜2.6を目標に調節を行う．2.6を超えると出血の，1.6を下回ると血栓塞栓症のリスクが増す．

(4) 除細動

　発症後間もない患者，心拍数のコントロールが難しい患者，狭心症発作併発，WPW症候群の偽性心室頻拍時などで薬物による除細動の効果がない場合には，心筋への受攻期を

避け心電図のR波に同期して100〜200Jで体外式電気的除細動を行う[4]．しかし，心房内に血栓があると血栓塞栓症の危険性が増大する．

2. 抗凝固剤内服中の患者の術前準備

周術期において抗凝固薬・抗血小板薬は，手術や区域麻酔による出血性合併症を引き起こすため周術期においては休薬や代用といった管理を要する．

❶ 抗凝固薬・抗血小板薬内服の周術期における休薬の目安

抗凝固・抗血小板薬剤を休薬する目安は**表5-B-17**に示してあるが，出血のリスクや休薬による血栓塞栓症のリスクに応じて各施設の取り決めに則って判断することが求められる．

表5-B-17 周術期における抗凝固薬・抗血小板薬の休薬の目安

	一般名	商品名	休薬日/手術前
抗血小板薬	アスピリン	バイアスピリン アスピリン	7〜14日
	アスピリン・ダイアルミネート配合剤	バファリン81mg バッサミン	7〜10日
	塩酸チクロピジン	チクロピジン塩酸塩「サワイ」	10日
	クロピドグレル硫酸塩	プラビックス	7〜14日
	シロスタゾール	プレタール	3日
	イコサペント酸エチル	エパデール	7〜10日
抗凝固薬	ダビガトランエテキシラート	プラザキサ	24時間〜4日（出血リスクが高い場合や完全止血を要する大手術時は2日以上）（Ccr 50 mL/min以上は1〜2日，30〜49 mL/minは2〜4日前）
	エドキサバントシル酸水和物	リクシアナ	1日
	リバーロキサバン	イグザレルト	24時間以上
	アピキサバン	エリキュース	出血リスクが低い場合：24時間以上 出血リスク中〜高い場合：48時間以上
	ワルファリンカリウム	ワーファリン	3〜5日

※術前中止日/前の日数はあくまで目安である．
（文献7），9），10）を参考にメーカーへの確認事項を含め筆者が作成）

❷ 未分画ヘパリン投与への代用

　ワルファリンの半減期は20～60(平均40時間前後)時間である．PT-INRが2.0～3.0にコントロールされていた場合，ワルファリン休薬後おおむね3～4日でPT-INRは2.0以下となる．PT-INRが2.0以下では出血の危険性が比較的少なくなる．ワルファリン休薬後も抗血栓療法を継続する必要のある場合は，半減期の短い未分画ヘパリンなどを投与する[4)～6)]．

　新規経口抗凝固薬であるダビガトランやリバーロキサバン，アピキサバンについても休薬し未分画ヘパリンなどの投与を行う．

　未分画ヘパリンの血中半減期は，0.5～1時間と短く，硫酸プロタミンでの中和が可能である．しかし，抗凝固作用によって穿刺部の出血や血腫形成の危険性があるために脊髄くも膜下麻酔や硬膜外麻酔施行2～4時間前には中止する．手術前にACT(活性化全血凝固時間)＜180秒であることを確認する必要がある．

＜未分画ヘパリン投与と脊髄くも膜下麻酔および硬膜外麻酔時の注意点[7)]＞
①穿刺操作は，未分画ヘパリン投与中止から4時間空ける．
②未分画ヘパリン投与開始は，穿刺操作から1時間空ける．
③カテーテル抜去は，未分画ヘパリン投与の1時間前，または投与中止から2～4時間後に行う．

❸ 血液凝固機能の異常がある場合

　血液凝固機能の異常の目安を**表5-B-18**に示した．術前検査において**表5-B-19**の項目が1つでも該当する患者は，手術の延期や麻酔方法の検討が必要になる．

❹ 抗血栓療法中の患者への対応

　体表などの小手術で術後出血への対応が容易な場合は抜歯と同様の対策が望ましい．抗血栓療法中の手術時の対応については**表5-B-20**，出血時の対応は**表5-B-21**参照のこと．

表5-B-18　凝固異常の目安

PT-INR 1.5以上
APTT 50秒以上
血小板10万/μL以下

表 5-B-19 代表的な血液凝固検査と正常値

検査項目	正常値	説明
出血時間 BT；bleeding time	Duke 法　5 分以内 Ivy 法　　2〜5 分	一時止血能を検査する試験で，皮膚に小さな切創を加えて出血させ，自然止血に要する時間を測定する． 測定法は穿刺する部位により分類され，おもに Duke 法（耳たぶ）と Ivy 法（前腕部）の 2 つの測定法により検査される．
プロトロンビン時間 PT；prothrombin time	凝固時間：11〜13 秒 INF：0.9〜1.1 プロトロンビン比： 　0.85〜1.15 プロトロンビン活性： 　80〜120%	凝固系検査のプロトロンビン時間検査は，外因性凝固系の第Ⅱ（プロトロンビン），第Ⅴ，第Ⅶ，第Ⅹ因子を総合的に検査する方法で，血漿に抗凝固剤を混ぜ，固まるまでの時間を調べてプロトロンビンや他の 3 つの血液凝固因子が正常に働くかを知る．第Ⅱ，第Ⅶ，第Ⅸ，第Ⅹ因子は，肝細胞においてビタミン K の存在下で合成されるので，プロトロンビン時間の測定は，肝機能を検査する有力な方法の 1 つとしても実施される．
INR；international normalized ratio	PT-INR：0.80〜1.20 （術前は 1.5〜2.0 以下とする）	検査に用いる組織トロンボプラスチンは生物由来のため結果が異なってしまう．この差異を国際的に標準化するために考案されたものを INR という．
活性化部分トロンボプラスチン時間 APTT；activated partial thromboplastin time	PTT＝50〜70 秒 （70%以上） APTT＝20〜35 秒 （70%以上）	血漿が固まるまでの時間を測ることにより，止血機能の低下をみる検査．血液が凝固するには，血管内（内因系）と血管外（外因系）の凝固因子がともに作用し，このうち，血管内の組織中に存在する凝固因子の異常を検索するのが部分トロンボプラスチン時間で，血液が凝固しにくくなると，この時間が長くなる．
血小板数 PLT；platelet	13.0〜35.0 万個/μL	抗血小板薬の一部は，血小板に対して不可逆的に作用するため，血小板が死滅するまで凝集性が回復しない．したがって血小板凝集抑制作用の持続期間は血小板の寿命である 10 日前後に依存することになる． ステント留置 1 カ月以降でも，ドラッグ エルーティングステント（商品名：サイファ）による PCI を行った患者はなるべく抗血小板薬を中止せず手術を行う．

（文献 4），5），6）を参考に筆者作成）

表 5-B-20　抗血栓療法中の手術時の対応

クラス I	なし
クラス IIa	・至適治療域にPT-INRをコントロールしたワルファリン内服継続下での抜歯/白内障手術. ・抗血小板薬の内服継続下での抜歯/白内障手術
クラス IIa'	・新規経口抗凝固薬の継続下での抜歯や白内障手術. ・消化管内視鏡による観察時の抗凝固療法や抗血小板療法の継続. ・抗血栓薬単独投与例で出血低危険度の消化管内視鏡手技を行う場合, 抗凝固薬も抗血小板薬も継続して行う. ただし, ワルファリン療法の場合は治療域内であることを確認して行う. ・抗血栓薬単独投与例で出血高危険度の消化管内視鏡手技を行う場合, アスピリンは継続か 3〜5 日休薬, チエノピリジンはアスピリンかシロスタゾールへ置換し, それらの対応に準拠するか 5〜7 日間休薬する. アスピリンやチエノピリジン以外の抗血小板薬は 1 日休薬する. ワルファリンや新規経口抗凝固薬はヘパリンに置換する. ・抗血栓薬併用投与例で消化管内視鏡手技を行う場合, アスピリンは休薬しないかシロスタゾールへ置換, チエノピリジンはアスピリンやシロスタゾールへの置換か 5〜7 日間の休薬, チエノピリジン以外の抗血小板薬は 1 日休薬かシロスタゾール置換を考慮する. 塞栓症のリスクが高い場合には, ワルファリンや新規経口抗凝固薬はヘパリンへの置換を行う. ・術後出血への対応が容易な体表の小手術(ペースメーカ植込みを含む)時の抗凝固薬や抗血小板薬の内服継続. ・出血が起こった場合に対処が困難な体表の小手術での大手術に準じた対処. ・大手術の場合, 術前 3〜5 日までのワルファリン中止, 24 時間〜4 日までのダビガトラン中止, 24 時間以上のリバーロキサバン中止, 24〜48 時間のアピキサバン中止とヘパリンによる術前の抗凝固療法への変更. ・大手術前 7〜14 日からのアスピリン, チクロピジンおよびクロピドグレルの中止, 3 日前からのシロスタゾール中止. その間の血栓症や塞栓症のリスクが高い症例では, 脱水の回避, 輸液, ヘパリンの投与などを考慮する. ・緊急手術時の出血性合併症時に準じた対処
クラス III	・経口抗血栓療法の中断. ・抗血栓療法の中断が避けられない場合は, ヘパリン, 脱水の回避, 輸液などの代替療法を考慮する.

(循環器病の診断と治療に関するガイドライン(2012 年度合同研究班報告):「心房細動治療(薬物)ガイドライン(2013年改訂版)」. http://www.j-circ.or.jp/guideline/pdf/JCS2013_inoue_h.pdf(2017 年 6 月閲覧))

3. 術中看護のポイント

1 異常の早期発見

　ワルファリンは内服を中止しても残存した抗凝固作用によって出血を起こす可能性がある. また, 未分化ヘパリンなどの代用においても同様である. 抗凝固機能の確認と正常化は, 抗血栓療法を受けている患者において非常に大切である. 周術期において血液凝固機能が低下している場合は, 止血しづらく出血量が増加する.
　また, 抗凝固薬の休薬により血栓塞栓症が発症することがある. 心原性塞栓症の代表的

表 5-B-21 抗血栓療法中の出血性合併症の対応

クラスⅠ	・一般の救急処置 ・ワルファリン療法中の出血性合併症の重症度に応じたワルファリン減量〜中止（重症度が中等度か重度）と必要に応じたビタミンK投与 ・ヘパリン投与中の出血性合併症の重症度に応じたヘパリン減量や中止，およびプロタミンによる中和
クラスⅡa	・早急にワルファリンの効果を是正する必要がある場合の新鮮凍結血漿や乾燥ヒト血液凝固第Ⅸ因子複合体製剤の投与．レベルC/是正効果は乾燥ヒト血液凝固第Ⅸ因子複合体製剤のほうがはるかに優れている（保険適応外）． ・ワルファリンの効果を是正する場合，乾燥ヒト血液凝固第Ⅸ因子複合体製剤（保険適応外）によって是正されたPT-INRの再上昇を避けるための，乾燥ヒト血液凝固第Ⅸ因子複合体製剤とビタミンK併用投与 ・新規経口抗凝固薬療法中の出血性合併症の重症度に応じた新規経口抗凝固薬の中止と，適切な点滴で利尿による体外排出の促進
クラスⅡb	・早急にワルファリンの効果を是正する必要がある場合の，遺伝子組み換え第Ⅶ因子製剤（保険適応外）の投与 ・早急に新規経口抗凝固薬の効果を是正する必要がある場合の，乾燥ヒト血液凝固第Ⅸ因子複合体製剤（保険適応外），遺伝子組み換え第Ⅶ因子製剤（保険適応外），新鮮凍結血漿の投与 ・ダビガトラン投与中の透析 ・新規経口抗凝固薬内服後早期の出血時の胃洗浄や活性炭投与
クラスⅢ	なし

（循環器病の診断と治療に関するガイドライン（2012年度合同研究班報告）：「心房細動治療（薬物）ガイドライン（2013年改訂版）」．http://www.j-circ.or.jp/guideline/pdf/JCS2013_inoue_h.pdf（2017年6月閲覧））

なものとして，脳塞栓・四肢塞栓症があげられる．微候を早期に発見する必要がある．

(1) 出血

出血により循環血液量が減少した場合，カテコールアミンの分泌亢進と交感神経の緊張によって一時的に心拍数と末梢血管抵抗を増加させ循環動態を維持しようとする．体重の約7％が循環血液量でそのうち20％を喪失すると出血性ショックに陥る[8]．血液が固まるのに必要な物質は血小板以外に第Ⅰ〜ⅩⅢ（Ⅵは欠番）の12の血液凝固因子が知られている．血液凝固因子のうち第Ⅱ因子（プロトロンビン），第Ⅶ因子，第Ⅸ因子，第Ⅹ因子の生合成は肝臓で行われ，ビタミンKが関与している．ワルファリンは，ビタミンKの作用に拮抗することによりこれらの生合成を抑制した結果として血液凝固を妨げる．ヘパリンは，血中のアンチトロンビンに結合し，とくに血液凝固因子のXa因子とトロンビンを阻害して血液凝固を妨げる．

(2) 血栓塞栓症
脳塞栓症

多くは心房内に血栓が形成され，血流に乗って脳血管に運ばれ血管が閉塞することで生じる．脳梗塞の中では重症なことが多い．発症直後の超急性期（3時間以内）には血栓線溶

剤(t-PA)の適応となることがあり，カテーテル治療や血栓線溶剤(ウロキナーゼ)を投与することで血管を再開通させる治療法がある．時間が経過して脳梗塞が完成してしまうとこれらの治療の効果はなくなるため早期発見が鍵となる．症状としては，意識レベルの低下(意識障害)・四肢麻痺・言語障害・瞳孔不同などがあげられる．

四肢動脈塞栓症

症状は急激に現れ急性動脈閉塞の主要徴候である5P：拍動消失(pulseless)，疼痛(pain)，蒼白(pallor)，知覚異常(paresthesia)，運動麻痺(paralysis)が生じる．これらは虚血の重症度に応じて出現する．急性期には，軽症の場合は四肢の冷感程度で，重症の場合には患肢にチアノーゼを認め激しい疼痛や知覚異常を伴う．早急に血流の再開をしないと不可逆的な障害を引き起こす．塞栓肢の末梢における動脈拍動は消失するために末梢動脈拍動の触診により閉塞部位の推測が可能である．例えば，膝窩動脈が閉塞した場合，膝窩動脈前までは拍動を触知するが足背動脈や後脛骨動脈では触知できない．

❷ 心拍数のコントロール

心房細動において，頻脈は心室内血液充満時間が短縮されるため1回心拍出量ならびに冠血流量が減少し，血圧の低下や虚血性障害を引き起こす．そのため，心拍数のコントロールが重要で安静時60〜80回/分を目標とする．患者は，手術に対する不安や未知なる環境，寒冷刺激などから精神的ストレスが増大し交感神経優位状態となり心拍数は上昇し末梢血管は収縮する．また，麻酔や手術の影響から体温低下を起こしやすく，体温低下はシバリングを招き交感神経系を緊張させ頻脈をきたす．看護師は，常にそばにいるなどして安心の提供など精神的ケアや体温管理を行う必要がある．

4. 事例展開

Case 心房細動がある患者の大腿骨骨頭置換術

心房細動がある患者の周手術期看護のポイントは？

あなたは担当看護師です．どうしますか？

例えば，以下のようなことが必要になる．
① 血液凝固機能の異常の発見(凝固能の正常化・出血量・止血状態の観察)
② 抗凝固薬の手術前休薬の確認
③ 心電図モニタリング(特に心拍数・リズム変化・血圧・心電図・S-T変化)

④ 精神的ストレスに対する援助
⑤ 血栓塞栓症の異常の早期発見
⑥ 体温管理

❶ ケース紹介

E氏，80歳，女性

歩行中につまずいて転倒し左股関節に疼痛が出現する．歩行困難となり受診し，X線検査にて診断され手術目的で入院となった．

診断名：左大腿骨頸部骨折
麻酔方法：脊椎くも膜下麻酔と硬膜外麻酔併用　　手術予定時間：1時間30分
予定術式：大腿骨骨頭置換術　　手術体位：側臥位

❷ 患者情報

患者	E氏，80歳，女性．身長136 cm，体重32 kg，やせ型，軽度円背あり
既往歴	心筋梗塞，高血圧，心房細動
内服薬	5年前から心房細動と診断されワーファリン®内服中（入院時に中止の指示あり）．降圧剤（アダラートCR®）利尿剤（ラシックス®）内服中
入院時のバイタルサイン	体温(T)36.8℃　呼吸(R)19回/分　SpO₂ 97% 血圧(BP)126/58 mmHg　脈拍82回/分（不整）
検査データ	・血液検査データ　RBC 284万/μL　Hb 9.3 g/dL　Ht 33.4% 　Plt 15.3万/μL　TP 5.6 g/L　Alb 3.0 g/dL 　血液凝固機能検査　PT時間16.9秒　APTT 65.7秒 　PT-INR 1.4 ・心エコー検査：AR なし　MR mild　TR mild　EF 52.3% 　LA dilated（左室拡大） ・心電図所見　心房細動，異常Q波，陳旧性心筋梗塞
家族構成	夫死別，息子夫婦，孫2人の5人家族で同居
家族歴	家族歴に特記すべき事項はない．

❸ アセスメント(表5-B-22, 図5-B-6)

表5-B-22　E氏のアセスメント：術前(情報・分析・看護問題)

情報	分析	看護問題
E氏, 80歳, 女性 【診断名】 左大腿骨頸部骨折 【予定術式】 大腿骨骨頭置換術 【手術予定時間】 1時間30分 【麻酔方法】 脊髄くも膜下麻酔・硬膜外麻酔併用 【術中体位】 側臥位 【既往歴】 高血圧(65歳〜), 心筋梗塞(74歳), 心房細動(75歳〜) 【内服薬】 ワーファリン® 2 mgを内服していたが手術5日前から休薬, 未分画ヘパリンの持続投与中でAPTT 65.7秒で維持されている. また, 手術入室4時間前に未分画ヘパリン持続投与中止の指示あり. ラシックス® 20 mg内服中 アダラートCR® 10 mg：手術日朝まで内服指示あり 【入院時バイタルサイン】 HR　　82回/分(不整) BP　　126/58 mmHg T　　　36.8℃ R　　　19回/分 SpO₂　97% 【検査データ】 心エコー検査 ARなし　MR mild　TR mild EF 52.3%　LA dilated(左室拡大) 心電図検査 心房細動　異常Q波	(1)循環 　E氏は年齢が70歳以上であり, 心房細動を合併している. これは, 周術期の心臓合併症を予測する指標Goldman Cardiac Risk Index system(CRIS)12点でクラスⅡに分類され周術期での心臓合併症の頻度は11%とされる. また, E氏は心電図上異常Q波があり陳旧性心筋梗塞の既往をもつ. これは周術期の心臓合併症発生の中等度危険因子と位置づけられている. よって, E氏は周術期の心臓合併症を起こしやすいといえる. 　E氏の1回拍出量は, 心房細動により洞調律時と比べて10〜20%低下している. 手術侵襲によって交感神経末端からアドレナリンやノルアドレナリンが分泌されると心拍数や血圧は著しく変化する. 頻脈や徐脈になった場合, 心室内血液充満期間が短縮され心拍出量が減少して血圧低下や冠血流量が減少する. E氏は心エコー検査でMR・TRともにmildである. 僧帽弁閉鎖不全症では, 左心室の収縮が始まると左心房への血液逆流がみられ, 左心房と左心室の容量負荷により双方の拡大, 大動脈圧が高いと僧帽弁の逆流が増加して肺うっ血が強まる. 極度の不安や緊張, 低体温は末梢血管を収縮させ後負荷を変化させる. その結果, 僧帽弁の逆流が増加して心拍出量低下と肺うっ血を招く可能性があるため後負荷のコントロールが必要となる. 　高血圧患者は循環動態が不安定で, 同じ刺激を与えても正常血圧患者よりも激しく変動する. また, 血管自体が脆くて破れやすく, 血圧が急上昇すれば頭蓋内出血を起こす危険性が, 逆に低下すると臓器の灌流圧が低くなり臓器血流量が減少する. E氏は, 左室拡大があり高血圧第Ⅱ期で全身の血管の器質的変化が予測され, 自己調節機能の幅が狭く正常の血圧では血流を維持できないおそれがある. 高齢であり, 一般的な加齢変化から, 循環血液量の減少や急激な体位変換によって血圧が低下しやすく, 脊髄くも膜下麻酔・硬膜外麻酔による体血管抵抗減少による血圧低下, 出血による循環血液量の低下, さらに術前の絶飲食やラシックス®の利尿効果による血管内容量の減少から, 血圧低下が助長され	#1 循環動態の変動を起こすおそれ 〈要因〉 ・心房細動によるポンプ機能の低下 ・高血圧の既往により血圧の変動が生じやすい. ・麻酔・手術の影響によって心拍数が変化しやすい. ・抗凝固作用残存による出血量の増加 ・慣れない環境による精神的ストレス ・体温低下に伴う心筋酸素消費量の増大 ・血栓塞栓症の高リスク状態

血液データ（手術前日）
RBC　284万/μL
Hb　　9.3 g/dL
Ht　　33.4%
Plt　　15.3万/μL
TP　　5.6 g/L
Alb　　3.0 g/dL
血液凝固機能検査
PT時間　16.9秒
APTT　　65.7秒
PT-INR　1.3

【術前訪問時の情報収集】
手術についての理解と受け止め方
太ももの付け根の骨が折れていて，そこを人工のものに変える手術を下半身麻酔で行う．「手術中に死んでしまうのではないか」という発言あり
身体情報
やせ型（身長136 cm，体重32 kg）
軽度円背（内背）あり
背骨（円背部）・仙骨部・恥骨部・腸骨部の骨突出著明
左肩関節可動域　屈曲120°
伸展10〜20°
外転30°
水平屈曲100°
肩甲帯　挙上・引き上げ・屈曲・伸展とも困難
皮膚状態
皮下出血ところどころにあり　落屑多く乾燥著明
アレルギー
食物・薬物ともになし
入院前のADL
手押し車を用いて歩行可能，ほぼ自力にて生活していた．
排泄
術前　大腿骨頸部骨折による治療的体動制限と疼痛による苦痛があるため，入院時に膀胱内留置カテーテルを挿入中．大便はオムツ対応
食事
義歯を装着し，常食で摂取可能
入院後，疼痛や運動量減少に伴って食思不振により半量程度摂取
その他
入院時から弾性ストッキングを着用している．

ることが考えられる．また，術前の主観的データから「死」への恐怖を抱いていることがわかる．不安や緊張は交感神経を優位にさせ末梢血管収縮を助長し，心拍数上昇・血圧上昇を引き起こす．

E氏は，TP 5.6 g/dLと血清蛋白質の低下，Alb 3.0 g/dLと低アルブミン血症であり，薬物のタンパク結合率が変化して中枢神経抑制薬などの薬物感受性が高くなっていると考えられる．麻酔薬や鎮痛薬の効果増強によって血管拡張が強く起こる危険性がある．アダラートCR® 10 mg（Ca拮抗薬）は，麻酔薬との相加・相乗作用によって循環抑制が起こることがある．

E氏は，RBC 284万/μL　Hb 9.3 g/dL　Ht 33.4%，Plt 15.3万/μLで術前から貧血がある．出血のリスクを避けるためにワルファリンは休薬，血栓塞栓症のリスクが高いことから未分化ヘパリンの持続投与を行っている．PT-INRは1.4でありワルファリンの抗凝固効果は消失していると考えられる．また，手術室入室4時間前には未分化ヘパリン投与を終了し，入室時にはACT＜180であることを確認したうえで，抗凝固作用が残っていれば硫酸プロタミンでの中和を要する．大腿骨骨頭置換術自体の出血量は少ないと考えられるが，骨髄からの出血や術後に再開した抗凝固薬の影響による後出血のリスクもある．E氏の循環血液量はおよそ2,240 mLであり，約500 mL喪失すると出血性ショックへ陥ると考えられる（体重の7%が循環血液量で，その20%が喪失すると出血性ショックに陥る[8]）．

血栓塞栓症の発生リスクは，股関節骨折手術・60歳以上・48時間以上の安静臥床から高等度リスクに分類される．E氏は80歳，術前のベッド上安静や大腿骨頸部骨折の疼痛による体動制限，患肢の腫脹から，下肢静脈還流阻害や下肢静脈血うっ滞を招きやすい．また，術前の絶飲食やラシックス®内服による脱水や輸液の不足によっても，血管内容量が低下し血栓塞栓症を起こす可能性がある．以上により，E氏は循環動態の変動を起こしやすいといえる．

(2) 呼吸
高齢者の特徴として，肺活量・1秒率が減少し機能的残気量は増加する．また，機能的残気量とクロージングキャパシティの関係が

#2 酸素化不良をきたすおそれ

	逆転し，酸素化能が容易に低下しやすい．E氏は術前においては呼吸機能検査を行っていないが予測肺活量は1,795 mLである．（肺活量(mL)＝〈21.78－(0.101×年齢)〉×身長(cm)）．しかし，軽度円背があり，横隔膜の動きの制限や平坦化から呼吸運動効率の低下をきたし，呼吸仕事量が増加していると考えられる．術中体位(側臥位)によって，下側の肺は心臓によって圧迫され機能的残気量が減少し酸素化の不良につながる可能性がある．E氏は脊髄くも膜下麻酔・硬膜外麻酔で手術を行う予定であり，全身麻酔と比べて呼吸器系への影響は少ないが，麻酔による低血圧に伴う延髄呼吸中枢への血流低下，麻酔薬の頸髄・脳幹・上位脳への波及，鎮静薬による中枢抑制，麻酔レベル(Th5以上)による呼吸補助筋の麻痺などによって呼吸状態が悪化する危険性がある．以上により，E氏は酸素化不良を起こしやすいといえる． (3)体温 　E氏は，BMI 17.2とるい痩著明で皮下脂肪が減少しているため外気温の影響を受けやすい．また，一般成人と比べて608.4Kcalと基礎代謝が低く熱生産能が低下している．E氏は栄養状態も良好とはいえず，発熱反応が障害される可能性がある． 　※ハリス・ベネディクト方程式基礎代謝量計算式(女性：665＋9.6×体重kg＋1.7×身長cm－7.0×年齢) 　脊髄くも膜下麻酔・硬膜外麻酔の交感神経遮断に伴い，皮膚血管収縮や立毛筋収縮が抑制され熱放散が起こる．また，骨格筋の攣縮による熱産生は期待できないため低体温をきたしやすいといえる． (4)感染・排泄 　E氏の受ける人工骨頭置換術は，身体にとって異物を埋め込む手術であり，手術による菌の侵入や，術後出血による血腫形成から感染を起こしやすい．E氏はオムツを着用しており，術創部が陰部に近くオムツ内になるため，排泄物による創部の汚染を招きやすい．人工骨頭は生体インプラントであり，高生体親和性で生体材料周囲では血流還流が乏しく抗生剤が効きにくく生体防御機構が働きにくい．一旦感染が成立すると，膜(バイオフィルム)が形成され抗生剤の透過性が低下し除菌が極めて困難である．	〈要因〉 ・加齢による肺機能の低下および予備能の低下 ・円背や術中体位による呼吸運動の制限 ・麻酔薬による呼吸抑制 ・低栄養による呼吸筋力の低下 #4 体温低下を起こすおそれ 〈要因〉 ・加齢による基礎代謝の低下 ・骨格筋・皮下脂肪の減少による熱産生能の低下 ・麻酔薬による熱放散 #6 感染を起こすおそれ ・低栄養状態による免疫機能の低下 ・異物挿入による生体防御機能が働きにくい． ・チューブ・ドレーン類の留置 ・術創が排泄物によって汚染されやすい

創部以外では，硬膜外麻酔のカテーテル刺入部から，皮膚バリアの破綻によって細菌進入の可能性がある．尿路感染は，75%が膀胱留置カテーテルの挿入に起因している．E氏は入院時から膀胱留置カテーテルを挿入しており，歩行開始まで留置すると考えられ尿路感染の危険性が高い．

E氏はBMIが17.2でるい痩著明で，脂肪組織の減少と骨突出があり，TP 5.6 g/dL，Alb 3.0 g/dLと低栄養状態である．低栄養状態では，腸管免疫系の分泌型IgA(s-IgA)産生能などが低下し感染防御機能が低下する．また，Hb 9.3 g/dLと貧血がある．貧血により末梢酸素運搬能力の低下によって組織の酸素不足を招き，創傷治癒遅延を引き起こすおそれがある．以上により，体内留置・挿入物・手術創の創傷治癒遅延から感染を起こすおそれがある．

(5)皮膚・神経

E氏は加齢に伴う皮脂分泌減少によって皮膚が乾燥し，皮下組織や真皮の弾性が衰えていると考えられる．TP 5.6 g/dL, Alb 3.0 g/dLと低栄養状態，BMI 17.2で脂肪組織の減少と骨突出により皮膚の損傷を受けやすい状態である．さらに，手術により出血や漏出液，消毒薬などによる皮膚の湿潤が加わると，皮膚の透過性が亢進して損傷を受けやすくなる．

E氏のベッド上安静時の仰臥位では，円背のため背骨，仙骨部・後頭部・肩甲骨部・踵部に圧を受け，術中体位である側臥位では，耳介・肩関節・肋骨・腸骨周辺・膝関節周辺・腓骨・内外踝・足趾と体位固定用の側板による恥骨・仙骨に圧を受けやすい．特に側臥位は基底面積が狭いため体圧が特定部位にかかりやすい．また，弾性ストッキングや間欠的空気圧迫装置の使用により特定部位に圧迫を受ける．毛細血管は動脈系と静脈系の中間に位置するので，動静脈系双方の影響を受ける．麻酔薬による血管拡張や出血などの影響による持続的な血圧低下に伴い末梢組織に虚血状態が生じ皮膚障害を起こすおそれがある．

E氏の術前訪問時の情報から，側臥位の上側になる左側のすべての肩関節可動域は正常範囲以下である．腕神経叢は，頸部と腋窩によって固定されているのでその部位の牽引によって，関節可動域以上で固定を行うと関節障害や腕神経叢の損傷を起こす可能性がある．橈骨神経は，上腕骨の周囲をらせん状に

#3 皮膚障害・神経障害を起こすおそれ

〈要因〉
・加齢による骨の変形による関節可動域の制限
・加齢による皮膚への易刺激性の増加
・術中同一体位による骨突出部への圧迫
・低栄養によるタンパク異化亢進状態

走行しているため圧迫による障害を受けやすく，尺骨神経は，肘関節部の圧迫によって麻痺を生じやすい．下肢においては，腓骨小骨への圧迫によって総腓骨神経麻痺を生じやすい．以上により，E氏は皮膚障害ならびに神経障害を起こしやすいといえる． (6) 安楽 　外出先で転倒し受傷した予期せぬ出来事であり疼痛もあることから不安を生じている．術前訪問時のS：「手術中に死んでしまうのではないか」より「死」への恐怖を抱き手術の成功や合併症に対する不安が生じていると考える．E氏は80歳と高齢で，入院や初めての手術による慣れない環境への適応能力の不足から見当識障害やせん妄出現による危険行動の可能性もある．術前の不安は，術後せん妄を引き起こすことが知られており，不安の軽減を図る必要がある． 　麻酔時に脊椎の変性や靭帯の硬化・化骨などの老人性変化と円背のため，十分な屈曲位が取れない可能性がある．また，化骨した靭帯によって麻酔穿刺手技が困難で，時間を要しさらに苦痛が生じる可能性がある．以上により，骨折による疼痛や長時間同一体位に伴う体動制限や円背による苦痛によって安楽の変調をきたすことが考えられる．	#5　安楽の変調をきたすおそれ 〈要因〉 ・麻酔・手術操作による苦痛が生じている． ・術中同一体位による体動制限 ・「死」への恐怖が生じている．

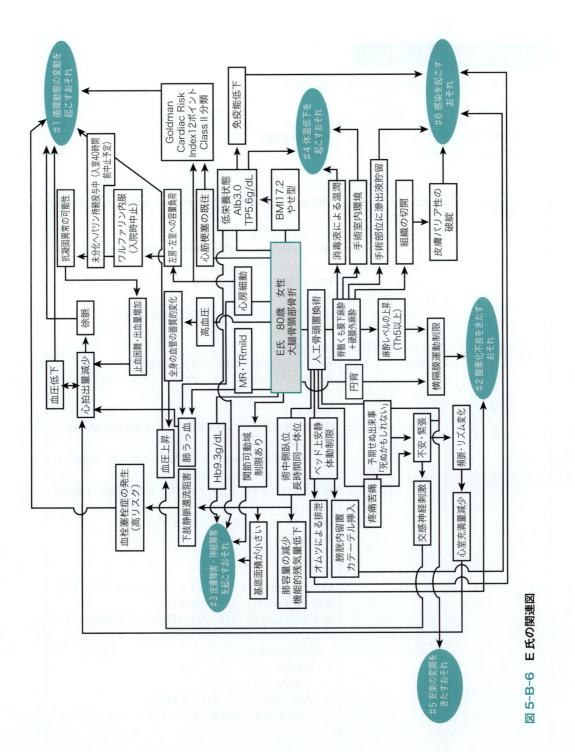

図 5-B-6 E氏の関連図

❹ 看護計画と看護展開(表5-B-23)

表5-B-23　E氏の看護展開(目標・計画/実施・評価)

看護問題	目標	計画(具体案)
#1 循環動態の変動を起こすおそれ	(1)安定した循環動態で手術室に入室できる. 1)脈拍に急激な変動がない. ・心拍数60〜80回/分で経過できる 2)胸部不快の訴えがない. 3)手術に対する思いを医療者に伝えることができる. ＊評価は手術室入室時	【術前訪問時】 O-P ❶脈拍・血圧・経皮的酸素飽和度・体温 ❷胸部不快感の有無，動悸の有無，気分不快の有無 ❸疼痛の有無・程度・部位・日内変動・体位との関連・鎮痛剤の使用の有無と頻度 ❹神経障害の有無・程度 ❺抗凝固薬の休薬・代用薬剤使用の状況と中止の指示 ❻止血状況・採血後の血腫の有無 ❻血液凝固機能検査：出血時間・PT・APTT・Plt・PT-INR・ACT ❼既往歴・安静度・食事の状況などの基礎情報 ❽表情・言動 ❾理解力 ❿入院前の日常生活活動と程度(疲労・動悸・息切れ) ⓫手術に対する理解度・受け止め方・不安や恐怖など T-P ❶輸液・輸血の管理と確認(依頼された血液製剤の種類と量が確実にあるか輸血部へ確認しておく) ❷血液凝固機能検査結果で異常が認められた場合，麻酔医・外科医へ速やかに報告する. ❸ゆっくり話ができる雰囲気を作り，訴えを傾聴し不安の軽減を図る. ❹得られた情報を医療チームで共有する. ❺確実な止血(採血後など)を行う. E-P ❶入院や手術に関することなどわからないことがあれば，遠慮なく看護師に尋ねるように説明する. ❷術後の不安については，術前練習を行うことで解決していけるように説明する. 〔術前練習の内容〕 ・良肢位について ・下肢の自動運動について ・食事・排泄・洗面・含嗽などの練習 ・三角枕による体位変換・端座位練習

※看護展開は#1のみ．#2〜6については省略した．

実施・結果	評価
①術前訪問の実施（手術前日） ・まず，電子カルテから入院時からのバイタルサインの経過を確認，脈拍は不整 70〜100 回/分，血圧 100〜140/60〜80 mmHg で経過していること，既往歴や食事の状況などの患者基礎情報を閲覧した．入院当日からワルファリンの内服を中止していることや手術入室 4 時間前に未分画ヘパリンの持続投与を中止する指示があることを確認した．そして，プライバシーに配慮し E 氏のベッドサイドでカーテンを閉めて術前訪問を実施した．動悸や息苦しさなど胸部不快感は「特にない」ことを確認した．疼痛時には鎮痛剤を頓用し，鎮痛が図れていることを確認した．患肢の足関節の屈曲伸展運動はスムーズに行えており，神経障害の症状はなかった． 　凝固機能の異常として，出血しやすいことや内出血が起こりやすいかなどを尋ね「特にない」ことを E 氏に確認した．また，病棟看護師へ採血後の止血状況について情報収集し，出血の持続や皮下出血などがないことを確認し，皮膚の状態を観察した． 　E 氏から「手術中にこのまま死んでしまうのではないか」「寝たきりになってしまうのではないか」との言葉が聞かれたため，訴えを傾聴しながら手術室内での流れや寝たきりにならないための術後のリハビリの必要性を一通り説明した．その後，病棟看護師に精神的援助が必要であることを申し送った． 　術後の三角枕の使用や床上安静について，E 氏は病棟看護師の行ったオリエンテーション内容の理解に問題はなく，「忘れてしまうから」と内容をメモするなどとても意欲的であった． 　外科医のオーダーした血液製剤（RCC 6 単位，FFP 4 単位）について，手術室に当日搬入される予定であることを伝票と合わせて輸血部へ確認した． ②手術当日 　前投薬は使用していないため，E 氏がリラックスして入室できるように BGM をかけ室温を 27℃に設定した．不安や緊張感が軽減するように，手術室入室時にはマスクを取り挨拶をした．E 氏の表情は固く緊張がみられた．入室時のバイタルサインは，心拍 82 回/分（Af），血圧 132/78 mmHg，SpO_2 96% で，頻脈であるものの血圧は維持できており動悸など胸部不快感の訴えは聞かれなかった．手術室入室時の意識レベルは清明であり見当識障害も認められていない．	①入院してから術前訪問時までのバイタルサインは安定し動悸などの胸部症状もなく循環動態は安定していた．採血後の止血状態を確認したが血腫形成等はなく血液凝固機能検査の値からも顕著な逸脱はないと考えられた．E 氏は手術に対する不安を自ら表出できており，手術室での一連の流れや，寝たきりにならないために術後のリハビリが必要であることを説明すると納得された様子であった．また，術前練習についても前向きに取り組む姿勢がみられるが，高齢であることを考慮し，看護師が見守りながら実施する必要があると考えられたため，E 氏の担当看護師へ申し送りを行い手術までの精神的援助を依頼した．よって目標は全面達成であるが継続実施とする．

| | | (2) 安定した循環動態を保つ．
1）心拍数 60〜80 回/分で経過できる．
2）血圧が術前±20 mmHg で経過できる．
3）体温が 36.5℃ 以下に低下しない．
4）不安を表出することができる．
5）静脈血栓症の兆候がない．
＊評価は手術終了時ならびに手術室退室時 | 【手術室入室〜手術室退室まで】
O-P
❶バイタルサイン(心拍数・血圧・経皮的酸素飽和度)
❷胸部不快感の有無・動悸の有無・気分不快の有無
❸疼痛の有無・程度
❹使用薬剤と量・麻酔レベル
❺体温・寒気の訴え・発汗・シバリングの有無
❻循環状態
　・心電図(心拍数・他不整脈の有無・脈拍数の増減・S-T 変化・リズムの変化)
　・脈拍数の増加，減少
　・血圧の上昇，下降
　・IN/OUT バランス(輸液量と種類・血液製剤使用の有無・出血量・尿量(0.5〜1.0 mL/kg/h))
　・貧血の有無(RBC，Hb，Ht など)
　・末梢冷感の有無と左右差
　・皮膚・口唇色・チアノーゼの有無
❼呼吸状態
　正常呼吸回数・リズム・1 回換気に十分な深さであるか・呼吸困難感の有無
❽血液凝固機能検査
　出血時間・PT・PT-INR・APTT・Plt・ACT など(入室時)
❾出血量
　術野：吸引，ガーゼ，床など・ドレーン・硬膜外麻酔穿刺部ドレーンからの排液量・性状と時間出血
❿足背動脈・膝窩動脈の触知・ドップラー聴取・左右差・色調変化・冷感・下肢の浮腫の有無・下肢を進展させ他動的に足関節を背屈させるとふくらはぎに痛みを感じる(ホーマンズ兆候)
⓫意識レベル・鎮静剤の使用の有無・瞳孔不動・顔面の浮腫

T-P
❶血液製剤が確実に手術室に納入されているか確認する．
❷適切な保温・加温に努める．
❸出血量の確実なカウント(ガーゼ・吸引)，30 分ごと
❹尿量カウント，30 分ごと
❺輸液管理：血管の浸透圧を考えた輸液(アルブミン・PPF・サリンヘス製剤)を部屋に準備
❻薬品の準備(昇圧剤・降圧剤・カテコラミン・抗不整脈薬・NTG 類)
❼術後：ドレーンからの出血の有無・程度・排液量・色調/止血状態の把握
❽正しい弾性ストッキングの装着・間欠的空気圧迫装置の適正使用
❾声かけを頻回に行い，不安の軽減を行う．
❿患者の好みの音楽をかけ緊張の軽減に努める．
E-P
❶手術室の担当看護師が，ずっと傍にいること，困ったことは何でも言うように説明する．
❷心配や不安があることは伝えるように指導する． |

E氏の手術室入室時に血液製剤を病棟看護師から受け取り，E氏のものであることを病棟看護師と共に呼称して確認した．血液製剤はすぐに使用できるよう電子カルテにて照合した．
　硬膜外麻酔・脊髄くも膜下麻酔時，骨折部位の安静を保つために，整形外科医に患肢を保持してもらい麻酔体位をとった．麻酔体位保持中，頻回にE氏の耳元で声かけを行い十分な精神的配慮に努めた．麻酔体位動作時，疼痛の訴えはあったが体位変換前後のバイタルサインに著変はみられなかった．その後，フェイスマスク6 L/分で酸素投与を開始した．脊髄くも膜下麻酔から麻酔薬注入後約15分後に，血圧低下（74/49 mmHg）を招いたが，ネオシネジンを使用し，100 mmHg台まで上昇した．その後，血圧は安定して経過．入室時から心電図上心房細動であったが血圧低下を伴う頻脈に至ることなく60〜80回/分で経過した．麻酔レベル固定後，患肢を整形外科医に保持してもらい手術体位である側臥位に体位変換した．その際，腋窩に枕を挿入し，低反発ウレタンフォームを用い腸骨の除圧を行った．健側の弾性ストッキングの上からブーツ型の間欠的空気圧迫装置を装着し作動させた．また，体温低下予防に温風加温装置（上半身に使用）38℃設定で開始した．手術開始から40分後に上肢の末梢冷感が観察されたため，上肢の固定を緩め，温枕を使用し末梢の保温に努めた．
　術当日の緊急凝固検査でPT-INR 1.3，ACT167であり，止血状況に特段問題はなかったが，術前からの貧血も考慮し濃厚赤血球製剤を4単位使用した．
　執刀後，関節包の露出と切開時に，骨折時の出血と思われる暗褐色血液が約100 mL排出したため，麻酔医へ性状と量を報告した．大腿骨の掘削と大腿骨ステムの挿入時に骨髄からの出血を確認し出血量が400 mLとなったため，15分ごとに麻酔科へ出血量の報告を行い，IN/OUTバランスの把握のため尿量カウントも30分ごとに行った．
　術中，声かけを頻回に行い，苦痛の有無や気分不快などの早期発見，同時に精神的援助につとめた．
　手術終了後，J-VACドレーンの陰圧状態を確認した．ドレーンからの排液は血性であった．
　四肢の冷感は，術直後は患肢のみ認められたが，患肢の状態は，浮腫はあるもののホーマンズ徴候はなく，足背動脈・膝窩動脈のドップラーに左右差はなく触知良好であった．E氏の意識レベル，麻痺の出現や言語障害の有無を観察したところ異常はなかった．退室時の塞栓症は否定的であり病棟での継続観察を依手術室から間欠的空気圧迫装置を作動したまま，酸素はフェイスマスク6 L/分投与継続のまま一般病棟に帰室となった．

②手術室入室後から手術終了まで，E氏の表情や言動に留意しおもに心拍数・血圧・心電図波形の変化を見逃さないよう注意してモニタリングにつとめた．心拍数は80回/分を超えることは多々あったがいずれも100回/分以下で血圧は安定していた．麻酔の影響により血圧が一時低下したが昇圧剤の反応はよくすぐに上昇した．また，循環動態に影響を与えないよう，精神的ストレスを軽減し体温低下を予防する看護実践を行った．体温は入室時36.8℃であり，低体温予防の目的で手術が始まる前から温風加温装置を用いた加温ならびに輸液加温システムを使用した．術中体温は36.5℃まで低下したがシバリングは観察されず寒さを訴えることもなかった．頻回に声かけを行い手術の進行状況を伝えながら，手術が順調に進んでいることを伝えると笑顔でうなずく様子がみられた．E氏は手術の途中から「ぽかぽかして眠くなってきました」と言い閉眼し入眠されているようであった．
　総出血量440 mL，輸血量360 mL，輸液1,680 mL，尿量940 mLとプラス傾向であった．術後J-VACドレーン内の排液は血性で40 mL/時間以下であった．
　入室時の意識レベルと比べて術中〜手術室退室時の意識レベルに変化はみられず四肢の自動運動についても左右差なく良好であった．術中は弾性ストッキングを装着し，間欠的圧迫装置を使用して静脈血栓症の予防を図った．
　以上のことにより，循環動態は概ね安定して経過していたため目標は一部達成とする．E氏の場合，深部静脈血栓症はいつでも起こりうる高リスク状態であるため病棟での早期発見が重要になる．床上での自動運動が予防につながることを指導し動機づけを行いながら見守る必要があることを病棟看護師に申し送りを行った．

⑤ 事例のまとめ

　E氏は，心房細動があり心原性血栓塞栓症の防止のためワルファリン内服中であった．抗凝固作用が残っている場合は出血による循環動態の変動を起こす可能性がある．そのため，術前5日前にはワルファリンが休薬されていたこと，未分画ヘパリンが手術開始時間4時間前に中止されていたこと，手術室入室時にはPT-INR＜1.5，ACT＜180秒で抗凝固作用が残存していないことを確認した．手術室入室時には，部屋を暖めておきマスクを外しながら声掛けやタッチングを行った．術中は，いつもE氏のそばに居るように努め精神的安寧が図れるようにし，心電図モニターの同期音を聴きながら異常の早期発見に努めた．また，出血量のカウントを頻回に行い水分出納バランスに留意しながら，異常がある場合速やかに医師へ報告するようにした．脳塞栓や四肢動脈塞栓症の早期発見に努め，意識レベルや麻痺などの出現，四肢冷感や蒼白，ドップラーで両足背動脈の聴取を術前と術直後に行った．空調や消毒薬の影響により体温が低下しやすいため，加温に努めた．

5. 看護のポイント

　心疾患を合併する患者の周術期看護は，起こり得る循環動態の変動，つまり異常の早期発見が重要である．十分な知識をもったうえで先見性に基づいた看護が鍵となる．正常脈拍数程度の心房細動はさほど危険ではないとされているが，頻脈となった心房細動は循環動態の変調を招く．よって，頻脈を起こさないよう，精神的ストレス，シバリング，疼痛，呼吸苦などに留意し支援する必要がある．また，血液凝固機能や術前休薬の確認を確実に行い，出血に対する対策を行う．同時に，血栓塞栓症などの異常の早期発見が重要である．

文献

1) Inoue H, et al. Prevalence of atrial fibrillation in the general population of Japan : an analysis based on periodic health examination. Int J Cardiol 137 : 102-107, 2009.
2) Ohsawa M, et al. Mortality risk attributable to atrial fibrillation in middle-aged and elderly people in the Japanese general population : nineteen-year follow-up in NIPPON DATA80. Circ J 71 : 814-819, 2007.
3) 坂井健一郎・他：心房細動を有する市民の5年後の死亡率ならびに死亡原因についての検討．臨床神経学，55(3)：178-181，2015．
4) 井上　博・他：心房細動の治療と管理．医学書院，2009．
5) 循環器病の診断と治療に関するガイドライン（2012年度合同研究班報告）：「心房細動治療（薬物）ガイドライン（2013年改訂版）」．http://www.j-circ.or.jp/guideline/pdf/JCS2013_inoue_h.pdf（2017年6月閲覧）
6) 循環器病の診断と治療に関するガイドライン（2008年度合同研究班報告）：「肺血栓塞栓症および深部静脈血栓症の診断，治療，予防に関するガイドライン（2009年改訂版）」．http://www.j-circ.or.jp/guideline/pdf/JCS2009_andoh_h.pdf（2017年6月閲覧）
7) 日本ペインクリニック学会・日本麻酔科学会・日本区域麻酔学会合同抗血栓療法中の区域麻酔・神経ブロックガイドライン作成WG：「抗血栓療法中の区域麻酔・神経ブロックガイドライン（2016年）」．http://www.anesth.or.jp/guide/pdf/guideline_kouketsusen.pdf（2017年6月閲覧）
8) 竹内登美子編：周手術期看護2　術中/術後の生体反応と急性期看護．医歯薬出版，2004．
9) Fleisher LA, et al. : 2014 ACC/AHA Guideline on Perioperative Cardiovascular Evaluation and Management of Patients Undergoing Noncardiac Surgery : A Report of the American College of Cardiology/AHA Task Force on Practice Guidelines. J Am Coll Cardiol, 64(22) : 77-137, 2014.
10) 抗血栓薬服用者に対する消化器内視鏡診療ガイドライン：日本消化器内視鏡学会雑誌，54(7)：2073-2102，2012．

B. 合併症のある患者の手術看護

4 呼吸器疾患

　近年，医療技術の進歩に伴い，以前であれば手術を受けることは不可能とされていた合併症をもつハイリスクな患者や，合併症をもたないまでも75歳を超えた高齢患者も日常的に手術を受けている．

　手術を受ける患者の特徴として，生活習慣病とともに花粉症など何らかのアレルギーをもつ人が増えてきている．気管支喘息もその1つであり，ダニやペットの毛などがアレルゲンとなって，喘息発作を誘発する機会が増えている．室内環境が快適になるとともに，ダニは一年中繁殖できるようになり，密閉された部屋の中では，ハウスダストやペットの毛が舞っているといった環境の変化が要因とされている．また，近年，喫煙行為のみならず受動喫煙による健康被害についても周知されるようになり，禁煙活動や分煙活動が行われるようになってきた．社会全体では喫煙者数は減少傾向にあるが，喫煙を続けている人がいることに変わりはなく，長期にわたって喫煙歴のある人も多い．この章では，これらの要因などから，呼吸器疾患を合併している患者の手術看護について述べる．

1. 病態の解説

1 分類と定義

　呼吸器疾患には大きく分けて，肺気腫や無気肺，気胸などといった疾患に代表される拘束性呼吸障害と，慢性気管支炎や喘息などといった疾患に代表される閉塞性呼吸障害とがある．拘束性呼吸障害とは，肺の拡張性の障害であり，胸郭，胸腔内，肺実質が何らかの異常で肺の膨張が障害された状態をいう．一方，閉塞性呼吸障害は，気管支や気道そのものの狭窄，また分泌物によって呼気が障害された状態である（3章，図3-7参照）．成人と比較した加齢による呼吸機能の変化については他項（5章 C．1 高齢者）に委ねるとして，この項においては，日常的に臨床現場で頻繁に遭遇する気管支喘息と喫煙歴のある患者の病態について説明する．

　患者の呼吸機能を評価するためには，血液ガス分析値の他に，努力肺活量（FVC；forced vital capacity），1秒率（$FEV_{1.0}$％），パーセント肺活量（％VC）といった検査値を最低限把握しておく必要がある．また，Hugh-Jonesの分類を用いて，患者の日常生活から息切れの程度を判定することができ，呼吸機能の予備力をある程度予測することが可能である（表 5-B-24）．

表 5-B-24　Hugh-Jones の呼吸困難の分類による手術の適応

Hugh-Jones の障害程度	手術の適応
Ⅰ度（正常）	手術は可
Ⅱ度（軽度の息切れ）	喘息の緩解時でもⅡ度以上の場合は，術前に積極的にネブライザー療法などで気管支拡張や気道分泌物の喀出に努め，少しでも患者の状態を改善させる．
Ⅲ度（中度の息切れ）	原則的に，緊急時以外は延期
Ⅳ度（高度の息切れ）	患者の手術はかなりの危険を伴い，術後肺合併症のため患者を失う可能性が高い．
Ⅴ度（極めて高度の息切れ）	

❷ 気管支喘息の病態

　気管支喘息とは，気管および気管支の刺激に対する反応性が亢進し，気管支の周囲にある筋肉（気管支平滑筋）が過剰に収縮する病態である．気管支喘息における気道狭窄は広範にわたるが，この狭窄は自然にあるいは治療によって回復する．臨床的には，平滑筋収縮の反復が繰り返し起こる咳嗽として現れ，収縮の持続（＝気道の狭窄）が続けば，喘鳴，呼吸困難として現れる．発作時には，気道血管の透過性が亢進して粘膜に浮腫を生じ，狭窄を悪化させる．

　気管支喘息は，ほとんどすべての年齢層で認められるが，その発症の要因に若干の違いがある．成人においては外因性の刺激に対する反応というよりは内因性によるものであり，逆に小児においては外因性の刺激によるものが多い．アレルギーに関する家族歴との関連や発作の季節性，血清 IgE の上昇，治療への反応性，完治の可能性は小児のほうが高い．闘病期間が長期にわたっていると，気管支喘息患者の肺組織は持続する炎症のために，粘膜の肥厚や肺胞壁の破壊などの器質的変化を起こしている．そのため，気管支喘息患者は閉塞性障害を示すとされているが，成人では器質的変化に伴って混合性障害を示すものが多い．小児では呼吸機能の器質的変化は少なく，発作時以外はまったく症状が認められないことが多い．

2. 周術期への影響

❶ 気管支喘息が周術期に及ぼす影響

　周術期においては，気管挿管操作や吸入麻酔薬などといった気道や気管および気管支への刺激，周術期の不安や疼痛といった環境は必然となり，これらが発作の要因となりやすい．そのため，最終発作後あまり時間が経過していない場合は，手術時期を慎重に決定する必要がある．発作が頻回に現れている時期においては，緊急手術以外は延期すべきである．

2 喫煙が周術期に及ぼす影響

　喫煙は呼吸機能を大きく損ねる．喫煙は，上気道に対して，気道過敏性の亢進，気道分泌物の増加，気道清浄機能の低下を引き起こす．肺の奥に溜まった痰を外に出す役目をする線毛の働きを弱め，痰を出す能力を低下させる．喫煙は1秒率を急速に低下させ，咳反射も弱める．そのため，術後数日間は手術操作と麻酔による低酸素と肺機能障害が続く．

　また，タバコの煙にはニコチンと一酸化炭素が含まれている．ニコチンには，心拍数や心拍出量を増やし心筋酸素需要量を増やすという作用があるが，酸素供給や血流量は増やさない．また，不整脈の発生閾値を下げるという作用がある．タバコの煙に含まれる一酸化炭素は，体中の酸素の運搬と利用を阻害する．つまり，ニコチンは酸素消費量を増やすが一酸化炭素は酸素運搬能力を損なうため，喫煙行動は心臓も傷害することになる．

　また，喫煙は慢性閉塞性肺疾患（COPD；chronic obstructive pulmonary disease）の最も重要な原因因子となる．COPDは，有毒な粒子やガスの吸入によって生じた気管支や肺の病変のために，慢性の気流制限を示す病態の総称である．気流制限をもたらす疾患としては，慢性気管支炎や肺気腫があるが，両者を合併していることも多い．慢性気管支炎は，気管支粘膜にみられる慢性炎症であるが，気管支壁にある分泌組織が肥大増殖しているため，痰の産生が生じる．肺気腫は肺胞壁の破壊を伴う肺の過膨張を示し，気道の狭窄や胸郭の変形を呈する．COPDも気管支喘息と同じく，呼吸機能検査上，1秒量（$FEV_{1.0}$）・1秒率（$FEV_{1.0}\%$）の低下をきたし，感染症や気道の刺激をきっかけとして増悪しやすい．

　喫煙患者においては，術前はできれば6〜8週間は禁煙するのが望ましいが，我慢できない喫煙者の場合は12〜24時間だけでも禁煙するように指導する．

3. 事例展開

Case 呼吸器合併症をもつ患者の胃全摘術

喫煙歴以外にさまざまな合併症を持つ患者の抜管後，SpO_2がなかなか上がらない！

あなたは担当看護師です．どうしますか？

例えば，以下のようなことが必要になる．
① モニタリングコード・酸素投与経路の確認
② バイタルサインは？
③ 呼吸の深さ，パターン，胸郭の動き，呼吸音は？
④ 患者の表情は？　疼痛コントロールは図られている？

⑤ 深呼吸は可能？　排痰はできる？　吸引介助が必要？
⑥ 血液ガス分析の値は？

❶ ケース紹介

F氏，75歳，男性

2017年1月初旬頃より心窩部に鈍痛が出現した．市販の薬で様子をみていたが，症状の改善がみられなかったため，2月に入って近医を受診．精密検査の結果，胃体中部の前壁に悪性腫瘍がみつかった．5月に上部消化管内視鏡検査にて，早期胃がんのⅡc型と確定診断され，手術目的で6月初旬に入院となった．

診断名：早期胃がん（Ⅱc型）
予定術式：腹腔鏡補助下胃全摘出術　　手術予定時間：6時間
麻酔方法：全身麻酔，硬膜外麻酔　　術中体位：開脚仰臥位

❷ 患者情報

患者	F氏，75歳，男性．身長175 cm，体重54 kg（半年で10 kg減少）（BMI 17.6）
既往歴	25歳時に肺結核で右上葉肺切除術，輸血を施行 33歳〜HCV，ウビロン®を内服中
喫煙歴	35歳〜現在に至るまでに10本/日
アレルギー	特になし
検査データ	※（　）内の数値はいずれも基準値 ・呼吸機能検査： 　FVC　1,260 mL，%VC　59.8%（80%以上），$FEV_{1.0}$%　58.2%（70%以上） ・CT所見：肝硬変，門脈圧亢進 ・血液ガス分析： 　pH 7.426（7.32〜7.42），PCO_2 34.4 mmHg（35〜45 mmHg）， 　PO_2 79.5 mmHg（100−0.3×年齢） 　HCO_3^- 24.3 mEq/L（24±2 mEq/L） 　BE 1.6 mEq/L（0±2 mEq/L） ・血液検査データ（**表5-38**）

❸ アセスメント(表 5-B-25, 図 5-B-7)

表 5-B-25　F 氏のアセスメント：術前

情報	分析	看護問題
【診断名】 早期胃がん(Ⅱc 型) 治療：外科的治療 【予定術式】 腹腔鏡補助下胃全摘出術 【手術予定時間】 6 時間 【麻酔方法】 全身麻酔，硬膜外麻酔 【術中体位】 開脚仰臥位 【現病歴】 2010 年 1 月初旬頃より心窩部に鈍痛が出現した．市販の薬で様子をみていたが，症状の改善がみられなかったため，2 月に入って近医を受診．精密検査の結果，胃体中部の前壁に悪性腫瘍がみつかった．5 月に上部消化管内視鏡検査にて，早期胃がんのⅡc 型と確定診断がされた．手術目的で 6 月初旬に入院となる． 【既往歴】 25 歳時に肺結核で右上葉肺切除術，輸血を施行 33 歳〜HCV，ウビロン®を内服中 【嗜好品】 35 歳〜現在に至るまでに 10 本/日の喫煙歴あり 【アレルギー】 特になし 【検査データ】 呼吸機能検査 FVC　　　1,260 mL %VC　　　59.8% FEV$_{1.0}$%　58.2%	<呼吸について> 　F 氏は 75 歳であり，加齢に伴う呼吸器系の変化(肺の器質的変化)から，ガス交換能力の低下が考えられる．また，咳嗽反射の低下，加齢に伴う慢性的な脱水状態であるため，上気道は乾燥しやすく，痰は粘調性を増し，無気肺を起こしやすい． 　また，今回 F 氏は全身麻酔で手術を受ける．全身麻酔薬のほとんどのものは呼吸中枢に対して抑制的に作用する．吸入麻酔によって，気道と肺血管は拡張するため，末梢気道の虚脱や無気肺を生じやすい．咳反射の消失により無気肺を生じやすく，分泌物も貯留しやすい．麻酔薬のみならず，術中から術後にかけて用いる鎮痛薬および鎮静薬においても中枢神経の呼吸抑制を起こす．また疼痛などによっても呼吸抑制が生じるおそれがある．呼吸抑制は低換気状態をきたす． 　F 氏の術中体位は開脚仰臥位である．術中の筋弛緩状態が加わるため，呼吸器系における肺容量は，立位のときと比較すると機能的残気量が 44%減少する． 　消化器系領域の手術後，疼痛コントロールが図られないと，疼痛により横隔膜の運動が抑制され肺活量は約 1/4 に低下する．そのため深呼吸や咳嗽運動が制限され，無気肺を合併しやすい． 　F 氏の呼吸機能の検査データは閉塞性呼吸障害と拘束性呼吸障害を併せもった混合性呼吸障害を示している．F 氏の場合，25 歳時に右肺上葉切除術を受けたことによる拘束性呼吸障害があり，硬くなった肺や胸郭に対応して，適当な肺胞換気量を確保するために，余分な筋肉の活動が必要となり，呼吸仕事量が増加する．肺が正常に拡張できない状態であるため，普段より浅促性呼吸となり呼吸数が増加しやすい．また，閉塞性呼吸障害は，長期間にわたる喫煙が原因と考えられる．喫煙は気道粘膜の分泌物を増加させ，線毛運動を低下させ，痰を増加させる．全身麻酔による気管挿管の刺激や胃管の挿入が，気道内分泌物を増加させる．術後は疼痛のため咳嗽が抑制され気道内分泌物が貯留しやすく，喀痰は喀出しにくい．	#1 呼吸器合併症のおそれがある． <要因> ・過去の肺切除術による拘束性呼吸障害 ・喫煙による閉塞性呼吸障害 ・低栄養による呼吸筋力の低下 ・加齢による呼吸機能および予備力の低下 ・吸入麻酔薬により，気道や肺胞が乾燥することによる線毛運動の低下，咳嗽反射の消失，気道内分泌物貯留 ・気管挿管や胃管挿入による気道内分泌物の増加 ・長時間の気管挿管による肺の虚脱 ・術中仰臥位による機能的残気量低下，ガス換気障害 ・術後疼痛

血液ガス分析	
pH	7.426
PCO_2	34.4 mmHg
PO_2	79.5 mmHg
HCO_3^-	24.3 mEq/L
BE	1.6 mEq/L

血液検査データ
RBC　　392万/μL
Hb　　　13.8 g/L
Ht　　　40.9%
Plt　　　17.3万/μL
PT　　　12.8秒
APTT　　31.6秒
出血時間　2分
TP　　　6.0 g/L
Alb　　　3.0 g/L
AST　　57 IU/L, ALT　48 IU/L

CT所見
肝硬変，門脈圧亢進

【体格】
身長175 cm, 体重54 kg(半年で10 kg減少する), BMI 17.6

75歳であるF氏の場合，PO_2 77.5 mmHgが基準値となる．血液ガスデータは基準値ぎりぎりである．肺における酸素化能，および換気と代謝に問題はないが，術後，創痛や喀痰喀出困難で分泌物貯留状態になると，有効なガス交換ができないばかりか，呼吸仕事量の増加のため呼吸筋の疲労を招くおそれがある．その結果，ますますガス交換不良となり呼吸状態が悪化するという悪循環に陥るおそれがある．

<循環について>
　F氏の推定循環血液量(体重の約7%)は体重から計算すると3,780 mLである．血液凝固能に異常はみられない．出血のスピードにもよるが，循環血液量の20%が失われると生体はショック状態となる．F氏の場合は約750 mL出血するとショック状態となる．F氏の予定術式は，出血がそれほどでないことが予測できるが，出血量400 mL時の推定Hb値は12 mg/dLで，いわゆる"貧血"の状態となって，生体各組織への酸素が欠乏する状態となる可能性がある．肝細胞が低酸素状態に陥り，肝機能が悪化すると蛋白合成機能がさらに低下し，低アルブミン血症から肺合併症併発へとつながるおそれがあると考えられる．
　低栄養状態であるF氏は循環血液量が減少している．生体はこの循環血液量の減少を末梢血管収縮によって代償し，正常の血圧を維持するが，麻酔薬の影響で末梢血管が拡張すればこの代償作用がなくなり，低血圧を招く．
　高齢者は，循環器に特化した既往歴がなくても，心筋への刺激を促す細胞数の減少，伝導経路の繊維化・石灰化があるため，心機能の変化が刺激伝導系に現れやすい．つまり，不整脈を生じやすく，不整脈は心拍出量の減少をきたす．また，半年で10 kgの体重減少に加え，手術当日は，絶飲食も加わって脱水状態になりやすいことも循環血液量を減少させる原因となる．
　吸入麻酔薬や静脈麻酔薬の作用(血管平滑筋への直接作用による末梢血管の拡張および心筋収縮力の低下，交感神経系への抑制作用による末梢血管の拡張など)により血圧が低下しやすい．しかし，手術による生体侵襲は，交感神経中枢のカテコールアミン分泌支配神経細胞を刺激し，副腎髄質からカテコールアミンの分泌を促す．この結果，末梢血管の収

#2 循環動態変動のおそれがある．
<要因>
・加齢に伴う心機能の低下による不整脈出現のおそれ
・加齢に伴う循環血液量の低下
・吸入麻酔薬による末梢血管の拡張
・術操作による出血，術後の創痛
・低アルブミン血症
・慣れない環境や不用意な物音による不安の増強

縮を促進，心収縮力や心拍数を増加させ循環血液量を維持しようとするため，術直後に血圧上昇，頻脈が出現する．

＜栄養状態について＞
　F氏のBMI値は17.6であり，半年で10kg体重減少している．TP値，Alb値も低く低栄養状態である．低栄養状態となった原因として，2010年1月初旬頃より心窩部に鈍痛が出現したことによって食事が十分に摂取できていなかったこと，胃がんによる消化吸収能の衰え，肝障害による低アルブミン血症が考えられる．
　アルブミンは血液の膠質浸透圧を維持する．低アルブミン血症の状態になると，水は血管外に漏出し循環血液量の減少と組織間の浮腫を生じさせる．肺組織の浮腫は肺うっ血や肺水腫をきたし，低酸素血症の原因となる．また，F氏は25歳の時の手術で受けた輸血後肝炎によるものと思われる肝機能障害がある．手術侵襲による組織損傷の回復の過程には，大量の老廃物が産生されると同時に，大量の蛋白質が必要となるが，機能不全に陥っている肝臓がこの事態に対処できないとき，老廃物の蓄積と創傷治癒の遅延が起こり，全身状態はさらに悪化することとなる．
　過去に手術経験はあるが，F氏にとって手術室は慣れない環境である．慣れない環境下で，麻酔導入まで処置を受けることは，心身の緊張および不安をもたらすおそれが十分に考えられる．心身の緊張，不安は血圧を上昇させる．また，これら精神的ストレスは自律神経を介して，心拍機構の変化を起こす．その結果，心拍数が上昇し，さらに不安感を増強させてしまう．高齢者の場合，心臓の予備機能も低下しているため，心拍数が上昇すると心疾患が既往にない人でも不整脈が出現することがある．
　また，術後疼痛のコントロールが図られなかった場合，疼痛は循環にも悪影響を及ぼす．痛みによる交感神経の緊張は，頻脈や血圧上昇をきたし，心拍出量の増大をもたらす．痛みにより術後の早期離床が図れなかった場合，長期臥床は深部静脈血栓症(DVT)の形成因子となる．
　DVT発症要因として，静脈血流の停滞・血液凝固能の亢進・血管内膜の損傷がある．F氏の場合，全身麻酔下での長時間手術による静脈血流の停滞，手術による血液凝固能の亢

#5 深部静脈血栓症を生じるおそれがある．
＜要因＞
・加齢
・全身麻酔下による不動状態
・手術進行に伴う気腹操作

進・血管内膜の損傷により，DVT 発症のリスクがある．また，肺血栓塞栓症・深部静脈血栓症予防ガイドラインによると，75 歳の F 氏は，高リスクに分類される．

<体温について>
　高齢者は，基礎代謝の低下による体内熱産生量の減少，体温調節反応の減弱がある．F 氏の場合，BMI 値（17.6）が低く，骨格筋減少（熱産生の限界）および皮下脂肪減少（熱が周囲に逃げやすい）しているため，何らかの保温・加温処置をしないと術中に低体温をきたすおそれがある．
　また，全身麻酔薬による体温調節中枢の抑制（行動性体温調節機構および自律性体温調節反応の抑制），手術室という環境（患者体温の室内への放射，空調システムによる空気の対流，手術台への体温伝導，呼気中や術野からの患者の熱蒸発）によっても低体温を起こしやすい．
　低体温は，覚醒遅延（麻酔薬の効果残存），筋弛緩薬の作用遷延（呼吸抑制）をもたらし，血小板機能の低下や，出血時間，凝固時間の延長にも影響し，出血量を増大させる．
　低体温により交感神経が緊張し，末梢血管が収縮し血流が減少するため，組織への酸素供給が低下する．低体温は術後の回復過程において創傷治癒の遷延を引き起こす．
　また，低体温によるこの交感神経系の緊張は，ノルエピネフリンの分泌を促進する．そこへシバリングが起こると心臓における酸素消費量が増大し，心臓での酸素の供給と需給バランスに破綻をきたす．その結果，不整脈，心筋虚血といった心血管系リスクを高めることになる．

＃3 低体温のおそれがある．
<要因>
・加齢による基礎代謝の低下
・骨格筋・皮下脂肪の減少による体内熱産生量の低下
・麻酔薬による体温調節中枢の抑制
・手術室という環境，対流，伝導，輻射，蒸発による熱喪失

<皮膚・神経について>
　老化による皮膚の弾力性・緊張の低下は，摩擦やずれにより褥瘡を生じさせやすくする．老年期は皮膚の細胞再生速度の低下や血液供給量の低下により，創傷の治癒過程が遅延しやすい．
　F 氏は低栄養状態であり，グロブリンや補体などの免疫や感染防御機能に関係した蛋白質量が低下していると考える．そのため感染に対する抵抗性が落ち，創傷治癒の遅延，手術創の哆開，免疫力の低下，重症感染症などを引き起こしやすい．今回の手術において留置される各種カテーテルもそのリスクを高め

＃4 皮膚状態の変化，神経損傷を起こすおそれがある．
<要因>
・加齢による皮膚の弾力性・緊張の低下
・低栄養状態
・長時間同一体位
・手術操作

る．また，低栄養は，組織の脆弱化，浮腫，弾性の低下などを招き，組織の耐久性を低下させる．

　F氏の手術時間は6時間である．手術中は不動状態となり，意識や筋緊張も消失するため，体を動かして痛みを訴えたり回避したりするなどの防御反応も起こらない．そのため，手術時の無理な体位や器具への接触により，皮膚の圧迫や神経の過伸展による褥瘡や神経麻痺を起こすおそれがある．F氏の体位は開脚仰臥位であり，後頭部，肩甲骨部，肘関節部，仙骨部，踵骨部に皮膚障害をきたしやすい．上肢の不適切な肢位固定によって，腕神経叢障害，尺骨神経障害を生じるおそれもある．

　麻酔薬の作用（末梢血管拡張）や出血による血圧低下も，組織に必要な酸素の運搬に支障をきたす．その結果，末梢組織が虚血状態となる（収縮期血圧が100 mmHg，拡張期血圧60 mmHg以下の場合は褥瘡が発生しやすくなり，30分以上のショック状態で圧迫部位の酸素濃度が極度に低下し，さらに褥瘡発生リスクが高くなる）．

　洗浄水や消毒液などにより，リネン類が濡れ，皮膚は湿潤した状態になりやすい．皮膚の湿潤環境は，皮膚の透過性を亢進させ，汗や排泄物などの化学的刺激を受けやすくなる．細菌感染を防ぐ働きも低下し，皮膚組織の損傷や感染が起こりやすい状態となる．

　術中褥瘡予測スコア法（OPDS）では，在室時間→6時間（2点），体位→開脚仰臥位（0点），麻酔→全身麻酔（1点）肥満→−15以下（1点），年齢→60歳以上（0.5点），TP→6.0 g/dL（1点），ASA分類→Class 2（0.5点），さらに，術中輸液の点数が加わるが，これを加えずにすでに6点であり，褥瘡予測発生率は20％である．

#6 感染を起こすおそれがある．
＜要因＞
・肝機能低下
・低栄養状態
・カテーテル留置（バルンカテーテル，末梢，動脈，中心静脈ライン）
・手術操作

④ 看護計画と看護展開(表 5-B-26)

表 5-B-26　F 氏の看護展開

看護問題	目標	計画(具体策)
#1 呼吸器合併症のおそれがある．	(1) 周術期において呼吸器合併症を起こさない． 1) 呼吸の深さ，パターン，呼吸数が正常である． 2) 呼吸音が正常である． 3) 末梢冷感，チアノーゼがない． 4) 血液ガス分析値が正常(ルームエアー下で最低，術中は PaO_2 77.5 mmHg この値に FiO_2 をかけた値を目標とする)． 5) 意識レベルの低下がない． 6) SpO_2 が 98％以上を維持する． 7) 抜管後深呼吸ができる． 8) 自己排痰ができる． ＊評価は手術室退室時	【術前】＜手術室入室まで＞ O-P ❶バイタルサインの変動(心拍数，血圧，SpO_2，体温) ❷精神状態・入院してからの睡眠状況・F 氏の表情，言動および声の大小・顔色，口唇色，爪色，末梢冷感の有無・手術室看護師の声かけに対する反応 ❸禁煙状況・喫煙開始時期，1 日当たりの喫煙本数・禁煙開始時期・現在の禁煙状況 ❹気道感染症の兆候の有無・倦怠感・咽頭痛・熱感の有無・咳嗽・喀痰・鼻汁の有無とその性状・必要時，咽頭発赤の有無および呼吸音 ❺呼吸機能検査，血液検査データ，血液ガス分析 E-P ❶術前訪問時，禁煙ができていないと確認できた場合，禁煙の必要性と，最低 12 時間の禁煙を指導する． ❷術前訪問時，麻酔覚醒後の深呼吸および排痰の重要性について説明する． ❸術前訪問時，疼痛に関して我慢する必要性はないということを説明し，疼痛がある場合は遠慮なく申し出るように説明する． ❹術後の早期離床の重要性について説明する． 【術中】＜手術室入室後〜手術終了まで＞ O-P ❶バイタルサイン(心拍数・血圧・SpO_2・体温) ❷呼吸状態，循環状態・カプノグラム，$ETCO_2$，気道内圧，1 回換気量・肺エア入り，複雑音の有無，性状，左右差，胸郭の動き・喀痰の有無，量，性状・心電図(不整脈の有無・心拍数の増減・S-T 変化・リズム変化)・顔色，口唇色，爪色，末梢冷感の有無 ❸血液ガスの値(pH，$PaCO_2$，PaO_2) ❹出血量，Hb 値，Ht 値(出血量は最低 30 分ごと，または出血量が 100 mL を超えない程度で観察，血算値は観血的動脈圧ライン確保後より以後，血液ガスを測定するごと) ❺挿管チューブ，輸液ラインが確実に固定されているか(挿管チューブについては挿管直後・体位固定時・2 時間ごとの頭位変換時，輸液ラインについては，輸液確保直後・体位固定時・ドレーピング時・2 時間ごとの頭位変換時・ドレーピング除去時) T-P ❶挿管器具一式の点検，挿管介助を行う． ❷吸引一式の点検を行う． ❸確実にモニタリング装置を装着する．また，清潔布がかかる

実施・結果	評価
【術前】＜手術室入室まで＞ 　手術前日に術前訪問を実施した．入院カルテより，入院後のF氏はHR 80台，血圧120/70 mmHg前後，体温36.2℃前後（腋窩温）で安定経過していた． 　術前訪問前夜は，睡眠薬を内服して夜間良眠であった．入院前は睡眠剤の使用はなかった．入院後，F氏は「枕が変わったし，カーテンを閉めているとはいえ，大部屋であまり眠れなくて．だから昨夜は（睡眠薬を）飲みたいと言ったんです．おかげさまで昨夜はぐっすりと眠れました」と話される． 　顔色は良好で，チアノーゼは認めず．末梢冷感も認められなかった．こちらの問いかけに対して，はきはきと返事をしていた． 　禁煙状況について確認すると入院した3日前より実施しているとのことであった．禁煙によるストレスは感じられるものの，「タバコをそのまま吸っていると手術後，大変なことになると医師と病棟看護師から言われ我慢している」ということだった． 　入院後から禁煙を実行しているF氏を支持しつつ，喫煙が術後，呼吸状態に及ぼす影響について説明すると，「わかりました．明日までとにかく頑張ります」と理解を示したため，術後の早期離床および深呼吸を実施することの重要性についても説明した． 　術前訪問実施時の精神状態は，やや多弁気味だったが，「とにかくお任せするのみです．手術については長生きして欲しいという家族のためにも，前向きに考えています」と話されたので，「手術室では常にそばにいますから安心してください．点滴をとったり，痛み止めのチューブを背中から入れたり，処置を進めるときには必ず事前に説明をさせていただきます．手術室に入ったからといって，すぐに麻酔が始まるわけではないんですよ．麻酔が始まるまで意識があります．その間，気分がすぐれない，寒いなどといったことがありましたら，遠慮なく教えてください．我慢する必要はまったくありません．手術室からの帰りを待ってくれているご家族のもとへFさんが少しでも早く帰ることができるように，私たちもがんばりますね」と伝えた． 【術中】＜手術室入室後〜手術終了まで＞ 　手術当日は，家族に付き添われ手術室入り口まで来られた．表情は穏やかであった．気道感染症状がないかどうか確認したが，特に症状は認められなかった． 　入室後はこれまでと違った環境で不安感が増強しないように，声かけ・タッチングを行い，不安の軽減に努めた．バイタルサインは心拍数80台，血圧120 mmHg台で安定経過していた．SpO_2はルームエアー	手術前から手術室退室まで，バイタルサインの数値，血液ガスデータは，正常値を逸脱しておらず，呼吸器合併症を起こすことなく経過でき，手術室の中での経過は順調であったといえる． 　計画に沿って，適切な出血量の測定やバイタルサイン・尿量の観察を行ったことも適切な循環管理へとつながり，F氏が低酸素血症とならないための管理へとつながったと考える． 　手術室内での看護目標は，1)〜7)までは達成できたが，8)についての自己排痰は不可能であった．創痛自制内とのことだが，充分に除痛が得られていないおそれがある．F氏は喫煙の経歴があるため，吸引操作で多量の喀痰回収が認められており，呼吸器合併症を併発させないためには，自己排痰は今後も必要である．また，手術中から退室までの患者の状態や看護を病棟の看護師に申し送ることで，患者により適切な看護ができると考える．

前に再度，モニタリング装置が確実に装着されているか確認する．
❹輸液ラインが確実に固定されていない場合，その固定を行う．
❺最低30分おき，または出血量が100 mLを超えない程度で麻酔医に出血量を報告し，必要時輸血の準備を行う．
❻必要時，吸引の介助を行う．
❼必要時，血液ガスの介助を行う．
❽異常時は，麻酔医に報告し，指示に従う．

【術後】＜手術終了後〜退室まで＞
O-P
❶バイタルサイン（心拍数・血圧・SPO$_2$・体温）
❷呼吸状態，循環状態・カプノグラム，ETCO$_2$，気道内圧，1回換気量・肺エア入り，複雑音の有無，性状，左右差，胸郭の動き・喀痰の有無，量，性状・心電図（不整脈の有無・心拍数の増減・S-T変化・リズム変化）・顔色，口唇色，爪色，末梢冷感の有無
❸麻酔の覚醒状態・睫毛反応の有無・嚥下反射の有無・呼名反応，従命反応（目を開ける，舌を出すことができる，離握手）の有無・頭部挙上の有無
❹表情，疼痛の有無とその程度
❺使用した鎮痛薬と使用時間
❻ライン類の固定状況
❼胸部X線の結果

T-P
❶手術が無事終了したことを説明する．
❷深呼吸を促す．
❸自己排痰を促す．
❹必要時，吸引介助を行う．
❺環境（室温の調整，保温）を整え，シバリングを予防する．
❻疼痛の誘因（各ルート類が身体の下敷きになっている，各ルート類が引っ張られている，創部をきつく圧迫した腹帯など）を除去する．
❼疼痛の訴えに対して受容的に接する．
❽必要時，鎮痛剤を投与する．

E-P
❶時々深呼吸をするように説明する
❷気分の悪い時，苦しい時，痛みのある時は遠慮せず言うように説明する
❸痰の喀出や深呼吸の際，腹部に手を添える方法を説明する．

※看護問題は#1のみ．#2〜6については省略した．

下で98％であった．麻酔導入前に呼吸音を観察したが，肺雑音なく胸郭の動きに問題はなかった．チアノーゼ，末梢冷感も認めなかった．

　麻酔導入時～挿管まで特に問題なく終了する．挿管チューブ，各種ルートについては，計画に挙げていた通りに，適宜固定状況を確認した．

　術中，呼吸器設定は TV 500 mL，I：E 比＝1：2，f10，PEEP3 であった．血液ガスデータ（酸素濃度50％下）測定にあたっては，適宜介助を行い，ガス交換が効果的に行われているか，アセスメントした．初回は pH 7.36，$PaCO_2$ 40 mmHg，PaO_2 171 mmHg，Ht 39％，Hb 12.7 g/dL であった．$ETCO_2$ は 32～35 で経過していた．

　出血量の増大につれて，血圧が少しずつ下降していったが，収縮期血圧が 100 mmHg，拡張期血圧が 60 mmHg を下回ることはなかった．尿流出も保たれており，最低の 50 mL/h を維持できていた．出血量と尿量の報告は，30 分以上空けないで行った．

　Ht 31％，Hb 10.5 g/dL の時点より MAP 輸血を開始する（出血量 855 mL）．MAP 4 単位が入った時点で，Ht 35.2％，Hb 12.1 g/dL で手術終了となる．

　術中の SpO_2 は 99～100％で経過．末梢冷感は認められなかった．手術終了直前の血液ガスデータは pH 7.41，$PaCO_2$ 33 mmHg，PaO_2 244 mmHg であった．

　術中通して，肌の露出を最小限とし，循環式温マットと送風式加温装置を使って体温管理を実施した．体温は直腸温で 36.6～36.8℃で経過した．

【術後】＜手術終了後～退室まで＞

　術後，麻酔覚醒はスムーズであった．抜管前に気管内からはやや粘稠な痰を多量回収した．抜管後，深呼吸は可能だったが自己排痰はできなかったため，2 回ほど，吸引操作にて回収した．呼吸音を聴取したが，肺雑音はなく，左右差も認められなかった．

　手術が無事に終了したことも告げるとうなずかれ，離握手の従命もできた．

　創痛は自制内で，手術終了直前に鎮痛剤投与していることを説明すると納得する反応があった．その後，深呼吸を随時促し，実施できることを確認した．呼吸音を聴取したが，肺雑音はなく，左右差は認められなかった．しかし，気道内に分泌物貯留音が認められたため，排痰を促したが，自力で排痰できなかった．

　退室時，O_2 4 L/分マスク投与下にて，SpO_2 99％，呼吸回数 12 回/分，末梢冷感，チアノーゼなし．シバリングも認められなかった．

　また手術終了間際に鎮痛薬として，呼吸抑制を副作用としているフェンタネスト®を使用している．F氏の呼吸状態からアセスメントした内容を，病棟看護師に申し送った．

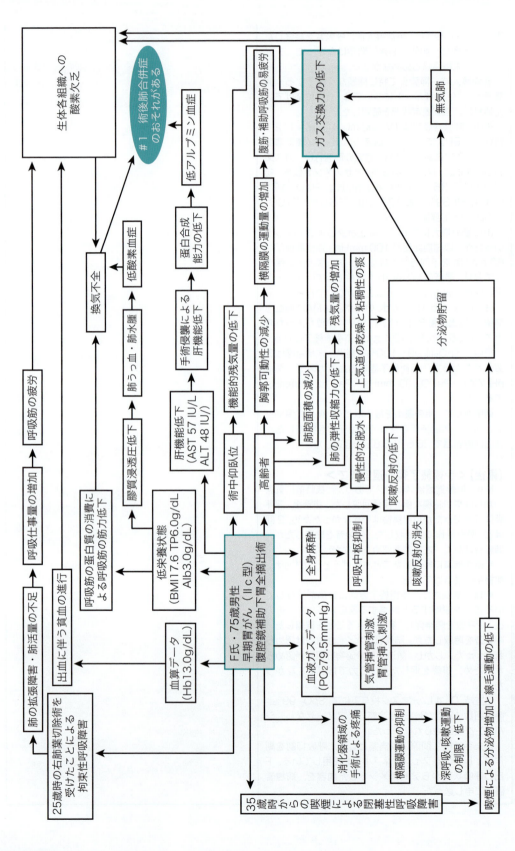

図 5-B-7　F 氏の呼吸機能に関する関連図

> **❺ 事例のまとめ**

　長期にわたって喫煙歴のある患者の場合，手術をきっかけにして禁煙を実行できる者は比較的多い．そこに手術に対する患者の思いや決意を推し量ることができる．しかし，禁煙を実行できなかったからといって手術を楽観的に受け止めているということではない．患者にとって手術は，禁煙を実行できないほどの衝撃的な出来事なのだとも捉えられる．F氏の場合，術前訪問の時点では自らの意思で禁煙を実行することができていた．手術室内での経過は順調ではあったが，抜管後の喀痰回収は多量であり，自力での排痰は困難な状況であった．呼吸器合併症を併発すれば，その治療が追加され，社会復帰が遅れてしまう．喫煙者に対しては，喫煙が術後の経過に多少なりとも影響を及ぼすのだということを，術前から根気よく説明し，患者が自らの意思で禁煙を実行できるように関わっていく必要性がある．また，手術室内では問題なく経過したとしても，術後の疼痛コントロールが不十分だと喀痰喀出が困難となり，病棟へ帰室してから呼吸器合併症併発という可能性もある．退室時の呼吸状態，気道分泌物の量・性状，そして鎮痛対策とその効果を，病棟看護師へ必ず申し送るようにしたい．

4. 看護のポイント

1 術前

- 高齢者は加齢による呼吸機能の予備力の低下に加え，呼吸器疾患を合併している場合は，術後の肺合併症の発生頻度が高くなる．合併症を予防するために，術前はできるだけ残存の呼吸機能を強化する訓練を行い，心身ともに最善の状態で手術に望むことができるように援助する．
- 喫煙患者の場合，術前2週間以上の禁煙を行うのが望ましいが，禁煙が徹底できないようであれば，節煙に努めるように指導する．
- 術前の深呼吸の指導においては，腹部の手術の場合は，おもに胸式呼吸法を訓練する．

2 術中

- 人工呼吸器下にて麻酔科によって呼吸管理が行われるが，麻酔時間および手術時間が長ければ長いほど，術後の侵襲により合併症の併発の頻度は高くなる．
- 全身麻酔中は気道内分泌物の管理が重要である．
- 術中は，人工呼吸器だけでなく，麻酔科医によっても適宜呼吸バッグで肺を十分に膨らませる．状況に応じてPEEP(呼気終末陽圧呼吸)を加えて，肺の虚脱を防ぐ．
- 手術室看護師は，呼吸音・気道内圧・SpO_2・カプノグラム・血液ガスデータの観察から，ガス化交換が効果的に行われているかをアセスメントし，異常の早期発見に努める．

③ 術中麻酔終了時

- 呼吸器疾患をもつ高齢者の抜管は，特に慎重に行う必要がある．もし，不十分な判断のもとで抜管がなされると，重篤な生命の危機状態を招くことになる．
- 気道閉塞の有無，呼吸数，呼吸の深さ，呼吸パターン，呼吸音，痰喀出状況，動脈血酸素飽和度，動脈血ガス分析データ値の観察を行い，効果的なガス交換ができているか，アセスメントする．
- 咳や深呼吸が効率よく行われるようにするために，疼痛コントロールも重要である．ただし，鎮痛剤や硬膜外麻酔による呼吸抑制に注意が必要である．
- 高齢者の場合，術後の不安定な呼吸状態から重篤な呼吸不全に陥る場合もある．これらを事前に防ぐために，看護師は予測性をもって援助していくことが重要である．

文献

1) 江口秀子：喘息患者，COPD患者の術前・術後看護．伊藤聡子編，ハイリスク患者の周術期看護．pp77-89, 学習研究社，2009．
2) 坂平憲二，天羽敬祐：合併症患者の麻酔管理ハンドブック．第3版，pp51-65, メディカ出版，1995．
3) 長島君元，岩崎寛：術前の禁煙は，手術実施日のどのくらい前から施行すると効果があるの？　また，実施上の問題点についても教えてください．天羽敬祐，川村隆枝編，これだけは知っておきたい手術室ナーシングQ&A．pp4-5, 総合医学社，2006．
4) 三宅修司：COPD（慢性閉塞性肺疾患）．田中健彦編，呼吸器疾患ナーシング．第2版，pp79-87, 医学書院，2004．

C. 対象別看護

1 手術を受ける高齢者の看護

1. 加齢に伴う諸機能の変化

　人の身体は約70兆個の細胞によって構成され，機能が低下した細胞と新しい細胞の入れ替わりによって組織の機能を保っている．加齢に伴い細胞の入れ替わりが滞るようになると，組織の重量減少(萎縮)と機能低下が起こる．例えば，30歳の時に比べ80歳では，肝臓と腎臓の重量は約2/3に，臓器血流量は10年ごとに10%ずつ減少する[1]．脾臓や胸髄，子宮，精巣は退縮し，骨は骨密度の低下と脂肪髄の増加が起こる．肺は弾性線維の減少により収縮力が低下する．

　高齢になるほど生理機能における個人差は大きくなる．例えば，室内にいるときは活動量が少ないため，呼吸機能や循環機能における個人差を感じにくいが，外出すると活動量が増えるため，息切れや動悸がしやすいなど，個人差が顕著に表れる．また，高血圧や糖尿病などの慢性疾患があると，慢性疾患を持たない高齢者よりも生理機能が低下していることが多く，年齢だけで予備能を評価することはできない．

1 加齢に伴う呼吸器系の変化

　加齢に伴い肺の収縮力が低下すると，末梢気道が早期に閉塞するため残気が残りやすくなる．高齢者が運動時に息切れを起こしやすくなるのは，運動によって呼吸が早くなっても素早く残気を吐き出すことができず次の吸気が遅れるためである．呼吸機能検査では，1秒量と1秒率は低下し，機能的残気量とクロージングボリュームが増加する．呼吸機能検査は，被験者の協力が必要であり難聴や理解力の低下があると期待通りにできず，測定値が低くなることがある．検査結果が低値の場合，被験者の状態や検査時の情報を含めて結果を解釈する必要がある．

　円背のように脊椎の後弯が起こり前傾姿勢になると，胸郭の前後径が広がるため，横隔膜は前後に引っ張られて平坦化する(図5-C-1)．呼吸運動の約7割を横隔膜が担っているため，横隔膜が平坦化すると換気量が減少する．また，肋軟骨の骨化と胸郭の硬化により，胸郭の上下運動は減少し，呼吸筋と横隔膜筋の線維化により呼吸筋力も低下する．

　これらの結果，高齢者は残気量の増加と1回換気量の減少により，呼吸が浅くなり換気効率が悪くなる．動脈血酸素分圧を推定する計算式($PaO_2 = 100 - 0.323 \times$ 年齢)が示すように，年齢を増すごとに動脈血酸素分圧は低下する．動脈血二酸化炭素分圧とpHは加齢による影響を受けないが，低酸素血症や高二酸化炭素血症に対する反応は鈍くなる[2,3]．

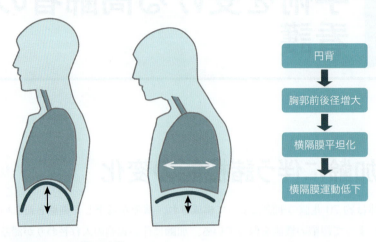

図5-C-1　胸郭の変化

② 加齢に伴う循環器系の変化

　加齢に伴い心臓の間質には線維が生じるため，心筋壁は肥厚し心室は広がりにくくなる．心臓弁膜は肥厚や石灰化が起こり，弁の閉鎖不全や狭窄を起こしやすくなる．

　刺激伝導系も線維化が起こり，伝導系を構成する細胞数は減少する．その変化は，洞結節，房室結節，右脚，左脚に著明であり，心房性期外収縮や心房細動などの上室性不整脈が増える．心室の充満と心拍出量の5〜40％は心房の収縮に依存している．高齢者の心室は広がりにくく心房の容量が増加しているため，心房細動など心房の収縮力を減少させるような不整脈が心不全を引き起こすことがある．

　大動脈は，心臓が収縮する時に拍出される血液を受け止めて拡張し，心臓が拡張すると収縮して血液を押し出している．高齢者の動脈は線維化により硬くなるため，心臓から流れてくる血液の圧力を吸収できず，その力が末梢血管に伝わり血圧が高くなる．動脈の収縮性が低下することにより拡張期圧は低下し脈圧が増大する．脈圧の増大は心筋梗塞や脳血管障害の要因になる．大動脈の伸展性が低下すると，血圧の変動を感知し自律神経を介して血圧や心拍数を調整する圧受容体反射が鈍くなる．そのため，起立性低血圧や食後低血圧（食事により血管拡張物質が放出される）が起こりやすくなる．

③ 加齢に伴う骨格筋の変化

　筋線維の萎縮，筋線維数の減少などにより，筋量は20〜80歳までの間に40％減少，筋力は30〜50％低下する[4]．筋肉は，運動による刺激とタンパク質やアミノ酸の摂取によって合成され，筋肉の合成と分解のバランスが保たれていれば筋量は維持される．高齢者は，食事摂取量と運動量が減少していることが多く，筋肉を合成する反応も低下しているため筋量が減少する．

　一定のレベル以上に筋量が減少するとADLの低下や転倒，入院，死亡などのリスクが高くなる．筋量の減少だけでなく身体機能と筋力が低下した状態がサルコペニアであり，加齢に伴う身体機能の低下によって健康障害を起こしやすくなった状態をフレイルとい

う．サルコペニアは，フレイルの要因に含まれ，身体機能の障害を起こすと介護が必要な状態に移行しやすくなる．

　骨組織では，骨吸収と骨形成により古い骨基質と新しい骨基質の入れ替わりが行われているが，骨吸収に対して骨形成が追い付かなくなると骨量が減少する．海綿骨の多い脊椎は，その影響を受けやすく骨粗鬆症が進行すると椎体がつぶれ変形しやすくなる．特に腰椎の後弯が起こりやすく，身長の短縮や円背が骨粗鬆症の初期症状として現れることが多い．

　高齢者は，骨格筋量の減少や脊椎の変形により身体のバランスをとりにくくなるため転倒しやすい．骨の微細構造の変化から骨癒合しにくく，骨折すると治療が長期化しやすい．

❹ 加齢に伴う代謝機能の変化

(1) 肝機能

　加齢に伴い肝臓は，血流量だけでなく，肝実質の細胞数が減少するため体積も減少する．血流と体積の両方が減少するため，相対的に血流量は維持されているが，タンパク合成能は低下しているため低タンパク血症になりやすい．代謝機能も低下するため，薬物の半減期が延長する．

(2) 腎機能

　腎臓は血流量と体積が減少するため，相対的に血流量は維持されるが，腎血流量が減少するため糸球体濾過率が低下する．高齢者では筋量が減少しているため筋運動のエネルギーとして供給されるクレアチンの量が少なくなる．そのため，糸球体ろ過率が減少してもクレアチンの代謝産物であるクレアチニンは正常範囲にあることが多い．高齢者は，口渇を感じにくく水分摂取量が減少している．さらに，体重に対する総水分量は少なく，尿の濃縮能低下により尿量が増加しているため脱水になりやすい．

(3) 薬物代謝

　薬物代謝には，肝臓と腎臓の排泄能低下だけではなく体の総水分量も関係している．加齢に伴い総水分量が減少すると水溶性薬物の血中濃度は高くなり，薬物作用は増強しやすくなる．体組成の変化により，高齢者は筋量より脂肪の割合が多くなり，脂溶性薬物は分布容積が増加し（脂肪に蓄積されやすい）血中濃度は低下する．脂肪に蓄積された薬剤は，徐々に血中内に放出されるため作用時間が延長する．

(4) 糖代謝

　糖代謝において脂肪は，筋肉や肝臓，膵臓にも蓄積するため，インスリン抵抗に影響を与え糖尿病の有病率を高める要因になる．また，インスリン分泌能低下，骨格筋量の減少により，術後の血糖値の上昇は強く現れやすい．

(5) 熱産生

骨格筋量の低下により，震えによる熱産生に限界があるだけでなく，自律神経の活動低下による低体温になりやすい．

5 加齢に伴う中枢神経系の変化

脳の萎縮により，白質，灰白質ともに体積は減少する．神経細胞数の減少や軸索変性も起こり脳予備力は低下するが，これだけでは認知症は起こらない．思考の展開が遅くなり記銘力は低下するが，時間をかければ正確な結果を導き出すことができ，物事を総合的に判断する能力（結晶性知能）は低下しない．結晶性知能は学習や経験によりさらに高めることは可能である．しかし，脳内神経伝達物質のレベル低下やコリン作動性ニューロンの活性が低下しているため，精神や認知機能障害を起こしやすい．

6 加齢に伴う皮膚の変化

表皮と真皮は薄くなり結合部は平坦化しているため，各層の結合がもろく剥がれやすい．毛細血管の脆弱化により皮下出血が起こりやすく，真皮の血管の分布や上皮細胞の減少により再生機能は低下し，創傷治癒が遅延しやすい．皮膚は水分の保持能力と皮脂の分泌低下により乾燥する．皮下組織の密度が減少するため，弾力性が減少し体温保持能も低下する．汗腺はまだらになり，体液量の調整機能が低下するため脱水になりやすい．

7 加齢に伴う感覚器の変化

聴覚に関しては，加齢に伴い蝸牛の基底膜の硬化や聴覚中枢の感覚細胞が減少するため，感音性難聴が起こりやすく，40歳頃より高音域が徐々に聞こえにくくなる．

視覚に関しては，視神経の伝導速度の低下，後頭葉の視覚領域の細胞数の減少により視力が低下する．ピントは，水晶体を厚くしたり薄くしたりすることにより調節されているが，加齢とともに水晶体の弾性が低下すると素早くピントを合わせることができなくなる．40歳頃になると老視を自覚するようになり，水晶体に濁りがなければ眼鏡の調整だけで見え方はよくなる．50〜60歳くらいになると水晶体に濁りが現れる人が増え，白内障では視界のかすみや視力の低下を訴える．水晶体はもともとわずかに黄色みを帯びているが，加齢とともに黄色化が進み水晶体を通る光（可視光線）の量が減少する．そのため，波長の短い紫や青色の寒色系は特に見えにくくなる．光に対する暗順応と明順応が低下しているため，明るい場所や暗い場所へ移動するとき，目が慣れて見えるようになるまで時間がかかる．

2. 高齢者の手術における症状と看護援助

生体は麻酔・手術などの外的侵襲，精神的ストレスに対し，内部環境を保つための代償機能を働かせるが，高齢者では代償機能が低く諸臓器の機能破綻を生じやすい．

1 循環器系の管理

高齢者では，麻酔導入時の血圧下降と麻酔覚醒時の血圧上昇が著しく，術中の血圧低下に対して昇圧剤を使用してもすぐ低下するということがよくある．高齢者は麻酔に伴う血液分布の変化や循環血液量の減少に対する代償機能が低下しているため，循環動態が変動しやすい．高齢者はもともと総水分量が少ないため，術前の補液が不足すると容易に脱水になり麻酔導入時や術中の循環動態に影響を与える．また，臓器血流量が減少しているため，輸液不足は腎前性腎不全を引き起こし，輸液過剰では心不全や肺炎，肺水腫を引き起こす．

2 呼吸器系の管理

全身麻酔では，横隔膜の頭方へのシフトや背側と横隔膜接触部の肺胞虚脱により肺容量が減少する．肺容量の減少は手術体位の影響も受け，砕石位や頭低位は横隔膜をさらに圧排し，腹臥位による胸郭と腹部の圧迫は呼吸運動を妨げる．手術体位をとるときは，神経・皮膚障害だけでなく換気への影響も考慮して調節する必要がある．

高齢者は，低酸素血症や高二酸化炭素血症に陥っても呼吸数を増加させる反応が起こりにくい．麻酔覚醒後は薬剤性の呼吸抑制を起こしていることが多いため，自発呼吸の状態に注意して観察する．

3 体温管理

高齢者は，骨格筋量の低下により熱産生量が低下していることに加え，寒冷下での震えや末梢血管を収縮させる反応も起こしにくいため体温が低下しやすい．また，薬剤排泄能が低下しているため，体温調節中枢を抑制する麻酔薬を使用すると体温低下を起こしやすくなる．

4 神経・皮膚障害の予防

高齢者の皮膚は弾力性に乏しく，外的刺激に対して脆弱である．ドライスキンは，皮膚角質層のバリア機能を低下させるため，術前からスキンケアをしておく必要がある．絆創膏の剥離刺激によって表皮剥離や皮下出血などの皮膚損傷を起こすことがある．絆創膏は皮膚刺激が少ないものを選び，皮膚保護材を使用するなどの配慮が必要である．筋量が減少して痩せている高齢者は皮下組織が薄いため，圧迫による神経障害を起こしやすい．また，高齢者は関節可動域制限を伴うことが多く，手術体位による末梢神経障害を起こす危険性が高い．そのため，関節可動域や就寝時の安楽な姿勢について事前に確認しておく必要がある．

高齢者は，バランス機能の低下により移乗動作時に転倒しやすい．手術台へ移乗する時は手術台を低くし，踏み台を用いるなどして安全にベッド移乗できるようにする．移乗動作は，本人のペースに合わせ確実に体重を移動してから次の動作に進むよう配慮することが重要である．

3. 高齢者に多くみられる術後合併症

1 呼吸器合併症

　全身麻酔の影響により，術後は換気面積の減少や気道内分泌物の増加が起こる．高齢者は，呼気流速の低下や嚥下反射，咳嗽反射の低下により，貯留した痰を効果的に排出しにくい．そのため，術後は無気肺や肺炎を起こしやすく，酸素化能の回復に時間がかかる．

　術後は，自発呼吸があっても咽頭周囲の筋力が十分回復しておらず，抜管後上気道閉塞を起こすことがある．また，低酸素や高二酸化炭素血症に対する換気応答が低下しているため，上気道閉塞や薬剤性の呼吸抑制に注意が必要である．高齢者は1回換気量が少ないため，呼吸回数の減少や無呼吸により容易に低酸素血症に陥る．呼吸回数と呼吸の深さに注意して観察する．

2 循環器合併症

　術中は，麻酔薬により末梢血管は拡張するが，麻酔覚醒時は，末梢血管は収縮し血管抵抗が高くなる．麻酔覚醒時の興奮や疼痛は血圧を上昇させ，このような興奮による血圧上昇には心拍数の増加が伴う．頻脈は心臓の仕事量を増加させ心筋梗塞や不整脈の原因になり，急激な血圧上昇は心不全や脳出血を引き起こす．

　術中の血圧が不安定だった場合，麻酔覚醒時に血圧が回復していても，しばらくしてから血圧が低下することがある．そのため術中に使用した昇圧剤の種類，最終投与時間，投与量を確認しておく必要がある．最終投与時間から間もない場合，数分後に血圧が下がる可能性が高い．麻酔覚醒の状態，ドレーンなどの出血量，心拍数などを総合的にアセスメントし，輸液は指示量を確実に投与できるよう管理する．

　手術侵襲により，手術中から術後は，細胞外液がサードスペースに移行するため循環血液量が不足しやすい．術後2～4日経過するとサードスペースに留まっていた細胞外液が血管内に移行するため，尿量が増え水分出納はマイナスバランスに傾く．このリフィリングの時期は，循環血液量が増えて心負荷がかかるため心不全の徴候がないか注意する必要がある．

3 非特異的症状

　高齢者は，自律神経機能の低下により，カテコールアミンの放出や感受性が低下しているため痛みを感じにくい．感染すると発熱し，炎症が引き起こされれば疼痛を訴えるなどの，特異的な症状を起こしにくい．感染しても発熱がない，消化管穿孔や心筋梗塞を起こしても痛みが強くない，尿路感染の唯一の症状がせん妄だったなど非特異的症状が多くなる．主訴以外の身体所見に注意して観察する必要がある．

表 5-C-1　せん妄の発生因子

準備因子	脳血管障害の既往，認知症の有無，高齢
誘発因子	環境の変化，身体症状(疼痛，呼吸困難，便秘，排尿障害，尿閉など)，睡眠障害，体動制限，不安
直接因子	手術，薬剤(抗コリン剤，睡眠薬など)，脱水，低酸素血症，感染，低血糖，貧血

❹ 精神障害

　高齢になるほど無症候性の脳梗塞を合併していることが多くなる．また，手術侵襲は内部環境の乱れを起こし，炎症反応によって産生されるサイトカインは神経細胞を損傷する．ストレス反応が長引くと海馬の神経細胞が損傷され認知機能の低下を招く．術後せん妄は，麻酔覚醒後24～72時間に起こりやすいが，術後認知機能障害(POCD；postoperative cognitive dysfunction)は術後数週～数カ月を経て判別される[5]．

(1) せん妄

　せん妄とは，軽い意識障害に幻覚や妄想を伴った精神障害の状態である．せん妄の因子には準備因子，誘発因子，直接因子の3つがあり，高齢であることは準備因子に含まれている(表5-C-1)．せん妄のタイプは3つあり，興奮，夜間徘徊，点滴抜去など過活動が主体である「活動型」，無表情，無気力，傾眠などの活動性は低いが内的不穏が持続している「活動低下型」，昼間は活動低下だが夜間は過活動というような低活動と過活動を行ったり来たりする「混合型」がある．

(2) 術後認知機能障害(POCD；postoperative cognitive dysfunction)

　術後認知機能障害(POCD)とは，術後に注意力，実行機能，記憶などの認知機能障害を発症する状態をいう．高齢者はPOCDの危険因子であり，術後のQOLを低下させ，長期予後を悪化させる．POCDは，せん妄や認知症とは異なり，せん妄は発症が急であるのに対しPOCDの発症は緩徐である．せん妄は軽い意識障害を伴うが，POCDの意識レベルは変化せず，認知機能が低下する．術後せん妄を発症するとPOCDになりやすくなるため，予防的に介入することが重要である．

4. 周術期における認知症高齢者の看護

　認知症とは，一度獲得した知能が後天的な脳機能障害によって持続的に低下し，社会生活や日常生活に支障をきたすような状態のことをいう．原因には，アルツハイマー型認知症が約68％，脳血管性認知症が約20％を占め，その他レビー小体型認知症や前頭側頭型認知症などがある[6]．せん妄は急に発症し，日内変動があるのに対し，認知症は数カ月から数年にかけて徐々に発症し，慢性的で日内変動がない(表5-C-2)．

表 5-C-2 せん妄と認知症

	せん妄	認知症
発症	急に発症	ゆっくり発症
持続期間	数時間〜数週間	長期
日内変動	あり	比較的少ない

表 5-C-3 認知症とうつ状態

	認知症	うつ状態
訴え	・症状を隠す，否定する ・わからないことをわかっているように答える	・能力の低下を強く訴える ・わからないと答える
日常生活	困難なことが多い	しばしば自立
記憶	・初期はもの忘れを訴えるが，進行すると自覚がなくなる ・食事をしたことなど体験そのものを忘れる	・もの忘れを強く訴えるが，重要な出来事や自分自身のことは忘れない

　認知症の症状には，記憶障害や見当識障害，実行機能障害などの脳細胞の破壊によって現れる中核症状と，中核症状を背景として生じる行動・心理症状（BPSD）がある．BPSDは，性格や人間関係，環境要因などによって生じ，症状には抑うつや意欲低下，幻覚，妄想，暴力，焦燥感などがある．認知症患者は，感染や疼痛など身体の不調を契機としてせん妄を発症しやすい．このような場合，認知症が急に増悪したように見えるが，認知症の症状は安定していて急激に増悪することはない．せん妄を合併した場合，せん妄とBPSDの症状の鑑別が難しい．また，BPSDに含まれる抑うつや意欲低下は，うつ病と間違えられやすい（表5-C-3）．自発的な活動が低下していると食事がとれなくなり栄養状態が悪くなることがある．

　入院による環境の変化や手術は，患者の負担になりBPSDの発症につながりやすい．家族から入院前の認知症の症状や本人の性格，生活背景などを確認して入院環境を整える．また，認知症患者は自分が思っていることを相手にうまく伝えることができないため，高圧的な態度や命令，禁止，否定と捉えられるような態度で接すると暴言を吐いたり，ケアを拒否したりする．

　手術出棟時に大声を出したり，麻酔を拒否したりすることがよくあるが，周囲があわただしいと不安が強くなるため，ゆったりとした態度で関わるよう心がける．視空間認知機能に障害があると物体と影の区別がつきにくい．マスクや帽子を着用したり，顔に陰ができたりすると表情がわからなくなるため不安になる．挨拶をする時はマスクを外し顔に陰がかからないようにするなどの配慮も必要である．

治療方針を決定する場では，本人の意思を確認することは難しいが，提案されたことに対して感情を表すことは可能である．理解力が低下していることを理由に，家族と医療者だけで治療方針を決定することは避けるべきである．わかりやすい言葉で伝え，言葉以外の表現も含めて本人の意思を確認する努力は必要である．何人か違う職種が尋ねても同じ答えが戻ってくるようなら本人の意思である可能性が高い．意思の確認が難しい時は，「ごはんを食べられるようになりたいか」「動けるようになりたいか」など手がかりになるような言葉で伝え意思を引き出すようにし，認知症患者であっても自己決定を促すよう支援する必要がある．

5. 事例展開

Case 認知症がある高齢者の鼠径ヘルニア修復術

術後せん妄のハイリスク患者が全身麻酔で手術を受ける

あなたがその場の看護師なら，どうしますか？

例えば，以下のようなことが必要になる．
①認知症にせん妄が重なったときに認知症とせん妄の症状を区別できるよう，入院前の日常生活と日常生活機能を把握する
②定期的にせん妄症状の観察とアセスメントをする
③脱水や電解質異常を回避し安定した循環動態を保つ
④呼吸抑制や気道閉塞による低酸素血症を予防し安定した呼吸状態を保つ
⑤外部情報を適切に捉えられるよう聴覚障害や視覚障害を確認し感覚遮断を減らす
⑥疼痛管理を行い，身体的苦痛を最小限にする
⑦睡眠覚醒リズムが乱れないよう環境を整備する
⑧治療や看護ケアに協力を得られるよう説明をする．拒否する場合は理由を確認し妥協策を検討する
⑨患者・家族にせん妄について説明し，せん妄が起こった時の不安を緩和する．せん妄症状の早期発見ができるよう協力を得る

❶ ケース紹介

G氏，85歳，男性．

3週間前から右鼠径部膨隆あり，右外鼠径ヘルニアと診断された．

ほぼベッド上での生活であり，混合性障害もあることから保存療法も選択可能であることを説明したが，嵌頓した時の痛みに対する恐怖から本人は手術を希望し，家族も手術を選択した．

診断名：右外鼠径ヘルニア
予定術式：鼠径ヘルニア修復術　　　　　　　手術予定時間：1時間
麻酔方法：全身麻酔　腸骨鼠径神経ブロック　術中体位：仰臥位

❷ 患者情報

患者	G氏，85歳，男性．身長157 cm，体重48 kg，BMI19.4
既往歴	脳梗塞　左片麻痺（胸郭左右拡張差軽度あり）　認知症　高血圧　胃がん手術（B-Ⅰ法）
呼吸機能検査	%肺活量　50%　1秒率　65.6%
心電図検査	洞調律　心房性期外収縮あり
心臓超音波検査	左室駆出率64%．左室内腔拡大なし，壁厚正常範囲，左室機能良好．左心房の軽度内腔拡大あり．大動脈弁，僧帽弁に石灰化を認めるが開放制限なし．
血液検査	WBC 6,700　RBC 462　Hb 15.1　Ht 45.9　Plt 23.6×10^4 APTT 40　PT 12.4秒 Dダイマー 0.1　TP 7.6　Alb 3.6　AST 20　ALT 22　Cr 0.62 TP 7.1　ALB 3.6 Na 138　K 4.1　Cl 105
日常生活機能	ほぼベッド上で生活．自力で平行移動は可能だが，立位はできない．排泄は車いすでトイレまで付き添い介助．端座位保持可能．要介護3．
認知機能	脳血管性認知症
現病歴	3週間前から右鼠径部膨隆あり
嗜好品	喫煙歴　飲酒なし

入院後のバイタルサイン	BP 132/72〜188/98　HR 55〜70　SpO$_2$ 97%
家族構成	妻と2人暮らし

インフォームドコンセント

手術適応ではあるが，高齢であり混合性障害もあることから手術侵襲に伴うリスクが高い．また，立位が取れず，腹圧がかかることが少ないため保存療法も可能であることを説明した．本人は，嵌頓した時の痛みに対する恐怖感があり強く手術を希望した．家族も手術をしてほしいという意向であった．

合同カンファレンス

混合性障害があるが，耐術可能と判断．腹腔鏡下手術は，気腹により呼吸器系に負担がかかるため，腹腔鏡は使用しない術式を選択．麻酔については，脊髄くも膜下麻酔では自力で側臥位を保持することが困難なこと，短時間手術であることより全身麻酔を選択した．

術前オリエンテーションの様子

術前のオリエンテーションや麻酔科医師の診察，手術室看護師による術前訪問では特に質問はなく，「脱腸ですごく痛くなったことがあるから，早く手術して治してほしい」と話す．表情は穏やかで，以前経験した手術についても術後の疼痛はあったが，鼠径ヘルニアを治したいという気持ちが強く，手術に対して前向きな発言があった．

❸ G氏のアセスメント（表5-C-4，図5-C-2）

表5-C-4　G氏のアセスメント：術前（情報・分析・看護問題）

情報	分析	看護問題
G氏，85歳，男性 身長　157 cm　48 kg　BMI 19.4 【診断名】 右外鼠径ヘルニア 【予定術式】 鼠径ヘルニア修復術 【予定手術時間】 1時間 【麻酔法】 全身麻酔　腸骨鼠径神経ブロック 【既往歴】 脳梗塞 左片麻痺（胸郭左右拡張差軽度あり） 脳血管性認知症 高血圧 胃がん手術（B-Ⅰ法） 【入院後のバイタルサイン】 BP　　　132/72〜188/98 HR　　　55〜70 SpO₂　　97% 【呼吸機能検査】 ％肺活量 50%　1秒率 65.6% 【心電図検査】 洞調律　心房性期外収縮あり 【心臓超音波検査】 左室駆出率64%．左室内腔拡大なし，壁厚正常範囲，左室機能良好．左心房の軽度内腔拡大あり．大動脈弁，僧帽弁に石灰化を認めるが開放制限なし． 【血液検査】 WBC　　6,700 RBC　　462 Hb　　　15.1 Ht　　　45.9	(1) 呼吸 　混合性障害があり，％肺活量は50%と，かなり低値である．呼吸筋量の低下と左片麻痺による左胸郭の拡張低下が影響していることが考えられ，姿勢の乱れによる胸郭の圧迫や麻酔薬の残存効果による呼吸抑制により容易に低換気になることが予測される．術中は，換気と酸素化の状態を確認し，低酸素血症の徴候に注意する．換気量が少ないため，術後は薬剤性の呼吸抑制が起こると低酸素血症になりやすい．1秒率も65%と低下していることから，呼気流速の低下により痰の喀出力が低下していることが予測される．さらに疼痛が加わると，呼吸が浅くなり咳嗽も抑制される．術後は，呼吸パターンに注意し，疼痛緩和を図る必要がある． (2) 循環 　左室駆出率は正常範囲にあるが，弁の石灰化など加齢性の変化を認め，心負荷に対する予備能低下が予測される．麻酔薬による循環抑制は，脳や心臓の還流圧を低下させる．G氏は，脳梗塞の既往があるため，脳灌流圧の低下には特に注意が必要である．また，高血圧があるため，主要臓器の自己調節機能は高めにシフトしている可能性がある．入院後の平均動脈圧は130〜90 mmHgの範囲にあるため，この値を血圧管理の参考にする．一般的に血圧管理の目安は，平常時血圧の80%以上と言われている．入院後の血圧は，132/72 mmHgが最も低く自覚症状もないため，その80%である105 mmHg以上を血圧管理の目標とする．高血圧は脳梗塞の再発のリスクになるため，刺激に伴う血圧上昇にも注意する必要がある． 　Dダイマーおよび血液凝固能は正常である．しかし，ADLが低く下肢の筋ポンプ機能低下により，血液が停滞していること，静脈血栓塞栓症の付加的な危険因子に高齢者が含まれていることから，深部静脈血栓症の予防的介入を行い肺塞栓症の症状に注意する． 　A氏は手術を前向きに捉えているが，手術が近づくにつれ不安が高まる可能性がある．過度な不安は，血圧や心拍数を上昇させるた	#1 換気量の減少に伴う低酸素血症を起こすおそれがある． #2 循環器合併症を起こすおそれがある． #3 深部静脈血栓症を起こすおそれがある．

Plt 23.6×10^4 APTT 40 PT 12.4 秒 D ダイマー 0.1 TP 7.6 Alb 3.6 AST 20 ALT 22 Cr 0.62 TP 7.1 ALB 3.6 Na 138 K 4.1 Cl 105 【日常生活機能】 ほぼベッド上で生活．自力で平行移動は可能だが，立位はできない．排泄は車いすでトイレまで付き添い介助．端座位保持可能．要介護 3． 【インフォームドコンセント】 手術適応ではあるが，高齢であり混合性障害もあることから手術侵襲に伴うリスクが高い．また，立位が取れず，腹圧がかかることが少ないため保存療法も可能であることを説明した．本人は，嵌頓した時の痛みに対する恐怖感があり強く手術を希望した．家族も手術をしてほしいという意向であった． 【合同カンファレンス】 混合性障害があるが，耐術可能と判断．腹腔鏡下手術は，気腹により呼吸器系に負担がかかるため，腹腔鏡は使用しない術式を選択．麻酔については，脊髄くも膜下麻酔では自力で側臥位を保持することが困難なこと，短時間手術であることより全身麻酔を選択した． 【手術に対する理解と受け止め方】 「脱腸ですごく痛くなったことがあるから，早く手術して治してほしい」と，手術に対して前向きな発言あり	め，表情やバイタルサインの変化がその時の場面とどのように関連しているか注意深く観察する．処置を行う時は，声をかけてから行い，表情や言動など A 氏の反応を観察しながら進める． (3) 体温 　手術時間は 1 時間程度であり手術創も小さいが，麻酔導入後は，末梢血管の拡張に伴い血液分布が変動するため体温が低下する．A 氏は高齢であり，骨格筋量も少ないため，体温調節能と熱産生能が低下していると考えられる．術中は体温が下がりやすく，体温が下がると復温に時間がかかるため体温が維持できるよう管理する必要がある． (4) 栄養 　BMI19.4 と標準であり，TP7.1　Alb3.6 と栄養状態は正常範囲にあるが，加齢と運動量の減少により骨格筋量は低下している．片麻痺もあり，移乗動作時はバランスを崩しやすいため転倒に注意する必要がある． (5) 皮膚・神経 　G 氏は高齢であり，皮下組織は薄く皮膚は脆弱であることが予測される．褥瘡を予防するため，仰臥位の褥瘡好発部位である頭部，肩甲骨部，仙骨部，踵部の体圧を分散する必要がある． 　脆弱な皮膚は，テープを剥がす時，表皮が剥がれることがある．テープは皮膚への刺激が少ないものを選択し，剥がす時はテープに皮膚が強く引っ張られないよう注意する． 　左片麻痺があるため，左肩を外転するときは注意が必要である．麻酔導入前に手術体位と同じ角度で上肢を開き，肩や上肢に痛みや痺れがないか確認する． 　神経障害を起こすと ADL の低下を招きやすい．また，術後の離床が遅れることにより，せん妄や呼吸器合併症のリスクはさらに高くなる．安楽な姿勢を確認し，神経障害を回避できるよう体位を調整する． (6) 認知・知覚 　認知症患者は，術後せん妄を起こす可能性が高い．麻酔覚醒時は，状況を把握しにくく混乱しやすいため，G 氏の反応を見ながら，状況を分かりやすく伝える必要がある．高齢者は感覚遮断の原因である聴覚障害，視覚障	＃ 4 体温が低下するおそれがある． ＃ 5 同一体位を保つことにより神経皮膚損傷を起こすおそれがある． ＃ 6 侵襲に伴う内部環境の乱れ，心理的ストレス，感覚遮断によりせん妄を起こす恐れがある．

害があることが多い．感覚遮断があると，現実を認識しにくくなるため聞きとりやすい方向や見やすくするための手段を確認する．低酸素血症や脱水は，せん妄の直接因子である．術後の疼痛や呼吸困難感などの身体的苦痛は誘発因子である．効果的な換気を促す，体液のバランスを保つ，疼痛をコントロールするなど，せん妄の因子をコントロールし予防的に介入する必要がある．せん妄を起こすと自覚症状を言葉で伝えられなくなることがあるため，尿路感染や肺炎など術後合併症の徴候に注意して観察する．

　せん妄を起こす可能性が高いため，あらかじめG氏と家族に対して，せん妄のリスクと症状について医師から説明を受けているか確認する．せん妄について理解することにより，せん妄を起こしたときの家族の不安緩和につながる．また，患者・家族の協力を得ることにより，せん妄の早期発見につながる．

　認知症はあるが，手術に対する期待があり，手術を受けたいという意向は，ICで確認されている．術前オリエンテーションでも手術に対する受け止め方に変化がないか，手術を受けることは本人の意思であるか再度確認をする．ICで手術を希望する理由も述べていることから，疾患や治療に関する理解はある程度可能であり，本人の意思を確認し協力を得ながら処置や治療を行うことができると考えられる．

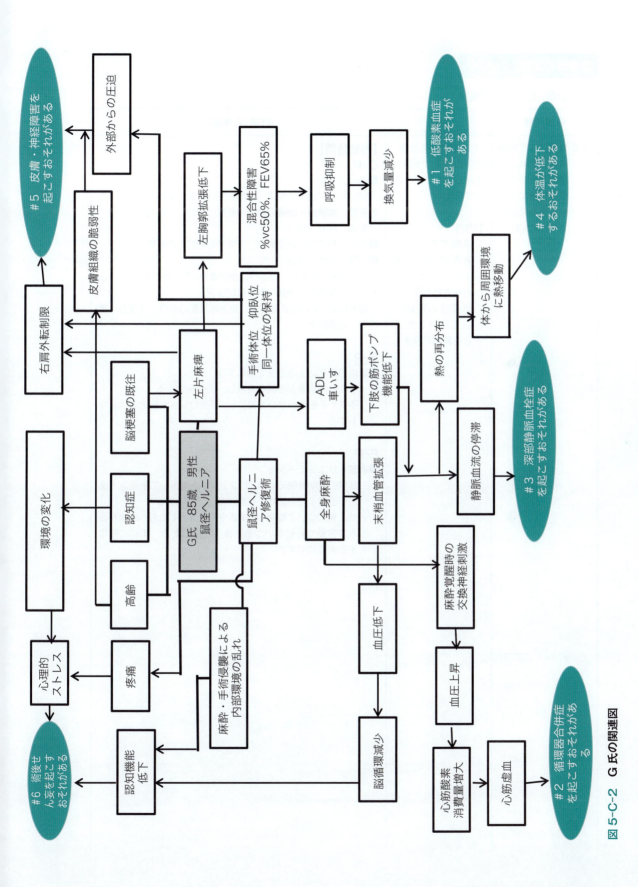

図 5-C-2 G氏の関連図

❹ 看護の実際（表 5-C-5）

表 5-C-5　G 氏の看護展開

看護問題	目標	計画（具体案）
#6 侵襲に伴う内部環境の乱れ，心理的ストレス，感覚遮断によりせん妄を起こすおそれがある．	(1) 入院前の見当識，注意力，認知機能を維持してることを言動で示す． 【術前】 1) 手術するまでの過程についてイメージできたことを言動で示す． 2) 術後せん妄について理解したことを言動で示す．	【術前訪問】 O-P ❶ コミュニケーションの状況 　問いかけに対する反応，聴力障害の有無と左右差，視力障害の有無，補聴器・眼鏡の使用の有無 　表情，言動，態度 ❷ 手術に対する受け止め方，不安や心配ごとの有無 ❸ 入院前の生活状況 　生活機能：電話をどのようにかけるか，買い物は自分でできるか，服薬管理や金銭の取り扱い状況 　認知機能：もの忘れの程度，見当識障害の有無，注意力，遂行力，言語能力 T-P ❶ 環境の変化による不安を緩和する 　・手術の担当者が面談を実施し，面識をつくる 　・不安や心配事がないか確認し，不安のレベルをアセスメントする E-P ❶ 術前オリエンテーション 　・部屋の照明を明るくし，パンフレットを用いて手術室入室から退室までの流れ，処置について説明する 　・せん妄について説明し，辛さや不安を感じたり，家族からみて言動や行動がいつもと違うと感じたら，すぐに報告するよう説明する

実施・結果	評価
【術前訪問】 　手術前日，G氏を訪床すると妻と面会中であった．自己紹介と面談の目的について説明し，面談を実施した．術式（手術の内容）について本人に確認すると，「脱腸の手術をしてもらう．脱腸ですごく痛くなったことがあるから，早く手術して治してほしい」「昔，胃の手術の後は痛かった．でも，脱腸でまた痛い思いをするかと思うと手術をしてほしい」と答えた．術後疼痛に対する心配はあるが，手術で治したいという発言は，入院前のICでも聞かれているため，手術は本人の意思で選択された治療法であると判断した．また，手術の内容について，鼠径ヘルニアを治す手術であることを理解しており，認知機能レベルが低下しなければ処置や看護ケアに協力を得られる可能性が高いと判断した． 　術前から手術室入室から退室までの流れ，ベッド移動や麻酔導入時は深呼吸をするなど協力して欲しいことを説明すると，「わかりました」と答えた．不明な点がないか確認すると「大丈夫です」と答えた． 　ADLは片麻痺があり，立位は可能だが，歩行は困難であることを確認した．身の回りの整理はできないが，着替えは介助があれば可能である．もの忘れがあり，金銭管理，服薬管理は家族に任せている．会話はまとまりがあり，質問に答えるまで少し間があるが，辻褄のあう会話ができることを確認した．コミュニケーションに支障をきたすほどの聴覚障害，視覚障害はなく，はっきりした口調で話すと十分聞き取り可能であることを確認した．パンフレットに目を向けるが，文字を読もうとする様子はない．老眼鏡など眼鏡を装着して過ごすことは殆どない． 　術後せん妄の発生リスクについて，事前に担当医より説明されていた．妻は「せん妄になることもあると聞いています．少し心配です．どんな状態になるのかしら」と話す．せん妄の症状と家族が一番初期症状に気づきやすいことを説明し，行動や言動に違和感があったら知らせてほしいと伝えた． 　面談中は，質問に対して自分で答える場面は多くみられ，表情は穏やかであった．不安については，手術そのものよりヘルニア嵌頓に伴う疼痛に対する脅威が主体であり，心拍数や血圧の上昇，落ち着きがない，筋緊張などの自律神経反応は見られなかった． 　面談時のG氏と妻はせん妄について理解しているが，発症した時のことを心配していることを病棟看護師に伝えた．	本人希望の手術であり，手術内容について，脱腸を治すための手術であることを理解していた．術前オリエンテーションの時は，うなずく，「わかりました」など理解を示す言動や反応が得られた．説明に対し，理解ある反応があるため，オリエンテーションの具体的な内容を忘れていても，説明しながら処置をすることで，G氏の協力を得られる可能性が高い．当日は，オリエンテーションの内容を忘れていることも想定して対応する． 　術後せん妄について，G氏と妻に情報提供したことにより，せん妄発生時の不安の緩和と早期発見につながる可能性がある． 　せん妄の予防的介入は継続的に行う必要があるため，病棟看護師と情報共有し継続的な認知機能の観察と評価を行う．

(1) 入院前の見当識，注意力，認知機能を維持していることを言動で示す．

【手術室入室～手術終了まで】
1) 行われる処置がわかり指示に従って協力できることを行動で示す．
2) 自分が置かれている状況を理解しているという言動を示す．

【手術室入室～手術終了まで】
O-P
❶ せん妄の因子の有無と程度
　直接因子
　　バイタルサイン：心拍数，血圧，呼吸数，酸素飽和濃度，ETCO₂，末梢皮膚の色調，体温，シバリングの有無
　　IN-OUT バランス：出血量の測定，尿量の測定，輸液量
　誘発因子
　　疼痛，騒音，呼吸困難，尿意，不安（自分が置かれている状況の把握）
❷ 表情，言動，態度，問いかけに対する反応

T-P
❶ 環境の変化に対する不安を緩和し，落ち着いて手術を受けることができるようにする
　・入室前にBGMをかけ，ベッドに寝た時無影灯が視界に入らないようによけて部屋を準備する
　・手術チームメンバーは，落ち着いた雰囲気で挨拶をする
　・処置をするときは，命令口調にならないように説明しながら行う
　・不要な会話や音を出さないように環境を整える
❷ 興奮による身体損傷を回避する
　・興奮している場合は，転落やチューブ類を自己抜去しないよう体を手で押さえる
　・自分が置かれている状況がわかるよう繰り返し説明する
　・痛みや苦痛がないか確認し，苦痛がある場合は苦痛を除去または緩和するためのケアを検討する
　・問いかける時は，名前を呼び注意を引くようにする

E-P
❶ 安全にベッド移動が行えるよう移動の方法を指導する
❷ 麻酔覚醒時，現実認知を促進するよう状況を説明する
　・手術が終わったこと，挿管チューブが入っていても呼吸ができることなど状況を説明する
　・深呼吸を促し，ゆっくり落ち着いて呼吸するよう指導する

【手術室入室〜手術終了まで】

　G氏がリラックスして入室できるよう，BGMを流して準備した．部屋の温度は26度に設定し，ベッドは温風式加温装置で温めた．無影灯はベッドに寝たとき，視界から外れるよう除けて準備した

　入室時，マスクを外して挨拶をした．本人確認のため，氏名，生年月日，手術部位を質問すると，流暢に間違えることなく返答した．病棟看護師より，術前の体液管理として，補液は指示通りに実施されたこと，認知症があり，夜間不穏の傾向はなかったが，トイレに行きたいとコールがあったもののすでに尿失禁がみられたため，麻酔覚醒時せん妄を起こす可能性があることを継続事項として引き継いだ．

　ベッド移動やモニター装着をする時は，声をかけながら行った．声かけに対して，G氏は「はい」と答え指示に従った

　入室から麻酔導入まで，G氏の表情は穏やかで落ち着いた様子であった．入室直後のバイタルサインは，BP140/72，HR72，SpO$_2$ 97％，呼吸のリズムは規則的であった．

　麻酔導入時，BP88/40，HR58まで低下したが，挿管直後，BP130/90まで回復した．術中はBP120/50〜140/70，平均血圧73〜93 mmHgの範囲の変動であり，昇圧剤を使用することなく経過した．麻酔中の吸入酸素濃度は50％で維持し，SpO$_2$ 99％，ETCO$_2$ 35で経過した．

　術中は，不要な露出を避け，四肢，前胸部に掛布をかけ，加温装置を用いて背部から加温した．手術開始直前の体温は36.5度，手術終了時の体温は36.4度に保つ．麻酔覚醒後，シバリングはみられず，寒気の訴えはなかった．

　麻酔覚醒時，問いかけに対し開眼あり，やや苦悶表情で頭部を左右に動かしていた．手術が終了したこを伝え，ゆっくり深呼吸をするよう促すが，苦悶表情は変わらなかった．抜管時，興奮しても安全が保たれるようG氏の左右に看護師を配置した．また，騒音やあわただしい雰囲気により不安が増強しないよう，周囲の話声や騒音に配慮した．呼吸は14回/分，SpO$_2$は99％であった．自発呼吸による1回換気量は，430 mmHg，無呼吸はなく，呼吸状態が安定していることを確認して抜管介助を施行した．G氏に再度手術が終了したことを伝え，「わかりますか」と尋ねると，ぼんやりとした表情でゆっくり頷いた．

　退室時バイタルサインは，BP180/100，HR80，SpO$_2$ 97％．血圧が高いが，病棟で経過観察とし退室となった．咽頭違和感，息苦しさの訴えはなかった．疼痛緩和のため，全身麻酔導入後，腸骨鼠径神経ブロック(0.75％アナペイン® 5 cc)を施行しており，G氏は疼痛を訴えることなく退室した

　手術当日まで，G氏の意思は変わることなく落ち着いた状態で入室することができた．

　環境の変化や処置に対して，不安や緊張が高まることがないよう，適宜声かけと環境調整を行ったこと，G氏が手術を前向きに捉えていたことなどが関与し，麻酔導入まで落ち着いた状態で過ごすことができたと考える

　麻酔導入に伴い血圧の変動が見られたが，その後の血圧は許容範囲内でコントロールされた．しかし，麻酔覚醒時には，著しい血圧の上昇がみられた．これは，挿管されている苦痛や高血圧，加齢に伴う血管壁の弾性低下が影響していると考える．

　混合性障害があるが，術中は酸素化が保たれ低酸素血症を起こすことなく経過した．抜管後，上気道閉塞や呼吸抑制や換気障害を起こすことなく経過することができた．術中のIN-OUTバランスは保たれ，脳血流および諸臓器に必要な血液循環と酸素供給は維持できたと考える．

　麻酔覚醒時は，周囲環境を調整し，不安が増強しないよう努めた．覚醒途中は，周囲の状況を正確に捉えることができず，混乱をきたしやすい．手術が終了したこと，挿管されていても呼吸ができること等，自分が置かれている状況を理解できるよう説明をした．抜管後，息苦しさや疼痛などの身体的苦痛がなかったこともあり，G氏は興奮することなく落ち着いていた．しかし，麻酔覚醒状態は，半覚醒であるため周囲の状況を把握し，自分が置かれている状況を理解できない状態が続いている．病棟に依頼して，麻酔覚醒状態の観察と評価を継続的に行う必要がある．

(1) 入院前の見当識,注意力,認知機能を維持してることを言動で示す.

【術後】
1) 自分が置かれている状況を理解しているという言動を示す.
2) 術後の処置,看護ケアがわかり,指示にしたがって協力する行動を示す.

【術後】
O-P
❶ バイタルサイン
　心拍数,血圧,呼吸数,呼吸パターン,酸素飽和濃度
❷ 表情,言動,態度,問いかけに対する反応
❸ 麻酔覚醒状態
　指示に対する応答,表情,言動,バイタルサイン
❹ せん妄の因子の有無と程度
　直接因子
　　バイタルサイン:心拍数,血圧,呼吸数,酸素飽和濃度,$ETCO_2$,末梢皮膚の色調,体温,シバリングの有無
　　IN-OUT バランス:出血量の測定,尿量の測定,輸液量
　誘発因子
　　疼痛,騒音,呼吸困難,尿意,睡眠障害,不安(自分が置かれている状況の把握)
❺ せん妄症状の有無と程度
　認知機能:見当識障害の有無,注意力,遂行力,言語能力
　せん妄症状の日内変動の有無

T-P
❶ 誘発因子のコントロール
　・術後睡眠リズムが崩れないよう,音,光を調整する
　・疼痛時に対して痛みのレベルをチェックし,指示に応じて鎮痛剤を投与する
　・認知機能をモニタリングし,せん妄をアセスメントする
❷ 現実認知を促進する
　・日付,時間がわかるようにカレンダーや時計が見えるように置く
　・術後の経過,これから行う処置などを説明
❸ 安全を確保し,身体損傷を予防する
　・落ち着きがない,興奮しているなど過活動の状態にある時は,状況を説明し,手で押さえるなどルート類の自己抜去を防止する
　・ベッドを低くする,コールマットを設置するなど安全を配慮した環境をつくる
　・身体拘束は原則として行わない.やむを得ず行う時は,最低限の使用とし,拘束に伴う身体損傷がないか観察する

手術は，予定通りの術式が施行され，手術時間41分，出血量5g，輸液総量550 mL，尿量400 mLで終了した．問いかけにうなずくことはできるが，やや視点が定まらず，ぼんやりした表情であり，深呼吸してほしいという指示に従わないため麻酔の覚醒状態は，半覚醒と診断された．病棟看護師に麻酔覚醒状態は半覚醒であること，血圧が高いことより，継続的に循環動態と呼吸状態モニタリングすること，術後せん妄の症状に注意することを継続事項として申し送りをした．また，疼痛予防として実施した腸骨神経ブロックの薬剤名，投与量，投与時間について報告した．

【術後の経過：病棟の看護記録より】

11：30　病棟へ帰室．ベッドアップ15度のセミファーラー位とし，酸素流量3Lを投与した．血圧190/111，心拍数80，呼吸パターンは規則的でSpO$_2$ 98%と安定していた．帰室15分後，頭痛と嘔気があり，指示に従い，フランドルテープを1枚貼付した．1時間後，血圧160/75に低下し，頭痛と嘔気は消失した．

13：00　同室患者に面会者が訪れた．面会により，周囲が賑やかになると，点滴棒を一番低い位置に下げる，ベッド柵に上半身を乗り出すなどの行動や，「おーい，誰かいるのか」「バカ」など，大きな声で発言をするようになった．手術をしたことは覚えているか尋ねると，「知ってるよ」と返答した．転倒転落防止のため，コールマットを設置し，看護師がG氏の傍で見守れない時間帯のみ身体拘束を実施し，身体拘束による身体損傷がないか，適宜確認をした．

14：30　酸素投与の指示は3時間であり，酸素マスクをはずした状態で，SpO$_2$ 98%を保つことができたため酸素投与を中止にした．

18：00　同室患者が「G氏がうるさくて休めない」と訴えたため，同室患者を別の部屋へ移動した．部屋周囲環境は静かになった．同室患者が部屋を移動した頃より，G氏は寝息を立てて眠っていた．

19：00　「少し，痛いのかな．よくわからないよ」と寝返りを繰り返す行動がみられるようになった．ロピオン®を50 mgを投与すると1時間後には，寝息をたてて入眠した．翌朝，疼痛予防のためロピオン®50 mgを投与し離床を開始した．帰室後から翌朝までの水分出納は，IN 1550 mL，OUT 1100 mL，尿比重1.005と正常範囲．創部からの出血はなく経過した．

その後，日勤帯では大声をたてる，点滴ルートを触る，起き上がるような行動は少なくなったが，夜間帯になると再び過活動の状態になった．

術後，過活動，不適切な会話，睡眠サイクルの障害，症状の変動などからICDSC 6点でせん妄と診断

術中から翌朝までのINTAKEは，輸液量2,100 mL，出血5 g，代謝水（予測値）240 mL，合計2,545 mL．OUTPUTは，尿量1,500 mL，不感蒸泄（予測値）759 mL，サードスペース（予測値）20 mL，合計2,379 mL．水分出納は－66 mLであり，おおよそ体液バランスは保たれた．

術後，血圧上昇に伴う頭痛と嘔気があり，7時間後には，疼痛と思われる訴えがあった．身体的な苦痛と同室者の面会による騒がしさがせん妄を誘発，促進した可能性がある．降圧と疼痛緩和を図り，誘発因子をコントロールするための介入を行った結果，術後3日目にはせん妄症状は消失した．

術直後に血圧の上昇はあったが，離床に伴うふらつきやめまい，術後の血圧低下，頻脈が見られていないことより，循環は保つことができたと推測できる．また，呼吸状態も安定しており，低酸素血症を生じることなく経過することができた．

「痛いのかな，よくわからない」という発言から，G氏自身，疼痛の部位をハッキリ認識することができなかった．腸骨鼠径神経ブロックを施行してから7時間以上経過しているため，G氏が訴えるよりも，ずっと前から麻酔の効果は消失し，痛みが発生していた可能性がある．腸骨鼠径神経ブロックの施行時間を参考にし，鎮痛剤を使用するタイミングを図ることも必要であった．

術後せん妄について，事前に説明したことにより，妻は落ち着いてG氏と面談することができた．

E-P
❶早期離床に協力できるよう早期離床の必要性と安静度について説明する
❷疼痛管理について説明し，痛みがある時はナースコールで知らせるよう指導する

❺ 事例のまとめ

　G氏は高齢であり，脳血管性認知症があることから，術後せん妄を生じる可能性が高いことが予測された．手術はG氏の希望であり，手術室入室から麻酔導入まで過度な情動反応を起こすことなく麻酔導入に至ることができた．病棟へ帰室後，頭痛と嘔気があったが，血圧の下降と共に症状は改善した．術中から術後のIN-OUTバランスは保たれ，頻脈を伴う血圧の低下は見られなかったことから，脱水を起こすことなく循環血液量は維持することができた．混合性障害を認めるが，術後の呼吸状態は安定し，低酸素血症を生じることなく経過した．せん妄の直接因子である脱水，低酸素血症は回避することができたが，術後は，同室患者が入ってきたころから不穏状態が続き安静を保つことができなくなった．麻酔の覚醒レベルが元に戻りきっていない中，周囲が騒々しくなったことが，混乱を招いた可能性がある．また，術後の頭痛や嘔気，疼痛は誘発因子であり，これらの身体的苦痛もせん妄を誘発，促進した要因になる．

　「痛いのかな，よくわからない」という発言があり，G氏は，自分の不快な感覚を疼痛としてハッキリ認識することができなかった．腸骨鼠径神経ブロックを施行してから7時間以上経過しているため，G氏が訴える以前から麻酔の効果は消失し，痛みを生じていた可能性がある．腸骨鼠径神経ブロックの施行時間と創部周囲の知覚の変化を確認し，鎮痛剤を使用するタイミングを図ることも必要であった．

される．
　妻は，G氏を見て戸惑う表情を見せるが，「事前に聞いておいてよかった．知らなかったらもっと戸惑ったでしょうね」と話していた
　鎮痛剤の投与と離床をすすめ，夜間睡眠を阻害しないよう環境を整えた．身体拘束を解除し，現状や病状を説明し情報提供を行い，せん妄の対応を行った．術後3日目には，せん妄症状は消失し，術後4日目に退院した．

【術後訪問】
　術後3日目に訪床した．G氏に昨晩よく眠れたか尋ねると，「よく覚えていない」と答える．手術に行ったことは覚えているが，手術終了から病室に戻ったあとのことは断片的な記憶であり，ほとんど覚えていなかった．
　術後訪問時，創部痛はなく，ADLは，入院前と同等に回復した．離床は車いすでのトイレ移動まで施行しており，立位に伴うふらつきやめまいはなかった．

6. 看護のポイント

・インフォームドコンセントにおいては，本人の意思が十分尊重されず家族が決めている場合もある．術前に些細な疑問や不安を傾聴し，状況によって再度インフォームドコンセントの場を調整することも必要である．
・身内の死別や退職など様々な喪失体験を経験しているため不安に駆られやすい．高齢者は死を具体的に捉えているため，死に対する相談を励ましで返すと絶望感を与えることがある．傾聴には，本人の言葉を要約して返すことにより漠然としていた不安の原因が具体的になることがある．
・手術室で体験する処置や術後の身体的な変化など，あらかじめ説明しておくことや不安や気がかりを傾聴することは精神的準備を促す援助につながる．
・視覚や聴覚などの感覚的機能が低下しているため，術前オリエンテーションや退院指導など，説明をするときは，ゆっくり，はっきりした口調で話し，疑問がないか確認しながら進める．何度も聞き返すことをためらい，わかったふりをすることがあるため，落ち着いた雰囲気がある場をつくる．
・黒とグレーの差がわかりにくかったり，寒色系や黄色が見えにくいため，パンフレットを用いるときは，文字を大きくするだけでなく，絵や図を用いたり，コントラストをはっきりするなどの工夫をすると良い．照明は，本人が見やすい明るさを聞きながら調節する．
・侵襲に対する反応が鈍く，急性悪化しやすい．合併症を起こしても主訴がはっきりしな

いことがあり，いつもと違う変化を捉えるために入院前の情報が必要である．特に，認知機能障害がある場合，家族から日頃の様子を聞いておくことが合併症の早期発見に役立つ．
・慢性疾患がなくても，潜在的に病気を合併していることがあるため，日々の運動量や日常生活動作に伴う息切れの程度等から合併症のリスクをアセスメントする．治療を契機に老年症候群につながりかねないため，合併症の予防に努め，術後は速やかに在宅へ移行できるよう支援することが重要である．

文献
1) 林泰史・他編：高齢者診療マニュアル．日本医師会雑誌，138(2)：22-23，2009．
2) 小川節郎・他編：麻酔科学スタンダードⅡ臨床各論．pp247-248，克誠堂出版，2003．
3) 前掲書1)，p156．
4) 前掲書1)，p126．
5) 後藤俱子：高齢者が全身麻酔を受けると認知症は進行するか．稲田英一編，新・麻酔科医の素朴な疑問に答えます．pp287-291，メディカル・サイエンス・インターナショナル，2016．
6) 日本神経学会：認知症疾患治療ガイドライン2017．p12.
https://neurology-jp.org/guidelinem/degl/degl_2017_01.pdf
7) 稲田英一著・青木裕美・他編：イメージするからだのしくみ vol.2 循環器．pp55，60．メディックメディア，2003．
8) 岩田充永著：急変予防＆対応ガイドマップ：JNNスペシャル No.88，pp10-21，2010．
9) 合谷木徹：術後認知機能障害．廣瀬宗孝編，いつ起こる？ なぜ起こる？ どう対応する？ 術中・術後合併症50 OPE Nursing 2017春季増刊．pp128-133，2017．
10) 原田敦：姿勢と移動機能 姿勢維持と転倒のメカニズム．中村耕三他監，大江隆史他編，ロコモティブシンドロームのすべて．日本医師会雑誌，144(1)：47-48，2015．
11) 伊藤雅之：骨粗鬆症の病態と疫学．前掲書10)，pp92-97．
12) 重本和宏・他：サルコペニアの基礎．前掲書10)，pp184-189．
13) 藤沢邦見：水晶体．小出良平・他編，眼科エキスパートナーシング．pp66-68，南江堂，2002．
14) 小玉敏江・亀井智子編著：改訂 高齢者看護学．pp16-42，中央法規出版，2007．
15) 小川朝生：自信がもてる！せん妄診療 はじめの一歩 誰も教えてくれなかった対応と処方のコツ．p94，羊土社，2014．
16) 日本看護協会編：認知症ケアガイドブック．pp32-33，70-72，96-97，照林社，2017．
17) 小川朝生：急性期．一般病棟におけるアセスメントからBPSD・せん妄の予防．意思決定・退院支援まで．pp136-137，医学書院，2017．

C. 対象別看護

2 手術を受ける子どもの看護

　手術を受ける子どもは，先天性疾患で手術を受ける子どもが多く，新生児期から手術をしながら成長とともに複数回手術が予定される場合もある．

　子どもは，成長発達の途中にあり，身体機能も未熟である．また，自分の状況の理解や自己のコントロールが大人に比べると十分できないため，ストレスが大きい．子どものストレスを軽減するためには，手術前の緊張緩和，スムーズな麻酔導入，術後疼痛からの解放などが必要である．子どもは，一人ひとり自分の疾患などに対する認識も違う．子どもの場合は子ども一人ひとりに適した看護を実践することだけでなく，親などの家族との関わりも重要であり，子どもと家族を1つの単位として，看護実践する必要がある．

1. 子どもの身体的・心理的特徴

　手術の対象となる子どもたちは，新生児から思春期までと幅広く，発達段階に応じた身体的・精神的・心理的な特徴があり，大きな違いがある（**表5-C-6，5-C-7**）．

表5-C-6　小児のバイタルサイン正常値一覧

	心拍数平均（範囲）(bpm)	血圧(mmHg)	呼吸回数	麻薬使用時の呼吸回数の下限の目安
新生児	140(90-190)	80/45	45-60	20
6ヵ月	130(85-175)	90/60	45-60	20
1歳	110(75-155)	95/65	45	16
2歳	110(70-150)	100/65	45	16
4歳	105(70-140)	100/65	30	14
6歳	100(65-125)	100/55	30	14
8歳	100(65-125)	105/60	25	14
10歳	90(55-115)	110/60	25	14
12歳	90(55-115)	115/60	20	12
15歳	85(60-110)	125/65	20	12

※血圧は4歳くらいまでは個人差が大きい傾向がある．

表 5-C-7　子どもの認知・心理・社会的発達モデル

月・年齢		身体機能の発達	痛み知覚の変化		認知発達的段階	
乳児期	出生	反射	反射的反応に怒りの要素が加わる．	感情運動的段階	**第1段階　生まれながらの反射行動期** 反射的に乳を吸う．	
	1	手を口に持っていく			**第2段階　第1次循環反応：シェマの獲得** 吸うと乳が出ることがわかる． 乳を期待して指などを吸う．	
	4	首がすわる		病気を理解できない*	**第3段階　第2次循環反応** 自分が求める結果に向かいシェマを使う． 過去の体験が記憶できる．	例）知覚して確認できるものを模倣できるようになり，術前から手術に関するものを見たり，触れたりしておくと，安全なもの（怖くないもの）だと覚えていられる．
	6	寝返り	痛いを表す発声がある．状況への恐怖		**第4段階　2次的シェマの適応** 1つの結果を得るために2つのシェマを協応させる（哺乳ビンを持ち，乳首を自分で口に加え，哺乳できるなど）．	
	8	お座り				
	12	つかまり立ち				
幼児期前期	1歳	歩行			**第5段階　3次循環反応の成立と動態的実験による新しい手段の発見** ある状況でできた変化が別の状況ではどうなるかを試行錯誤する．	例）医療器具にも興味を持ち始め，模倣もさかんとなるため，ごっこ遊びなどで親や医療者が医療用具に触れてみせると安全であると認識し，自分で触れようとする．
	2歳	走る・よじ登る	痛いという表現ができる．愛着行動を求める．		**第6段階　頭の中でのシェマの協調による新しい手段の発見** 試行錯誤せず，頭の中で見通しを立て行動や洞察ができるようになる．	
	3歳	片足立ちジャンプ	痛みに対する表現の多様化	前操作的段階 現象的理解・表面の現象として 病気をとらえる*	**前概念的思考段階** 心像や表象のシェマを別の物で表す．言葉を獲得し，言葉によるコミュニケーションが可能となる．自己中心性が強く，他者の視点からものごとをとらえられず，誰もが自分と同じように見えていると思い込む．	例）ごっこ遊びや，説明，絵本，写真で手術に関することを体験することで想像できるようになる．しかし，自己中心性が残るため，実際の手術の体験が，聞いていたことと少しでも違うと，自分の中で修正して受け入れることができず，混乱したりする．
幼児期後期	4歳	運動調整が発達し動きが滑らかになる	痛みの特徴を表現できる．感情表現が加わる．意図的に痛みを訴える．		**直観的思考段階** 表象を思考のなかで結びつけられる．自己中心性が残る．	
	6歳	筋力・持久力がつく				
学童期	7歳	知覚と上肢の協調運動 滑らかで素早く細やかな筋肉運動の調整	痛みの評価が可能 心因性の疼痛の出現	具体的操作段階 原因・症状の理解*	具体物を中心とした論理的操作が可能となる．一対一対応や物を順に並べる系列下の操作ができるようになる．保存課題を解決できるようになり，可逆性が成立する．自己中心的な思考から脱中心化した思考へ移行し，時間や空間の概念ができる． 例）時間の概念ができるため，入院前から入院や手術で経験することを説明しても，覚えていられる．入院や手術の流れや退院までの目安を伝えると，それに合わせて自分の行動を統制できる．	
思春期	12歳	身長・体重の急速な発育 第二次性徴	慢性・反復性疼痛の出現	形式的操作段階 精神心理学的理解 生物学的理解*	「仮説的演繹的」な形の推論が可能となる．思考の対象が現実そのものではなく，命題であることが特徴的である．「～ならば，～であるはずだ」「～になるに違いない」といった形で，考えられるようになる． 例）経験したことのないことでも，論理的に推論できるようになるため，説明だけでも自分の病気と手術の関係が理解できる．一方で，自分の身体の創が残ることで自分の将来にどんな影響があるかを想像するようにもなる．	

（宮本信也：痛みの心理学．New Mook 小児科 9．pp23-24，金原出版，1996．／田中恭子：認知発達と病気の理解．小児医療の現場で使えるプリパレーションガイドブック．pp33，日総研，2006．／岩崎美和：発達段階に基づいた手術を受ける子どもの特徴．小児看護，32(11)：1434-1435，2009．／村端真由美：短期入院で手術を受ける小児の主体性を引き出す看護．小児看護，34(6)：715-721，2011．をもとに作成）

愛着の発達段階	心理・社会的発達段階	発達に合わせた援助
第1段階 人に対する無差別な反応	基本的信頼感　対　不信感 生理的充足感を他者（母親など）の力で達成してもらい，その中で基本的信頼感を獲得する．同時に自分の欲求が満たされない体験にも遭遇し，不信感も覚えるようになる． 例）空腹や甘えで泣くとすぐに満たしてもらえることで信頼感を培う．一方で術後の行動制限や飲食の制限などで，いくら泣いても満たしてくれない状態が続くと，不信感を強く覚える．	
第2段階 熟知した人への愛着反応の集中化 例）親や同じ看護師が常にかかわることで安心できる．		
第3段階 母親などの特定の人物への積極的な接近．母親的人物を安全基地として探索行動 例）親がそばにいたり，親が先に医療用具で遊んだりすると，安心して医療用具に触れることができる．	自律性　対　恥・疑惑 自分の力で日常生活動作の基本を獲得できるようになり，自分でやってみようという自律性が芽生える．一方で失敗や人に見られることが恥となり，この両面が自我に統合されていく． 例）入院や手術に関する新しい体験にも興味を示し，自分からやってみようとする一方で，怖さに勝てず泣いてしまったり，怖くて練習できなかったりしたことを恥ずかしいと感じる．	正確な説明と情報を提供し，頑張ったことを褒める． 成功体験につながるようにかかわることが重要となる．
第4段階 相互的関係の形成　母親の感情や動機について洞察できるようになり，複雑な関係を発達させるための基礎を形成． 例）親が何を期待し，何を禁止するのか，自分がどうすれば喜び，どうすれば怒るのかがわかるため，入院生活や手術に伴う制限に対しても，親の反応を確認して守ろうとする．	自発性　対　罪悪感 自分の思い通りにすることに貪欲となる．そうすると内的基準（親の行動・教え）に合わない欲求や行動が表出され，罪悪感を抱き，自分を統率しようとする．内的基準に合致した行動ができれば自信を抱き，積極的になれる． 例）入院生活や手術に関しても，自分の考えややり方を通したいと考え，それが通り，良い結果が得られると自信を持つようになる．一方で，自分の考えが通らなかったり，親から自分の行動を叱られたりすると，罰として注射や手術を受けなければならないと考えたりする．	空間的な概念の発達が進んでいないので，「今から〜するね」というような，これから始まることの説明をしていく． 自分で知覚できるために，絵本や写真を使って，医療処置の中で経験することや協力してほしいこと，子どもが自分でできることを具体的に説明する． 絵本や写真を使った後には，お医者さんごっこをしたり，病院見学ツアーをして実際を見学することで理解を深める． 自分が悪いことをした結果として，病気になったり医療処置を受けることになったと考えやすいので，「そうではない」と伝えることも必要である．
愛着の対象が，仲間や先生など家族以外の対象にも向けられていく 例）同じ体験をした同年代の友達に信頼感を抱いたり，支えを感じたりする．	勤勉性　対　劣等感 「知りたい」「学びたい」という思いが湧き上がり，勤勉に学習の努力を重ね，文化や技術を習得し，「やればできる」という達成感を形成する．仲間との交流が盛んになることで，仲間との比較をして劣等感を抱くことがある． 例）自分が受ける手術について知りたいと思い，質問も増える．自分の努力で手術を乗り越えられたということで達成感を感じる．一方で，入院や手術による学業の中断や手術の創などで劣等感を感じたりもする．	パンフレット，絵本やDVD，実際の医療器具などを用いて，解剖生理や処置の手順，処置後にどうなるかなど，自分自身にこれから起こることの見通しを立てられるように簡単な言葉で説明する． 術前だけでなく，術後に子どもが体験することと病気や手術の関係を具体的に説明する． 手術を乗り越えたから元気になった，制限を守ったから回復した，など達成感に結び付くように支援する． 子どもの予測と体験にずれがないかを確認し，その子どもの行動が原因でずれが生じたわけではないことを伝える．
	同一性　対　同一性の拡散 身体的変化とともに，自己と他人との関係に敏感になる．自分が社会的存在として「自分は何者であるか」を問うようになる．一定の集団や対象の中で得られる安定した自己価値や自己像といった同一性を形成する．一方で，同一性の形成の過程で，集団の中での自分の価値が見つけられないなど，葛藤や緊張状態に陥ることもある． 例）幼い頃の自分や今の自分が手術を乗り越えたから，これからの自分があると考える一方で，病気や手術の創を持つ自分は仲間とは違うと考え，自分が他者からどのように思われるかといった外見を気にするようになるため，ボディイメージの変化に自分の価値観を見失ったり，自分の将来に悩んだりする．	手術に伴うボディイメージの変化による心理的影響にも気を配り，支援する． 複数回の手術を受ける子どもは，前回の体験や将来についての思いを汲みながら，パンフレットなどを用いて解剖生理や病気について，処置の手順，予想される反応，協力してほしいことを説明する． 自己の体の不完全さに敏感になっているため，説明の際の言動には注意する． 長期的な手術の影響や見通しを説明したり，子どもと共に考えていく支援も必要になる．

*Piagerの理論をモデルにした病気の概念の認知

1 子どもの身体的特徴

(1) 新生児〜乳児期

❶ 呼吸

新生児は，胸郭の保持力が弱く，呼気の肺容量が小さいため機能的残気量は少ない．乳児期になると呼吸は安定するが，小児は舌が相対的に大きく，頭部も大きいため舌根沈下による気道閉塞を起こしやすく，横隔膜や肋間筋には疲労しにくい筋線維が少ない．また，代謝率が高く酸素消費量が多いため，呼吸が止まると短時間で低酸素となり，さらに徐脈，心停止となる．

❷ 循環

心筋が未熟であり，心拍出量も少ないため，心拍数で代償している．心拍数は新生児期が速く，次第に減少する．血圧は逆に次第に上昇する．手術侵襲などにより脳などの重要臓器への血流増加に伴い末梢の血流が低下し，体温低下や消化機能の低下を起こしやすくなる．

❸ 体液

体液組成は，新生児では体重の80%，乳児で70%，1歳以上では成人と同様の60%となっている．循環血液量は，早産児・低出生体重児で85〜100 mg/kg，新生児で80 mL/kg，2歳以下75 mL/kg，2歳以上70 mL/kgとなっている．

また，乳児は1日に細胞外液量の約50%にあたる水分を摂取・排泄しており，不感蒸泄は，成人の2.5〜3倍である．

(2) 学童期・思春期

学童期は，6歳(就学)以降，思春期は12歳以降であり，臓器の大きさなどは成長途中であるが，体液組成などの身体機能は成人に近づいている．

(3) 子どもの心理的特徴(表5-C-7)

子どもの頃の手術は精神的に影響する場合もあるので，心理的特徴を理解したうえで，子ども一人ひとりに適した看護が求められる．

2. 手術を受ける子どもへの術前看護

1 術前訪問

手術室看護師は，術前訪問が初めて子どもや家族と関わる機会となる．医療者間で統一した態度で接し，信頼を得るためにも事前に病棟看護師から子どもと家族の手術の受け止めや説明している内容などの情報を得ることも必要である．子どもと話す場合には，年齢に合わせた話題で話し，説明をする際にも病棟看護師や家族と同じ言葉を使用する．

また，手術室の雰囲気を知ってもらい，不安や恐怖心を抱かせずに，当日の緊張を和らげるために手術室の絵柄つきユニフォーム，人形付きのボールペン等を使用して面接を行

う．術前訪問で得られた情報のうち，カルテに記載されていない内容がある場合には，医師や病棟看護師に確認する．

② プレパレーション

子どもが主体的に手術に取り組めるための援助としてプレパレーション（preparation）の概念が取り入れられている（表 5-C-8）．プレパレーションの目的は，①子どもに正しい知識を与える，②子どもに情緒表現の機会を与える，③心理的準備を通して医療者との信頼関係を築くことである．単に子どもに手術の内容を説明することではなく，子どもが本来持っている能力を発揮させるような関わりが必要である[1]．子どもの不安を取り除くことでスムーズに手術へ導入することができる．

精神運動発達遅滞のある子どもへも発達に合わせたプレパレーションは有効である．また，発達障害の子どもで，こだわりや執着が背景にある場合は，本人が納得できるように工夫して実施する．

保護者同伴入室も効果的ではあるが，保護者の不安が強い場合は子どもへの不安増強につながる可能性もあり，病棟との連携が必要である．

プレパレーションを手術室看護師が実施する場合は，小児の成長発達を十分理解し，子どもが理解しやすい言葉を使えるなどのスキルを高め，その役割を担う．

③ 感染症と予防接種

感冒に罹患している割合は成人より高い．上気道感染を起こすと，気道過敏性が亢進するため，気管支けいれんの発生率は10倍，喉頭けいれんの発生率は2倍といわれている．また，術後に風邪症状が悪化したり肺炎を併発する可能性がある．罹患した場合には，手術を6週間程度延期が望ましいが，現実的には2週間程度あけて実施となる．

予防接種については，どれくらい期間をあければ安全に麻酔を受けることができるかは定義はなく，ワクチンの副反応が見られる期間だけ延期している．

感染症に罹患後は，他の者に感染させる危険性がある期間と全身状態の回復を考慮し，水痘，麻疹，風疹などでは4週間程度経過してから手術となる．

④ 術前の絶飲食時間（表 5-C-9）

術前の絶飲食は，麻酔導入時の嘔吐・誤嚥を予防するために行う．しかし，小児は脱水や低血糖になりやすいため，短時間とする．ただし，消化管に異常がある場合や緊急手術である場合などは患者に合わせて対応する．

3. 子どもの麻酔と術中管理

子どもの手術では，先天性疾患，もしくは不慮の事故により生命が危険な状態であるような緊急性の高い場合もあり，迅速な麻酔導入への対応が求められる．特に麻酔の導入時は麻酔科医師も緊張度が高い場面であり，手術室看護師として全身麻酔の導入方法，気道

表 5-C-8 プレパレーションの方法

ステージ	内容
1. 子どもと子どもを取り巻く状況の情報収集・アセスメント	親の入院や手術について説明内容を確認する．以前に体験していれば前回の様子や本人の感想を聞く．子どもの病状，発達段階，性格，好きな遊び，ストレスの対処能力などをアセスメントする．子どもと親の関係を見極める．
2. 子どもと仲良くなることとプレパレーションの計画	子どもの目線に合わせ，子どもと仲良くなる． うそをつかず，事実に基づいて説明する． 子どもに一番よい方法を親と一緒に考え，親も協働して進めていく．
3. プレパレーションの実施(play preparation)	実際に子どもの気持ちを確認しながら進める． ごっこ遊びが中心で，子どもが理解できる言葉を選んで使う． 恐怖を表現している場合には一時中止したり，混乱している場合には反復して行う，分割して説明を行う，など配慮する
4. 気晴らし，注意転換(distraction)	子どもに医療処置を見せないように，子どもの注意を遊びやおもちゃにひきつけ，子どもの恐怖感を緩和する． 見慣れない器具に掛け物をしておくことや絵を書いておくことも効果を得られる． 手術室では人形やDVDを見せるなどのツールを使用する．
5. プレパレーションの適切性の評価と処置後の遊び(post procedure play)	手術後，子どもに「される側」から医師や看護師の「する側」になってもらい，医療処置を再現してもらう．これにより，子どもがどのように手術を理解していたか，また嫌だったことを表現し発散する．

表 5-C-9 術前絶飲食時間

清澄水(せいちょうすい)	2時間
母乳	4時間
人口乳・牛乳	6時間
固形物　軽食(バターなしのトーストなど)	6時間以上
脂質を多く含む食べ物(揚げ物，肉など)	8時間以上

(日本麻酔科学会：術前絶飲食ガイドライン，2012より)

確保の方法と介助は熟知しておく必要がある．

❶ 子どもの受ける麻酔の特徴

(1) 局所麻酔(表5-C-10)

　子どもの局所麻酔には，小さな瘢痕の切除や創処置の場合に用いられる浸潤麻酔と術後の疼痛管理目的で用いられる硬膜外麻酔や末梢神経ブロックなどの局所麻酔がある．浸潤麻酔は，小児は手術中に動かないでいることが難しいため，適応は学童期以降となる．また，術後疼痛管理のための局所麻酔をする際にも全身麻酔をかけてから処置を行う．

表 5-C-10　子どもに行われるおもな局所麻酔

局所浸潤麻酔	中心静脈カテーテルの挿入や，形成外科などの小手術で，切開創に浸潤させ鎮痛効果を得る方法
腸骨鼠径・腸骨下腹神経ブロック	鼠径ヘルニア，陰嚢水腫，停留精巣の手術で実施される局所麻酔．鼠径の体表の神経である腸骨鼠径神経，腸骨下神経をブロックし，切開創の皮膚の鎮痛の効果がある．
仙骨硬膜外ブロック	子どもの仙骨裂孔は成人に比べて，わかりやすく変形などが少ないため，合併症が少なく安全である．泌尿器疾患の手術，鼠径部の手術などが適応になる．6歳以下の子どもには仙骨ブロックが選択されることが多い．
硬膜外麻酔	開胸手術，開腹手術，下肢の整形外科手術が対象で，5歳〜6歳以上の子どもに適応される．
陰茎ブロック	包茎に対する環状切開術に実施される．

(2) 全身麻酔

麻酔導入は，静脈ラインが確保されている場合は静脈麻酔で麻酔を導入する．静脈ラインが確保されていない場合にはマスクを使用して導入する．

❶ 緩徐導入

子どもに一般的に使用される導入法であり，痛みや恐怖を感じさせないために入眠してから静脈ラインの確保などを行う．

- 子どもには一人で寝かせるか，保護者などに抱いてもらった状態でパルスオキシメーターと胸壁聴診器をつけ，導入する．
- 麻酔薬の臭いを嫌がる子どももいる．希望によってバニラ，ストロベリーなどのフレーバーエッセンスを用いるとスムーズに導入できることも多い．
- 子どもの気をそらす．導入する際にゲームをしながら，絵本を見ながらなど工夫をする．
- マスクを嫌がる場合には，マスクをコネクターから外し，回路が子どもの視野に入らないように下顎側から吸入麻酔を吹き流し，手のひらをマスクの代用とする．
- 入眠後に心電図や血圧計を装着する．血圧測定は入眠後しばらく経ってから行う．

❷ 急速導入

血管確保されている場合は，静脈麻酔薬を静脈に注入して導入する．

- 導入前には必ず点滴の刺入部と点滴滴下を確認する．
- 子どもの体重により，薬剤を希釈して準備することがある．希釈した場合は，必ず濃度や量を記載する．

❸ 迅速導入

フルストマックが予測される，外傷などの強いストレスが生じている，噴門部の機能が保たれていない場合には，フルストマックとして対応する．子どもでは悪性高熱症や高カリウム血症などの副作用を予防する目的で，脱分極性筋弛緩薬は使用しない．

- 気管チューブ，スタイレット，喉頭鏡などの物品は，予備も含めて準備する．
- 可能であれば，事前に胃管で胃内容物を吸引しておく．

表 5-C-11 気管チューブのサイズと深さの計算式

気管チューブサイズ	カフ無チューブ（Coleの式）	$4+\dfrac{年齢}{4}$
	カフ付きチューブ（Motoyamaの式）	$3.5+\dfrac{年齢}{4}$
	（Khineの式）	$3+\dfrac{年齢}{4}$

❷ 呼吸管理

小児は、咽口腔内に占める舌の容積が大きく、鎮静による舌根沈下による上気道閉塞が起こりやすい。また、気道は短く、10歳頃までは輪状軟骨部が最も狭い。この部位に浮腫をきたすと上気道狭窄を起こしたり、全身麻酔中に無気肺を起こすこともあるため、呼吸の観察や予防を行う必要がある。

・小児は個人差が大きいので気管チューブは、年齢などからサイズを選択するが、そのサイズより小さいものと大きいものの3種類を用意する（表 5-C-11）。ラリンジアルマスクは、全身状態が良好な体表の小手術を受ける子どもが適応となる。

・気管の長さが短いため、気管チューブが抜けやすく、気管チューブの少しのずれによっても、片肺換気や換気不全になりやすい。気管チューブの固定を確実に行い、体位変換時にも十分注意し、観察を行う。

・覚醒挿管を行う場合は、頭、身体、両手を抑えて動かないようにする。

❸ 体温管理

全身麻酔下では、体温調節中枢が抑制されるため、体温が外的因子（図 5-C-3）によって変化しやすくなる。子どもは体重当たりの体表面積が広く、代謝率が高いことや成人と比べて熱産生の機能が不十分なために、手術中は低体温になりやすい。室温を上げて、温風式加温装置のアンダーボディーマットと保湿性の高いシートを使用する。しかし、新生児と乳児では体温の変動に差があり、やみくもに「子ども＝低体温になりやすい」と考えて加温すると、乳児ではうつ熱などの状態になるのも早いため注意し、うつ熱時には温風式加温装置の設定を変更してクーリングする。

❹ 輸液管理

子どもの場合は、適正輸液のため輸液ポンプを使用する。小児に最低限必要な水分量である維持輸液量は、計算式（表 5-C-12）のとおりである。輸液の選択は、低張液は低ナトリウム血症を引き起こす可能性があるため、等張電解質液を主体とした輸液投与が勧められている。また、麻酔中の血圧低下の原因は循環血液量減少によるものが多く、血圧低下以外に尿量低下や末梢循環不全、大泉門の緊張低下（1歳半まで）などの兆候がみられた場合は輸液を投与するので、準備する。

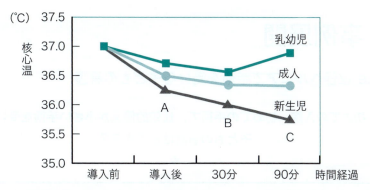

全身麻酔開始から,血管の拡張により熱は中枢から末梢に移動し,中枢温は低下する(A),さらに手術環境の影響を受けて(B),60分から90分で再分布性の体温低下が起こる.低体温で生じるデメリットは子どもの手術後の予後に大きく影響する.

図 5-C-3　手術中の体温の変動

表 5-C-12　子どもの維持輸液量の計算

体重	時間当たりの水分必要量	1日当たりの水分必要量
最初の10 kg	4 mL/kg/hr	100 mL/kg/日
次の10 kg	2 mL/kg/hr	50 mL/kg/日
20 kg以上	1 mL/kg/hr	20 mL/kg/日

麻酔薬の準備

子どもの手術では,過剰な水分負荷を避けるため,成人と同様の希釈濃度で,容量が小さなシリンジを使用して少量投与する場合が多い.

4. モニタリング

子どものバイタルサインの変化は早く,急変につながることも多い.また,年齢によって正常値が違うため,手術室看護師は麻酔科医と協力してモニターを観察し,異常の早期発見に努める.

麻酔導入時に末梢動脈血酸素飽和度モニターのみで始めた場合には,子どもが入眠後に,心電図モニターと非観血的血圧(NIBP)測定のカフを装着する.手術中はその他に,呼気二酸化炭素分圧,体温,筋弛緩モニター,BISモニターなどを装着する.BISモニターなどの使用は薬物投与のタイミングを見計らっているので,薬剤を準備しておく.

5. 事例展開

Case 鼠径ヘルニアで手術を受ける子どもの看護

初めての入院，初めての手術で，比較的侵襲が小さい手術を受ける子どもの看護はどうする？

⬇

例えば，以下のようなことが考えられます．
・ディストラクションの実施
・体温調整の方法の実施

❶ ケース紹介

Mちゃん，3歳7カ月，女児．
　1歳頃より，ヘルニアの脱出をみとめ，近医を受診し用手的に還納していた．3歳半頃より，ヘルニア脱出が頻回になり，手術目的で受診，入院となった．
診断名：左外鼠径ヘルニア　　予定術式：Pott's法
手術予定時間：1時間　　　　術中体位：仰臥位

❷ 患者情報

患者	Mちゃん，3歳7カ月，女児．身長96.7 cm，体重16.1 kg
既往歴	特記なし
入院時の一般状態	体温(T)36.3℃　脈拍(HR)114回/分　血圧(BP)111/70 mmHg
家族構成	父37歳，母33歳，兄5歳 母親より「足のつけねのぼっこりを治そうね．2回病院にお泊りするよ」と話して，入院となっている．
成長発達	定型発達．幼稚園年少．人見知りはしない．

❸ アセスメント

表 5-C-13　Mちゃんのアセスメント：術前（情報・分析・看護問題）

情報	分析	看護問題
Mちゃん　3歳7カ月，女児 【診断名】 左外鼠径ヘルニア 【予定術式】 Pott's法 【手術予定時間】 1時間 【麻酔方法】 全身麻酔 【術中体位】 仰臥位 【既往歴】 なし，入院，手術歴なし 【入院時の一般状態】 T 36.3℃，HR 114回/分　BP 111/70 mmHg，R 28回/分（規則的） 呼吸音左右差なし 肺雑音なし 風邪症状なし：鼻汁，咳，扁桃肥大なし 最近4週間以内の予防接種歴なし 【体格】 体重：16.1 kg，身長：96.7 cm，カウプ指数：17.2 【食事】 好き嫌いなし，一人で食事を摂取できる．喘息・アレルギーなし，アトピー性皮膚炎なし 【成長発達】 挨拶ができる． 言葉によるコミュニケーションが成立する． 説明をうなずいて聞いている． 母親が傍にいると安心していた． 排泄は自立している．	3歳7カ月であり，ごっこ遊びなどの遊びで身体を通して多くのことを学習し，言葉の表現や全身・手足の細かな運動が発達するとともに，自我が芽生え，自分でやってみようという自律性が出てくる時期にある．Mちゃんは母親が近くにいることで安心感をもつ一方で，母親や看護師の励ましに対して応えたい，ひとりで頑張ろうという気持ちをもっている様子である．Mちゃんは人見知りもなく，初めての環境においても学習していける潜在的な能力があると考えられる．しかし，初めての手術であり，手術室という見知らぬ場所では緊張感が高まると考えられる．驚きやパニックにより激しく泣くと，ヘルニアの嵌頓を生じてしまうこともある．このため，Mちゃんの驚きを少なくして麻酔導入できるように援助が必要である． 手術では，創は2〜3 cmと小さく，創部からの蒸散などの体温への影響は少ないと考えられる．全身麻酔による代謝抑制と手術環境が影響し体温の低下の可能性があり，体温維持に努める必要がある． Mちゃんの呼吸状態は安定しており，風邪症状もないことから，麻酔に関連した呼吸器合併症の危険性は高くないと考えられる．しかし，麻酔導入時に呼吸トラブルが発生することも考えられるため，無呼吸や低換気状態に注意する必要がある． Mちゃんは食べ物の好き嫌いなく食べられている．カウプ指数も正常であり，栄養状態は良好である．アトピーはなく，全身の皮膚状態も問題ない．しかし，手術により，普段使用しないテープ，電気メス使用時の対極板の貼付により皮膚障害を起こす危険性がある．	#1 心理的な衝撃やパニックを起こすおそれがある． 〈要因〉 ・初めての手術に対する不安・緊張 #2 低体温を起こすおそれがある． 〈要因〉 ・全身麻酔による代謝抑制・手術室の環境（室温，手術台の温度）・手術部位以外の体表からの熱喪失 #3 呼吸器合併症を起こすおそれがある． 〈要因〉 ・麻酔刺激による無呼吸・低換気状態 #4 皮膚障害を起こすおそれがある． 〈要因〉 ・術中操作に伴う対極板・テープの使用

❹ 看護計画と看護展開

表 5-C-14　Mちゃんの看護展開（目標・計画/実施・評価）

看護問題	目標	計画（具体策）
#1 心理的な衝撃やパニックを起こすおそれがある．	(1) 保護者に不安を表出できる． (2) 自分の氏名が言える．（評価：入室時） (3) 医療者と会話ができる． (4) 麻酔導入時，処置などに協力できる．（評価：麻酔導入時）	【術前】 O-P ❶入院についてどのように説明され，理解しているか ❷手術室看護師の訪室時の反応，発語・あいさつ・会話の内容 T-P ❶術前訪問（プレパレーション）の実施 　①プレパレーションの内容について親と事前に打ち合わせを行う． 　②プレパレーション実施の際は親にも一緒に受けてもらい，緊張しない環境づくりをし，わかりやすく馴染みやすい雰囲気で実施する． 　③Mちゃんに周手術期の出来事について，装置のサンプルを用いて，年齢相応の言葉遣いでわかりやすく説明する． 　④やさしく抱きしめることや，興味を持ったおもちゃや医療用具を触らせながら，励ましの言葉をかける． 　⑤反応を見ながら，拒否等があるときは一時休止する． 　⑥両親の不安に対処する（プレパレーションに同席してもらう，必要時，カウンセリングや指示的な環境を用意する）． 【入室時〜術前】 O-P ❶表情，顔色，言動，症状などの観察 ❷身体症状：啼泣，四肢冷感，冷汗，発汗，振戦，身体のこわばり ❸バイタルサイン ❹声かけに対する反応 ❺前日の睡眠状態 T-P ❶手術室入室時にて，担当看護師であることを告げ，マスクを外し，笑顔であいさつする． ❷手術中，付き添っていることを伝え，安心感を持たせる．患者に付き添い，ひとりにしない． ❸落ち着いた態度，声で接する． ❹手術室の入口までMちゃんの親に付き添いをしてもらう．不安があるようであれば，手術室内に入り，麻酔導入まで付き添いをしてもらう． ❺ゆっくり搬送する． ❻声をかけながら処置を行う． 　①心電図，血圧計，パルスオキシメーターの装着 　②血管確保 ❼環境整備 　①室温・湿度の調整

実施・結果	評価
【術前訪問時】 　病棟のプライマリーナースと入院時の状況について情報収集を行った後，面会した．Mちゃんはプレイルームで他の小児入院患者と遊んでいた．手術室看護師が声をかけると，名前や年齢を言うことができ，人見知りや医療者を怖がることはなかった． 　病室にて，プレパレーションを実施した．用意していった手術室で使用する装置のサンプルやキャラクターのぬいぐるみを利用しながら，Mちゃんの興味のあるものから，一緒に触れながら説明を行った．「これはどこにつけると思う？」「あたり！次のこれはどうかな？」「ちっくんするときはどうするのかな」「じっと動かないようにできるのエライね」など，質問を交えて遊びながら装置のサンプルに触れたことで，興味をもった様子であった． 　退室の際には，Mちゃんは挨拶がきちんとでき，「明日会おうね」と約束して，握手し別れることができた． 【入室時～術前】 　歩行し手術室に入室．母親とは分離した状態での入室であったが泣くこともなく，看護師と話をしながら入室することができた．モニターの装着や麻酔導入のマスクも自ら持って協力的であり，トラブルなく予定通り，スローインダクションで導入となった． 　「昨日やってみたよね．どこにつけるんだったかな？」「(バッグにキャラクターのシールを貼ったものを見せながら)あの○○マンの風船を膨らませてみよう！ふーってできるかな？」 　「じょうずだね！」と声をかけて，ディストラクションを実施した．	プライマリーナースからの情報で，Mちゃんは入院当初は，同室の病気を抱えた子どもや点滴時の状況，ベッド周囲の環境などの，入院による周囲の変化について戸惑う様子がみられていたが，すぐに適応した様子であったこと，またMちゃんは人見知りもなく，協調性があることから，初めての入院環境においても周囲から学習していける力があると考えられる．しかし，その過程においてパニックにならず，心理的な衝撃を少なくしてMちゃんが順応できるように援助することが重要であった． 　術前のプレパレーションでは，実際の物品のサンプルを使用し，ごっご遊びを取り入れたことによりMちゃんの興味を引くことができた．また，併せて年齢に合った単純な説明によって，手術時の出来事に対する理解を得ることができたと考える．励ましの言葉掛けや褒めることで，Mちゃんが手術を肯定的に受け入れられるように精神的な支援を行ったことも，手術に対する心理的ストレスを軽減することに有効であった． 　Mちゃんは泣くこともなく，予定通り麻酔導入を行えたことから，プレパレーションで麻酔装置のサンプルを使用したことは，心理準備に効果的であったと考える． 　手術後にほめることは，Mちゃんができることが1つ増えたことを認めてあげることでもあり，特に母親の前でそのことを説明したことは，Mちゃんに手術を乗り越えた達成感と安心感を持たせることができた． 　術後訪問時には，Mちゃんは自ら体験したことをごっこ遊びで追体験しており，プレイセラピーにより，自立性や自尊心を養う機会も得たと考えられ，これらはMちゃんの発達段階における対処として適切であった． 　以上のことから，目標は達成したと考える．

			②音楽などを流し，安らぎのある環境の提供に努める ③不要な物音を立てない ④不要な言動，肌の露出を避ける ⑤無影灯は顔の上を避け，圧迫感を与えないように配慮する ⑥シーツのしわなどの不快感を取り除く ❽患者に寄り添い，意図的コミュニケーション（アイコンタクト，タッチなど）を行う． ❾訴えには迅速に優しく丁寧に対応する． 【麻酔覚醒時】 ❶麻酔が覚醒したら，手術が終了したことを告げ，声をかける． ❷術後，入口に病棟看護師と一緒に親に迎えに来てもらう．
＃2 低体温を起こすおそれがある．	(1)体温を正常範囲に維持する． (2)体温低下を防ぐ．		【術前】 O-P ❶病棟出棟前の体温 ❷皮膚色，指先の冷感の有無 ❸寒さの訴えの有無 T-P ❶寒くないように病棟から手術室への移動の際に保温に努める（カーディガンを羽織る，布団を掛ける）． 【手術室入室～術中】 O-P ❶体温管理モニターの観察，中枢温測定（直腸温，膀胱温，食道温，鼓膜温） ❷末梢温の変化の観察（顔色・皮膚色，チアノーゼの有無と程度，シバリングの有無） ❸心電図モニターの変化の有無 ❹術中の血液検査データ T-P ❶患者の体温に合わせて，室温・湿度を調整し，体温保持する（入室前：27℃，術中：26℃）． ❷循環式温水マット・温風式ブランケットの使用 ❸寒冷刺激を与えない，不必要な露出は避ける． 　①執刀前の皮膚の露出を最小限にする（使用物品：バスタオ

【術後】

覚醒時も問題なかったが，回復室から，小児科への帰室の迎えの段取りがうまくいかず，時間を要したために，母親に会いたいと泣き出してしまった．その間も酸素マスクを自分で持つなど，手術前に説明したことをしっかり守っていた．母親にはがんばったことをＭちゃんの前で説明した．

【術後訪問】

ベッドに母親と遊んでいる場面で訪問．「昨日のこと覚えてる？」と話しかけると，持っていた人形にマスクを口に当てる真似をした．「がんばったね．すごくじょうずだったよ」と，室内にいた病棟の看護師とともに，ほめると笑顔をみせた．

【手術室入室〜術中】

入室前より室温を27℃に設定して，ベッドを温風式ブランケットで温めた．

Ｍちゃんは入室時に38℃と発熱があったが，皮膚温であり，病棟を出る際に泣いたと病棟看護師から申し送りがあった．感冒の症状や皮膚状態も異常なく，脱水に対してもフォローされていたことから，泣いたことで交感神経が興奮し体温が上がったと考えられる．

手術ベッドへ移動してからも，露出を避け，温めたタオルなどを使用し，保温した．

麻酔導入後，直腸温にて深部温をモニタリングすると37.2℃であった．Ｍちゃんの手術は全身にドレーピングが実施されるものであり，創部はとても小さい．うつ熱になりやすい環境下であることを念

入室時より37.0℃以下に低下することなく経過することができた．入室前のバイタルサインを適正に判断することができ，加温せずに室温や寝具の調整でコントロールできたことがよかったと思われる．麻酔の覚醒も問題なく，目標達成と考える．

		ル，サーマドレープ，オルテックス，弾包，足袋など） ❹輸液・輸血の加温，洗浄液の加温 　①保温庫（40℃設定）で加温された輸液を使用する． 　②中枢温37.0℃以上では通常の輸液を使用する． ❺消毒液・洗浄液の加温 ❻手術後，消毒液などにより濡れたリネンは速やかに除去する． 【術後】 O-P ❶皮膚温 ❷シバリングの有無，チアノーゼ，口唇色，手指の冷感 ❸抜管後の寒気の訴えの有無 E-P ❶布団を掛け保温する．

❺ 事例のまとめ

①Mちゃんは，人見知りや手術室看護師を怖がることはなかったが，人見知りをする子どもの場合，保護者と良好な関係を築き，子どもに安心を与えられるようにする（memo参照）．

②発達段階から一般的に3歳以上になると，一緒にブロックを作るなど比較的不変的なルールの確認ができる遊びへと変化していく．このためMちゃんには，実際に物品を使用し，ごっこ遊びを取り入れた．

③幼児期の小児はこれまでよりも多くのことができるようになったということを自覚できるが，成人の世界や自分の能力不足によって行動が制限されていることも十分に認識する時期である．手術後に褒めることは，Mちゃんができることが1つ増えたことを認めてあげることにもなる．褒めることで，子どもにも達成感を自己認識してもらうことが大切である．

④子どもの発熱はよく起こることであるが，その原因は炎症によるものだけではない．アセスメントができるようにその因子を十分理解しておく．

頭にモニタリングした．手術開始40分で37.0℃と−0.2℃の再分布性の体温低下がみられたが，手術は順調であり，乳幼児ではこれ以降，体温が上昇する傾向があるため，加温はせず室温の調整と寝具の調整を実施し経過観察とした．
　手術終了直後，直腸温は37.3℃であった．保温した生食を浸したガーゼで清拭し，すぐに乾燥したガーゼで拭き取った．

6. 看護のポイント

・子どもの身体的・心理的特徴を理解し，一人ひとりに応じた術前ケアを提供し，手術に向けた準備をする．

・手術室に入室後は，子どもが落ち着く方法で対応しながら速やかに麻酔導入できる援助を行う．

・子どもの身体に合わせて指示された薬品の準備や気道確保の物品を準備する．

・手術室で起こりやすい合併症を理解し，合併症出現時は迅速に対処できる．

・子どもの身体的発達の特徴を理解し，手術中のモニタリングと異常の早期発見に努める．

文献
1) 及川郁子・田代弘子編：病気の子どもへのプレパレーション．pp2-7, 中央法規出版, 2007.
2) 宮本信也：痛みの心理学．NewMook 小児科 9. pp23-24, 金原出版, 1996.
3) 田中恭子：認知発達と病気の理解．小児医療の現場で使えるプリパレーションガイドブック．p33, 日総研, 2006.
4) 岩崎美和：発達段階に基づいた手術を受ける子どもの特徴．小児看護, 32(11)：1434-1435, 2009.
5) Ronald D. Miller 著／武田純三監修：ミラー麻酔科学．pp1839-1868, メディカル・サイエンス・インターナショナル, 2007.
6) 並木昭義監修, 川名信編：小児麻酔と周術期看護．真興交易(株)医書出版部, 2009.
7) 川野雅資監修, 中村伸枝編：小児看護学．PILAR PRESS, 2010.
8) 日本麻酔科学会・日本臨床麻酔学会・日帰り麻酔研究会編：日帰り麻酔の安全のための基準ガイドブック．pp93-101, 克誠堂出版, 2001.
9) 川﨑妃美・藤田真理子：日帰りで手術をうける小児の手術室における看護．小児看護, 34(6)：728-736, 2011.
10) 大塚洋司・多賀直行・竹内護：小児麻酔の基礎知識．小児看護, 37(11)：1366-1371, 2014.
11) 川名信：小児麻酔の最前線．小児看護, 37(11)：1398-1402, 2014.
12) 川名信・蔵谷紀文編：エビデンスで読み解く小児麻酔．pp1-8, 克誠堂出版, 2016.
13) 香川哲郎・鈴木毅編：臨床小児麻酔ハンドブック　改訂第3版．診断と治療社, 2013.
14) 柴崎雅志・志馬伸明：小児の気管チューブ管理．人工呼吸, 27(1)：50-56, 2010.

memo 発達障害などがある子どもへの配慮

　発達障害の子どもは，見慣れない環境や麻酔導入に対する反応はさまざまであるので，個別に対応する．入室時には，照明や匂いなどによりパニックを引き起こすこともあるので，刺激の軽減に努める．また，手術終了後も気管チューブを挿管したまま覚醒するとパニックになることがあるため，未覚醒で呼吸状態が安定したのを確認し，気道閉塞の予防をした後に抜管することもある．

memo 日帰り手術

　近年は，鼠径ヘルニアや包茎などの疾患を対象にして日帰り手術が実施されるようになってきている．日帰り手術は，入院による母子分離や家族への影響を最小限にすることができる．しかし，入院が短期間であるがゆえに術前から術後にかけて綿密な看護が必要となる．

　手術当日来院した際に体調の変化がないかを確認し，必要があれば医師の診察を受けるように手配する．手術後は，リカバリールームで覚醒状態や観察項目を伝え，おかしいと感じた場合にはナースコールで連絡するように伝える．順調に回復している場合は，2時間後に麻酔科医師による診察後帰宅となる．翌日，患児の状態を確認するために看護師が電話連絡し，心配事があれば対処方法を伝える．

memo 乳幼児心理学の愛着(attachment)

　愛着(attachment)とは，ボウルビィによって提唱された概念で，特定の人物や物に対して形成する情緒的結びつきのことで，乳幼児期には保護者(とくに母親)との愛着が形成される．

　人見知りする子どもに対しては無理に声はかけず，子どもの外界との接触が良好な愛着の成立している保護者を通して拡げていくという，愛着の形成過程と性質を利用する．具体的には，看護師が保護者に微笑みながら話しかけ，保護者からよい反応を引き出す．そうすることにより，子どもが，この人間は危険のない相手であると思え，会話することができるようになる．

C. 対象別看護

3 帝王切開術を受ける産婦の看護

1. 周産期の身体的・心理的特徴

1 周産期の身体的特徴

周産期にはさまざまな身体的変化が生じる．おもな身体的変化を表5-C-15にまとめた．

2 周産期の心理的特徴

1人の自分から，親としての自分へとアイデンティティを変化させていく周産期という時期は，ホルモンバランスが急激に変化することも影響して，精神的に不安定な時期となる．周産期の妊婦は，身体的，心理的，社会的，それぞれの側面で大きな変化が生じる中で，適応しながらこころと身体のバランスを保っていく．

この時期の妊婦のこころの不安定さは，妊娠・出産に伴う身体症状と区別しにくく，一過性のものとしてとらえられやすいが，妊娠中の母親の不安定さはその後の育児の難しさにつながることが報告されている．そのため，妊娠から出産，1カ月健診と母親に関わる中で，安全な妊娠・出産を支援するとともに，母親のこころの変調に早期に気づき，その後の育児も見据えた支援が必要となってきている．

2. 帝王切開術を受ける妊産婦への心理的支援

近年，日本における帝王切開率は増加しており，2014年の統計では10年前の約2倍にあたるおよそ20万人（全体の出生率の約20％）が帝王切開で児を出産している．これは，児の安全を重要視するようになったことや，医療技術の進歩により手術がより安全に受けられるようになったこと，女性のライフスタイルの変化によるものが関係している．

帝王切開率が高まる中，帝王切開を受けるか否かの選択をしなければならない妊婦が，母親学級やマタニティクラス，インターネットや書籍の中で帝王切開に関する情報を得られえる機会は少ない．また，帝王切開が決定した後も，入院までは手術についてほとんど説明されなかったという妊婦も少なくない．

このような背景の中，帝王切開で出産した産婦は，児が無事に生まれてきた安堵感や喜びを持ちながらも，自然分娩できなかったことに対しての罪悪感や喪失感を抱くことが多く，特に緊急帝王切開を受けた患者の中には，本当に帝王切開をしなければならなかったのだろうかと疑問をもつ産婦も少なくないと言われている．

表 5-C-15　部位別の周産期の身体的変化

部位	身体的変化
呼吸器	・上気道の粘膜は，毛細血管が拡張するため浮腫状になり脆弱性を増す．妊娠週数が進むと，声門開口部は狭くなり，喉頭展開時の機械的操作で出血しやすい状態となり，喉頭展開，気管挿管は困難度を増していく． ・子宮の増大によって横隔膜は挙上し，胸郭は側方に拡大するため，機能的残気量が減少する．妊娠正期には立位で約 20％，仰臥位で約 30％減少する．一方で酸素消費量は約 60％増加するため，無呼吸になると急速に低酸素血症に進行していく． ・妊娠経過とともに 1 回換気量，分時換気量が増加し，さらに増加したプロゲステロンにより二酸化炭素に対する呼吸中枢の感受性が亢進し，PaO_2 は低下する．この変化により，妊婦は過呼吸から呼吸性アルカローシスになりやすく，めまいや痙攣の原因となることがある．著明な呼吸性アルカローシスは，母体の意識消失や低換気・低酸素血症，子宮血管の収縮による子宮胎盤血流の低下，胎児への酸素供給量の低下から低酸素症の危険があるため，注意が必要である．
循環器	・循環血液量は非妊娠時に比べ 35～45％増加し，双胎では 60％，品胎では 90％増加する．1 回心拍出量と心拍数ともに増加する． ・増加したプロゲステロンによる体血管拡張作用で，妊娠週数が進むとともに末梢血管抵抗が低下し，母体の血圧（特に拡張期血圧）が低下する． ・妊娠 14 週以降は，下大静脈が増大した子宮に圧迫されることによる影響が出てくる．母体血圧は，子宮が下大静脈を圧迫し低下しやすくなる．胎児への影響は，子宮静脈の抵抗の増加に伴い子宮還流圧が低下し，子宮胎盤血流が低下することが多い．腹部大動脈も子宮に圧迫されることから，母体血圧は正常に保たれていても，子宮臍帯血流は低下している可能性がある．手術の際は子宮左方転位を行い，母体の血圧低下と子宮臍帯血流低下を予防する必要がある． ・肥大した子宮による静脈圧の上昇で，下肢の浮腫や静脈瘤が生じやすくなる． ・妊娠中や帝王切開は，深部静脈血栓症や肺血栓塞栓症発生のリスクが高くなる．①妊娠中は，血液成分の変化（凝固能の亢進・線溶系の低下・血小板の活性化），プロゲステロンによる静脈平滑筋弛緩作用，増大した子宮による下大静脈や腸骨静脈の圧迫などが原因となる．②帝王切開は，手術操作による深部静脈（総腸骨静脈など）の血管内皮障害，手術侵襲による血液凝固能亢進，血液濃縮による血液粘性の亢進，術後の臥床による血液のうっ滞などが原因となる．
血液成分	・赤血球よりも血漿量の方が増加するため妊娠中は希釈性の貧血状態になるが，代償機能（心拍出量の増加，酸素解離曲線の右方移動など）が働き，酸素運搬能が低下することはない．血液希釈により，血液粘性は約 20％低下する． ・妊娠中は凝固因子の血中濃度が上昇し線溶系は抑制され，血小板が活性化されるため，凝固亢進状態となり，深部静脈血栓症や肺血栓塞栓症のリスクが高まる． ・凝固因子が消費され，線溶系が亢進すれば出血傾向となる．産科出血では，中等度の出血でも容易に DIC（播種性血管内凝固症候群）を併発する．産科 DIC は，DIC が先行する場合と，大量出血が先行する場合がある． ・血漿アルブミン濃度が低下するため（非妊娠時 4.5 g/dL に対し妊娠正期 3.3 g/dL）薬物のタンパク統合率が低下し，遊離薬物の血中濃度が高まる．血漿膠質浸透圧が低下するが通常は臨床的に大きな問題になることはない．妊娠高血圧症候群などの肺血管透過性亢進状態では，帝王切開時に急速輸液を行うと肺水腫の危険が高まる．
腎・泌尿器	・循環血液量の増加，心拍出量の増加に伴い腎血流量，糸球体濾過量ともに増加し尿産生量が増える． ・妊婦の血中の窒素（BUN）は 6～9 mg/dL，クレアチニン（Cr）は 0.4～0.6 mg/dL まで低下するので，非妊娠時の正常値を示している場合には，腎機能障害が存在する可能性を考える．

	・子宮の増大による下部尿管の圧迫を来たし，プロゲステロン増加により尿管の平滑筋は弛緩による腎盂や上部尿路が拡張し，尿がうっ滞しやすくなるため，水腎症や尿路感染症のリスクが高くなる． ・膀胱は増大した子宮によって圧迫され頻尿となる．
消化器	・増大した子宮により胃は圧迫され胃の内圧は上昇する． ・下部食道は胸腔内に移動して食道接合部の角度が小さくなり，食道下部括約筋の圧が低下する．また，プロゲステロンによる平滑筋弛緩作用で食道下部括約筋が弛緩する． ・胃内圧の上昇，食道下部括約筋の圧の低下と弛緩により，胃内容物の逆流の危険性が高くなる． ・肝内胆汁のうっ滞により，胆汁酸の血中濃度が増し，妊娠性皮膚掻痒症の原因となる．
内分泌系	・妊娠中は胎盤から分泌されるホルモンの影響でインスリン抵抗性が高くなることにより，妊娠週数が進むにつれて，インスリンの必要量が増加する．そのため妊娠前より糖尿病のある患者は，妊娠中に症状が悪化する可能性がある．妊娠を契機に糖尿病を発症する患者もいる． ・ステロイドホルモンの増加により，脂質異常症(特にTG)となる．
神経	・血漿中と脳脊髄液中で増加するプロゲステロンの鎮静作用により，吸入麻酔薬の最小肺胞濃度(MAC)は25〜40%低下すると考えられている． ・非妊娠時に比べ，チオペンタールの導入量は妊娠正期で35%，妊娠第1三半期で18%減少するのに対し，プロポフォールの導入量は妊娠早期では非妊娠期と変わらない．
脊椎 硬膜外腔 脊髄くも膜下腔	・増大した子宮により，胸椎最低位は非妊娠時よりも頭側になる．仰臥位では腰椎最高位から胸椎最低位までの傾斜が長くなるため，脊髄くも膜下麻酔の麻酔域は頭則に拡大する． ・増大した子宮によって下大静脈が圧迫され，硬膜外静脈叢が怒張し硬膜外腔やくも膜下腔が狭くなり，さらに脊髄くも膜下腔の髄液量も減少する．その結果，脊髄くも膜麻酔や硬膜外麻酔で，必要とされる局所麻酔量は，非妊娠時より約20〜30%減少する．

　帝王切開の最大のメリットは児の安全であり，帝王切開を選択した妊婦が「子どもが安全に生まれてくるために，自分が正しい選択をした」という考えのもと，術前から術後まで安心して安全に手術に望むことができるために，手術室看護師は支援する必要がある．

❶ 予定帝王切開
(1) 術前
　予定帝王切開は，妊婦に対して帝王切開の適応理由と，帝王切開術の流れやリスクについてあらかじめ医師より説明がされており，手術室看護師が関わる際にはすでに手術に対して感情の整理と受け入れができていることが多い．しかし多くの妊婦は子どもを妊娠したときに経腟分娩での出産を漠然と想像しており，それが帝王切開という自分が思い描いていた出産方法と違うことに対してとまどいや恐怖感，場合によっては否定的感情を持つこともある．そのため，手術室看護師は患者(妊婦)とその家族が，どのようなお産を思い描いていたのか，帝王切開術を受け入れるまでの過程はどうだったのか，帝王切開に対してどのような思いを持っているのか情報収集していく必要がある．

　それらの情報をもとに，術前訪問時には通常の手術の流れだけでなく，児が娩出後に手術室内でどのような処置を受けるのか，子どもと対面することができるのか，子どもに触

れることができるのかといった児に関することも説明していき，その中から患者(妊婦)がどのような説明と関わりを求めているのかを読み取り，応えていく必要がある．

　患者(妊婦)の中には，助産師とともにバースプランを立てている場合もある．経腟分娩を予測して立てたプランの中でも可能なプランはないか，手術室の中でしかできないプランはないかなど共有することも出産の喜びや手術に対する不安の緩和につなげることができる．

(2) 術中

　手術当日の患者(妊婦)は，事前に説明を受けているが，実際にその環境におかれた際には術前からの不安に加え，新たな不安を持つことも多い．そのため，処置時には必ず声をかけることに加え，不安なことがあればいつでも看護師に質問してもよいこと，手術室入室時より看護師が側にいることを伝え，不安の除去に努める．

　帝王切開術を受ける患者(妊婦)は，自分の身体に起きることに対する不安だけでなく，児が安全・安楽に生まれてくるかを不安に思う．そのため，術前には児心音を聞かせたり，行っている処置が児にどのような影響があるのか(ないのか)を伝えたりしていく必要がある．手術開始後は手術の進行状況を伝えることで帝王切開というお産に自分が参加しているという意識を持ってもらうことや，子宮切開後には児の頭や手足が見えていることなどを伝えることで，児が自分のお腹の中から生まれてきているという実感を持たせることが必要である．

　出生後は，早期から母子が直接肌を触れ合うこと(早期母子接触)は，母乳の分泌が促進される，母子の絆が深まるなどの効果があると言われているため，児が手術室を出る前に可能な限り患者(産婦)と対面させることが効果的である．児の呼吸・循環動態が安定していることを確認し，術野が汚染されないよう留意しながら実施していく必要がある．

　帝王切開術は，手術室看護師にとっても新しい命の誕生に関わることができる喜ばしい手術である．その喜びを共有するとともに，帝王切開というお産の方法を選択することで児が安全に生まれてきたこと，手術に対する不安と恐怖の中，頑張ったことに対するねぎらいの声かけを行うことで，患者(産婦)の心理的安寧につなげることができると考える．

❷ 緊急帝王切開

　緊急帝王切開では，患者(妊婦)は心理的にも身体的にも術前の準備が不十分である．短時間の間に手術の必要性や手術内容の説明が行われ，妊婦や家族に対して意思決定を求められ，同意したその時点から処置や検査といった術前準備が急速に開始し，気づけば手術室に入室していたという患者(妊婦)も少なくない．そのため，入室時に児への心配とともに手術に対する恐怖と不安からパニックを起こし，処置に協力できない状況に陥っている場合もある．

　そのような場合には，患者(妊婦)の児に対する思い，手術に対する不安，恐怖を受け入れる姿勢を示すとともに，最も優先すべきは児が安全に産まれてくることであり，そのために帝王切開術が今もっとも必要な医療処置であり，児と患者(妊婦)のために医療者が全

表 5-C-16　帝王切開術における麻酔方法の違いの利点と欠点

	脊髄くも膜下麻酔	硬膜外麻酔	CSEA	全身麻酔
利点	・手技が簡便 ・硬膜外麻酔に比べて導入が早く，確実性が高い ・児に対する薬物曝露が最少 ・母が覚醒しており気道確保の必要がない ・誤嚥のリスクが低い ・高血圧を避けられる	・脊髄くも膜下麻酔と比べて，低血圧の頻度と程度が軽い ・カテーテル留置で長時間手術に対応でき，術後鎮痛にも使用できる ・母が覚醒しており気道確保の必要がない	・脊髄くも膜下麻酔による迅速で確実な麻酔効果が得られる ・硬膜外カテーテルによる術後鎮痛が可能 ・脊髄くも膜下麻酔に使用する麻酔薬を少なくできる ・硬膜外麻酔による麻酔域の調整が可能 ・肥満患者では脊髄くも膜下麻酔よりも手技が簡便	・導入が早い ・効果が確実で調節しやすい ・低血圧を起こしにくい ・手術中緊急事態に陥っても気道確保できている
欠点	・低血圧を起こしやすい ・嘔気嘔吐を生じる事がある ・麻酔効果時間に限りがある ・全身麻酔と比べて導入に時間がかかる ・硬膜穿刺後頭痛を起こすことがある	・脊髄くも膜下麻酔と比べて，手技がやや複雑 ・麻酔作用発現が遅く緊急時には適さない ・局所麻酔薬の使用量が多い	・手技がやや困難 ・臀部の褥瘡が生じる可能性がある	・母体の誤嚥の可能性あり ・挿管困難など気道管理の問題がある ・児の薬物曝露が多く，新生児抑制を起こしやすい ・浅い全身麻酔による術中覚醒の可能性がある

(奥富俊之，照井克生編：周産期麻酔．克誠堂出版，pp89-96，2012．
金山尚裕，河村隆一，照井克生：帝王切開術の麻酔．日本産科婦人科学会誌，60(5)：N104-110，2008．
角倉弘行：産科麻酔ポケットマニュアル．羊土社，pp55，56，81，90，95，2012．をもとに作成)

力で対応していること，医療者だけでなく患者(妊婦)の協力が必要であることを伝え，処置や手術に対して協力するよう促すことが必要となる．

3. 妊産婦の麻酔と術中管理

　帝王切開は手術適応(母体適応，胎児適応)が多様で，予定手術から超緊急手術まである．麻酔方法は①母体と胎児の両方の病態や合併症，②麻酔方法の利点と欠点(表5-C-16)，③緊急度に合わせて選択される(緊急度は英国のNICE(National Institute of Clinical Excellence)による帝王切開の緊急度分類がある．また，2011年NICEのガイドラインで手術決定から娩出までの時間に関しての推奨が掲載されている)．妊娠経過中に大きな身体的変化が生じた母体の安全性を保ちながら，児がより良い状態で娩出されるように，母体と児の両方に配慮した麻酔管理が必要となる．
　術前には一般的な情報収集に加え，現在までの妊娠・出産回数，現在の妊娠週数，身長，現在・非妊娠時の体重，妊娠経過中の異常の有無，児の体重や状態，多胎かどうかなどの

産科的な情報の収集が必要となる．また血液検査結果(貧血，凝固能など)，麻酔方法に合わせた準備や血液製剤の準備状況の把握，止血剤の準備，末梢静脈ルートの確保などが必要となる．

❶ 麻酔方法(ここでは，帝王切開に特化した内容のみ述べる)

妊婦の上気道の変化，誤嚥のリスク，胎児への薬物曝露を考え，妊婦の自発呼吸と意識を保つことができ，胎児の薬物曝露を最小限に留めることができる区域麻酔が第一選択とされるが，一般的な区域麻酔禁忌事項がないかの確認は必要である．また全身麻酔への移行の可能性を常に考慮し，術前の気道評価や気道確保の準備は必ず行う必要がある．

(1) 脊髄くも膜下麻酔

①脊椎穿刺では右を下にした側臥位にすることで，穿刺後の子宮左方転位による局所麻酔薬が片側に偏ることなく左右均等に拡がり，帝王切開に必要な麻酔高が得られる．妊婦は増大した子宮により下肢の屈曲に制限があり，脊椎が腹側へ偏移して反るような姿勢になっていることも少なくなく，十分な体位が取れないことが多い．腹部の圧迫に注意しながら膝と股関節と頸部を曲げて背部が弧を描くように丸くなってもらい，穿刺がしやすい体位となるように介助する．また陣痛がある場合には不意の体動を生じることがあるため，陣痛のタイミングを計りながら体位をとり，穿刺を試みることも必要である．肥満患者で側臥位では脊椎が触れにくい場合には，坐位での穿刺が行われる．ベッドに深く座ってもらい，下肢が浮いて不安定とならないように，足台を準備して下肢を安定させる．ベッドの縁と平行に，体が捻じれたり傾かないようにして，肩の力を抜き頭部を足元を見るように下に下げてもらう．

②使用する薬剤は神経毒性が少なく，麻酔高の調節が容易で作用発現の早い0.5%高比重ブピバカインが一般的である．帝王切開術で必要とされる麻酔高は第4胸椎レベルである．脊椎やくも膜下腔，髄液の比重の変化により，非妊娠時に比べて少ない麻酔薬の量で麻酔効果が得られ，無痛域は広がりやすい(局所麻酔薬の必要量は25%程度減少)．フェンタニルを添加することで術中鎮痛時間を延長させることができ，嘔気・嘔吐の発生頻度が減少すると考えられている．術後鎮痛を目的に少量の塩酸モルヒネを添加するのも有効であるが，遅発性呼吸抑制のリスクを伴うため，術後の呼吸モニタリングが必要となる．

③脊髄くも膜下麻酔では帝王切開で必要とされる麻酔高が第4胸椎と高く，増大した子宮による下大静脈の圧迫も伴うため，低血圧予防は必須である．穿刺終了後に仰臥位に戻す際，子宮左方転位を行い，仰臥位低血圧症候群を防ぐ．

(2) 硬膜外麻酔

単独で用いられることはほとんどなく，硬膜外麻酔で無痛分娩中の妊婦で緊急帝王切開が必要になった時に，硬膜外麻酔単独での管理が可能となる．

硬膜外麻酔では脊髄くも膜下麻酔に比べて血圧低下は緩徐であるが，子宮左方転位は必ず行い，血圧低下の予防を行う必要がある．

(3) 脊髄くも膜下硬膜外併用麻酔（CSEA；combined spinal-epidural anesthesia）

脊髄くも膜下麻酔単独で塩酸モルヒネを併用しない場合，手術時間が長くなる可能性のある場合，全身麻酔を避けたい時，急激な循環動態の変化が好ましくない場合，標準量の局所麻酔薬の使用で低血圧の危険が高い場合などに適応される．基本は①に準じるため，CSEA の特徴のみを述べる．

①穿刺法には1カ所穿刺法と2カ所穿刺法があり，穿刺方法に合わせた物品の準備が必要．
②①に準じた体位をとるが側臥位の時間が長くなるため，患者の疲労度を考慮し行う．
③硬膜外カテーテルの挿入を先に行い，確実に硬膜外腔に留置されていることを確認した後に脊髄くも膜下麻酔を施行する．
④子宮左方転位は必ず行い，血圧低下の予防を行う必要がある．

(4) 全身麻酔

全身麻酔の方が区域麻酔に比べて麻酔導入から手術開始までの時間が短いことから，臍帯脱出や常位胎盤早期剥離による胎児徐脈など，超緊急での帝王切開が必要な場合，全身麻酔が第一選択となる．前置胎盤，癒着胎盤，常位胎盤早期剥離，子宮破裂などの手術中の大量出血が予想される，もしくはすでに大量出血している場合にも，術中術後の血液凝固障害や術式拡大の可能性を考慮し，全身麻酔が選択されることが多い．

①麻酔科医と協力して，上気道の浮腫を考慮した細めの気管チューブの準備，気道確保困難に備えた物品の準備を行っておく．
②迅速導入でマスク換気を行わない為，事前に患者には十分に酸素を吸っておいてもらう．
③麻酔導入から手術開始までの時間を短縮することで，児の薬剤曝露を最小限にできる．麻酔導入前に皮膚切開までの準備を全て整えておく．子宮左方転位も行う．
④全身麻酔導入後は，誤嚥防止のため輪状軟骨の圧迫を実施．気道確保が確認されるまで続ける．
⑤筋弛緩薬はスキサメトニウムが第一選択とされてきたが，効果発現が早くスガマデクスでの拮抗も可能なロクロニウムを第一選択として使用する施設も増えてきた．
⑥気道確保困難な場合は，気道管理アルゴリズムに則って対応する．

❷ 区域麻酔による合併症

(1) 低血圧

脊髄くも膜下麻酔では帝王切開で必要とされる麻酔高が第4胸椎と高いため，増大した子宮による下大静脈の圧迫も伴い，低血圧予防は必須で，子宮左方転位を行い仰臥位低血圧症候群を防ぐ．また，膠質液や晶質液による急速輸液負荷を行う．これらの予防措置を行っても低血圧となる場合に昇圧薬を使用する．これまでエフェドリンが第一選択とされてきたが，フェニレフリンも臨床上安全に使用できることがわかり，母児の状態に考慮したうえでどちらを選択してもよくなった．

(2) 嘔気，嘔吐

嘔気，嘔吐は血圧低下を治療することで，改善することができる．区域麻酔の効果が不十分だと嘔吐の頻度が高い．脊髄くも膜下麻酔で使用する局所麻酔薬に少量のフェンタニルを添加，児娩出後のメトクロプラミドの投与，少量のドロペリドールの投与も有効である．

(3) 硬膜穿刺後疼痛（PDPH）

硬膜穿刺後疼痛は，産科における脊髄くも膜下麻酔の合併症として最も多く，術後1～2日以内に発症することが多い．ペンシルポイント針は先端が鈍針になっていて，硬膜外穿刺後頭痛が起こりにくい．硬膜穿刺してしまった場合には70％以上でPDPHが起きるとされているため，介助には十分注意が必要である．

❸ 術中の管理

(1) 輸液管理

低血圧予防のための漿質液での術前負荷は，効果が限定的なことや術前の過剰輸液が血管内皮を障害し，透過性を亢進させる可能性が指摘されており，術中の輸液負荷の有用性が検討されている．膠質液，または晶質液を500～1,000 mL程度の負荷することの有用性が検討されている．

(2) 子宮の弛緩と収縮

・児娩出後は子宮収縮を目的に子宮収縮薬を投与する．投与方法は，末梢静脈ルートからの静脈内注射や点滴注射，子宮への局所注射などがある．子宮収縮薬には，オキシトシン，メチルエルゴメトリン，プロスタグランジンF2αなどがある．子宮が収縮することで胎盤剥離も促され，子宮収縮により約300～500 mLの血液が体循環に戻る．子宮収縮が悪いと子宮からの出血が継続してしまうため，子宮収縮薬の投与は重要である．

・早産症例などで，子宮筋を一時的に弛緩させ子宮切開から児娩出までの時間を短縮させる目的や，破膜することなく娩出する場合，児を愛護的に娩出したい場合に，産科医の合図でニトログリセリンを投与することがある．

(3) 出血（羊水込み）量，産科危機的出血，産科DIC

産科出血は，一般手術の出血に比べて急速に全身状態が悪化しやすく，また，容易に産科DIC（播種性血管内凝固症候群）を併発しやすいという特徴がある．このような特徴を踏まえ，「産科危機的出血への対応指針2017」が関連5団体から提示されており，産科危機的出血の発生を回避するとともに，発生時に適切な対応ができるようにしておく必要がある．

帝王切開での出血量は羊水と出血を明確に区別することができないため，羊水を含めた出血量となる．帝王切開の出血量（羊水込み）の90パーセンタイル値は，単胎で1,500 mL，多胎で2,300 mLと示されている．児娩出後は，出血の状況と止血が十分に行われているかを確認する必要がある．子宮収縮が得られているか，胎盤遺残がないか，創部から

表5-C-17　妊娠中の肺血栓塞栓症(VTE)のリスク分類

第1群　VTEの高リスク妊娠

・以下の条件に当てはまる女性は妊娠中の抗凝固療法を行う
1) 2回以上のVTE既往
2) 1回のVTE既往，かつ以下のいずれかが当てはまる
　a) 血栓性素因※がある
　b) 既往VTEはⅰ)妊娠中，ⅱ)エストロゲン服用中のいずれかで発症した
　c) 既往VTEは安静・脱水・手術などの一時的なリスク因子がなく発症した
　d) 第1度近親者にVTE既往がある
3) 妊娠成立前よりVTE治療(予防)のための抗凝固療法が行われている

第2群　VTEの中間リスク妊娠

・以下の条件に当てはまる女性は妊娠中の抗凝固療法を検討する
・以下の条件に当てはまる女性は妊娠中手術後には抗凝固療法を行う
1) 1回のVTE既往があり，それが安静・脱水・手術など一時的リスク因子による
2) VTE既往がないが以下の条件に当てはまる
　a) 血栓性素因がある
　b) 妊娠期間中に以下の疾患(状態)が存在
　　心疾患，肺疾患，全身性エリテマトーデス(免疫抑制剤の使用中)，悪性腫瘍，炎症性腸疾患，炎症性多発性関節症，四肢麻痺・片麻痺等，ネフローゼ症候群，鎌状赤血球症(日本人にはまれ)

第3群　VTE既往の低リスク妊娠(リスク因子がない妊娠よりも危険性が高い)

・以下の因子を3つ以上有する女性は妊娠中の抗凝固療法を検討する
・以下の因子を1から2つ有する女性は妊娠中のVTE発生に留意する
　VTE既往がないが以下の因子を有する
　35歳以上，妊娠前BMI 25 kg/m² 以上，喫煙者，第1度近親者にVTE既往歴，安静臥床，長時間の旅行，脱水，表在性静脈瘤が顕著，全身感染症，妊娠中の手術，卵巣過剰刺激症候群，妊娠悪阻，多胎妊娠，妊娠高血圧腎症

※血栓性素因：先天性素因としてアンチトロンビン，プロテインC，プロテインSの欠損症(もしくは欠乏症)，後天性素因としては抗リン脂質抗体症候群(診断は札幌クライテリア・シドニー改変に準じる)が含まれる．ただし，VTE既往のない女性を対象としての血栓性素因スクリーニングを行うことに関してはその臨床的有用性に疑義が示されており，妊娠中/産褥期VTE予防のための血栓性素因スクリーニング実施の必要性は低い．(日本産科婦人科学会，日本婦人科医会2017，p646より)
(肺血栓塞栓症および深部静脈血栓症の診断，治療，予防に関するガイドライン(2017年改訂版))

の出血はないか，凝固機能異常がないかを確認する．

　産科危機的出血は減少してきているが，いまだ妊産婦死亡原因の第一位であり，大量出血のリスクに合わせた対応が必要である．常位胎盤早期剝離，妊娠高血圧症候群，子癇，羊水塞栓，癒着胎盤などの産科出血では，中等度の出血でも容易にDICを併発し，DICが先行する場合と，大量出血が先行する場合がある．SI(ショックインデックス(心拍数を収縮期血圧で割る)：1.5以上，産科DICスコア(「産科危機的出血への対応指針2017」参照)が8点以上となると，産科危機的出血の対応が必要な状況となる．輸血の準備状況を把握し，血管確保をして大量出血に備える必要がある．事前に大量出血のリスクが高いことがわかっている場合には，自己血貯血が行われていることもある．

表 5-C-18　分娩後の肺血栓塞栓症（VTE）のリスク分類

第 1 群　分娩後 VTE の高リスク
・以下の条件に当てはまる女性は分娩後の抗凝固療法あるいは分娩後抗凝固療法と間欠的空気圧迫法との併用を行う 1）VTE 既往 2）妊娠中に VTE 予防のために抗凝固療法が行われている
第 2 群　分娩後 VTE の中間リスク
・以下の条件に当てはまる女性は分娩後の抗凝固療法あるいは間欠的空気圧迫法を行う 1）VTE 既往がないが血栓性素因※があり，第 3 群に示すリスク因子が存在 2）帝王切開分娩で，第 3 群に示すリスク因子が 2 つ以上存在 3）帝王切開分娩で VTE 既往はないが血栓性素因がある 4）母体に下記の疾患（状態）が存在 　分娩前 BMI 35 kg/m² 以上，心疾患，肺疾患，全身性エリテマトーデス（免疫抑制剤の使用中），悪性腫瘍，炎症性腸疾患，炎症性多発性関節症，四肢麻痺・片麻痺等，ネフローゼ症候群，鎌状赤血球症（日本人にはまれ）
第 3 群　分娩後 VTE の低リスク（リスク因子がない妊娠よりも危険性が高い）
・以下の条件に当てはまる女性は分娩後の抗凝固療法あるいは間欠的空気圧迫法を検討する 1）帝王切開分娩で下記のリスク因子が 1 つ存在 2）VTE 既往はないが血栓性素因がある 3）下記のリスク因子が 2 つ以上存在 　35 歳以上，3 回以上経産婦，分娩前 BMI 25 kg/m² 以上 BMI 35 kg/m² 未満，喫煙者，分娩前安静臥床，表在性静脈瘤が顕著，全身性感染症，第 1 度近親者に VTE 既往歴，産褥期の外科手術，妊娠高血圧腎症，遷延分娩，分娩時出血多量（輸血を必要とする程度）

上記に示すリスク因子を有する女性には下肢の拳上，足関節運動，弾性ストッキング着用などを勧める．ただし，帝王切開を受けるすべての女性では弾性ストッキング着用（あるいは間欠的空気圧迫法）を行い，術後の早期離床を勧める．
※血栓性素因：**表 3-C-17** の脚注参照欄外を参照．（日本産科婦人科学会，日本婦人科医会．2017，p.684 より）
（肺血栓塞栓症および深部静脈血栓症の診断，治療，予防に関するガイドライン（2017 年改訂版））

（4）深部静脈血栓症・肺血栓塞栓症の予防

　妊婦は血液成分の変化，増大した子宮による深部静脈の圧迫，管理入院による長期臥床などの理由で非妊婦に比べて深部静脈血栓症や肺血栓塞栓症のリスクが高い（**表5-C-17，18**）．また，手術操作による深部静脈（総腸骨静脈など）の血管内皮障害，手術侵襲による血液凝固能亢進，血液濃縮による血液粘性の亢進，術後の臥床による血液のうっ滞なども原因となるため，妊娠期間から術後を通して予防が必要である．

（5）低酸素症

　帝王切開中の患者はさまざまなことが原因で低酸素となる．児娩出前は児の低酸素を考慮して酸素投与が必要なこともあるが，児娩出後は低酸素の原因がわからなくなるため安易な酸素投与は避け，原因の鑑別が必要である．術前（長期）のリトドリン投与や過剰輸液による肺水腫，肺塞栓，羊水塞栓，麻薬による呼吸抑制，無気肺，換気血流不均衡などがある．低酸素となった場合には，深呼吸を促し改善を図り，それでも改善がみられない場

表 5-C-19　麻酔管理で使用される主な薬剤の胎盤通過性の特徴

麻酔薬	
プロポフォール	母体胎児のアルブミン濃度に左右されるが，拡散能が高いことが示唆されている．持続静脈内投与で，児の神経学的適応能力スコアが低下するといわれている．
バルビツレート	脂溶性で胎盤移行性は高い．子宮血流の減少，子宮収縮の抑制などが報告されている低アルブミン血症がある妊婦では，胎児移行性が増加するとともに，循環抑制も発生しやすくなる．
ベンゾジアゼピン	ミダゾラム，ジアゼパムともに胎盤移行性は高く，胎児の傾眠，無呼吸，筋緊張低下などが危惧される．ミダゾラムを全身麻酔導入時に使用した場合，術中覚醒や新生児抑制のリスクがチオペンタールに比べて高い．
ケタミン	1.0 mg/kg では子宮血流，子宮収縮に影響しない． 1.5 mg/kg 以上の使用では，子宮血流の低下，子宮収縮の増幅を起こし，アプガースコアが低下する．
デクスメデトミジン	妊婦の麻酔としては，神経筋疾患における帝王切開時のファイバー挿管での使用報告などがある．
吸入麻酔薬	
亜酸化窒素	長時間の使用では，胎児の拡散性低酸素血症にも注意が必要．
揮発性麻酔薬	低分子量，脂溶性の点から，胎盤移行性は高い．0.5 MAC 以上の揮発性麻酔薬を用いた場合，児抑制やセボフルランでは 1％で子宮収縮抑制作用があり，児娩出後には注意が必要．
麻薬	
フェンタニルクエン酸塩	帝王切開時の全身麻酔導入時の 1 μg/kg の使用は，胎児に影響を与えない．児抑制の点から 50〜100 μg の静脈投与が安全限界と考えられている．硬膜外麻酔での臨床的使用量では胎児への影響は問題にならない．
レミフェンタニル塩酸塩	生食とのプラセボ群との比較でアプガースコアに優位な低下はみられなかったとの報告もあるが，児の臨床的な呼吸抑制が認められナロキソンの投与が必要となった例も報告されている． 母体側の適応があり新生児の蘇生の準備が整っている状況での使用が推奨されている．
筋弛緩薬	
非脱分極性筋弛緩薬 脱分極性筋弛緩薬	スキサメトニウム，パンクロニウム，ベクロニウムは分子量がやや大きく，胎盤通過性はそれほど高くない．ロクロニウムにおいても，胎盤移行は他の脱分極性筋弛緩薬と同程度で，臨床使用量では新生児への影響は大きな問題とならない．

合には酸素投与を行い原因を鑑別する．

4 薬物の胎盤通過性

帝王切開で薬剤を使用する時，患者に投与される薬剤の胎児への影響，胎盤通過性がど

の程度なのかを考慮しながら使用する必要がある．薬物の胎盤通過性を考える際には，薬物の物理化学的な性状と，母体，胎盤，胎児のさまざまな因子が影響する(表5-C-19)．分子量600以下の薬剤は胎盤を通過するといわれ，多くの薬剤は分子量250〜400程度であるため，胎盤を容易に通過し胎児に移行すると考えられている．また，脂溶性の高い薬剤や蛋白結合の低い薬剤も通過しやすい．一方，脱分極・非脱分極性筋弛緩薬，未分画ヘパリン，低分子ヘパリン，インスリンなどは胎盤通過しにくい．

4. 事例展開

Case 超緊急帝王切開を受ける患者への対応

産婦人科医から常位胎盤早期剥離疑いの患者が搬送されてくると一報が入った．病院到着後，常位胎盤早期剥離だったのですぐに帝王切開をしたいと連絡がきた！

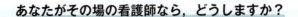

あなたがその場の看護師なら，どうしますか？

看護師は，胎児の救命のため全身麻酔での帝王切開になること，大量出血，術式変更の可能性を予測し，麻酔科医と調整・協働して備えることが必要である．

◎外回り看護師
①麻酔科医や看護師などマンパワーの確保
②全身麻酔になることを想定した薬剤準備
③妊婦の気道変化，フルストマックを考慮し，麻酔科医と協力して迅速導入の準備を行う
④輸血や血液製剤，止血剤の準備
⑤輸血ルートや末梢静脈ルートの準備，ルート確保の介助
⑥胎児娩出後の低体温予防のため，室温を高めに調節し新生児処置台を温めておく
⑦新生児の救命処置物品の準備　(※手術室が準備する場合)
⑧患者情報，入室までの状況(出血・胎児の状況など)を産婦人科医・搬送の看護師から情報を得る．
⑨予定外の出産，緊急手術の状況に動揺する患者に，実施する処置ごとに説明しながら，手を握る，タッチング，声かけをする
⑩胎盤娩出や子宮収縮の状況を確認しながら，出血量のカウントを行い，麻酔科医へ報告する
⑪出血量と尿量，性状を観察し，術式変更の可能性を予測する

⑫医療材料（針糸，止血剤，ブルドック鉗子，ガーゼ）を準備し，術野に提供する
⑬手術終了後も，腟からの出血量を確認する
⑭抜管時の呼吸状態，上気道狭窄の所見がないか確認する
⑮出産を終えたことを，ねぎらう
⑯病棟看護師へ出血量，呼吸状態，術後の指示を申し送る

◎器械出し看護師
①帝王切開術の器械展開を行う
②術式変更の可能性を考慮し，必要な器械・医材を準備する（収集のみ）
③早めに手洗いを行い，いつでも手術が開始できるよう器械準備を行う
④術野の観察（出血の程度，胎盤娩出・子宮切開部・収縮の状況）
⑤出血の程度から必要物品を予測し，止血操作がすぐに行えるように，針糸，ガーゼなどの医材，ブルドック鉗子などの器械を準備する
⑥ガーゼ，針，器械のカウントを行い，体内遺残を予防する
⑦腟からの出血確認の準備をする

❶ ケース紹介

N氏，30歳代，女性．

休日準夜帯に，産婦人科医より常位胎盤早期剥離による帝王切開術の可能性があるとの連絡が入った（第一報）．患者は現在搬送中であり，到着までの時間は約20分．産婦人科医が前医から得ている情報は，妊婦は現在妊娠35週2日であり，既往歴はなし．妊娠経過に問題はなかったが，本日18時過ぎに突然の腹痛と出血を認め，前医を受診．超音波検査で胎盤後血腫を確認し，常位胎盤早期剥離を疑っているということのみであり，診察後，場合によっては超緊急帝王切開になる可能性があるとのことだった．約30分後，再び産婦人科医より，常位胎盤早期剥離であり，胎児に遅発一過性徐脈（子宮収縮の開始より胎児心拍数の減少が少し遅れて始まり，少し遅れて回復するもの）がみられているため，すぐに手術室に向かいたいとの連絡が入った（第二報）．麻酔科医より，全身麻酔による帝王切開を実施するとの指示を受けた．

❷ 患者情報

患者	N氏，30歳代，女性．妊娠35週2日
病名	常位胎盤早期剥離
術式	緊急帝王切開術
既往歴	なし

❸ アセスメント（表5-C-20）

表5-C-20　N氏のアセスメント

情報	分析	看護問題
【診断名】 妊娠35週2日 常位胎盤早期剥離 【予定術式】 帝王切開術 【手術予定時間】 45分 【麻酔方法】 全身麻酔 【術中体位】 仰臥位 【現病歴】 妊娠経過に問題はなかったが，本日18時過ぎに突然の腹痛と出血を認め，前医を受診した．超音波検査で胎盤後血腫を確認し，常位胎盤早期剥離が疑われ，当院に搬送依頼があった．	＜胎児に関するアセスメント＞ ・妊娠35週2日，妊娠経過に問題はなく，胎児の推定体重は2,000g超と予測される． ・常位胎盤早期剥離は，胎盤が児娩出前に子宮壁から剥離する病態であり，胎盤の剥離により児への酸素供給が途絶える．現在，児は，遅発一過性徐脈がみられていることから，早期に児を娩出しないと，子宮内胎児死亡のおそれがある．また，胎盤と子宮との接触面の減少や母体の循環血漿量の低下から，胎児の酸素化は悪化し，出生予後に影響する可能性がある． ・母体に投与された薬剤は，胎盤を通過して胎児の血中に移行する．脂溶性の高い薬物や，分子量の小さな薬物は胎盤を通過しやすいため，使用薬剤によっては，児の呼吸抑制や鎮静状態で出生する可能性がある． ・突然の手術決定，状況の変化に起因する妊婦の意識レベルや，手術・麻酔の理解，受け入れ状況により，胎児娩出までの時間が延長する可能性がある． ＜妊婦に対するアセスメント＞ 1）循環 ・妊娠時は循環血液量が非妊娠時に比べ30〜35%増加しており，赤血球の増加に比べ血漿量のほうが増加するため，血液希釈が起こり，生理的妊娠性貧血である可能性がある． 　妊婦は循環血液量が増加しているため，出血量が増加しても低血圧が生じにくい状態にあるが，患者は常位胎盤早期剥離であり，胎児に遅発一過性徐脈がみられることや，帝王切開の緊急度から考えて，出血が多量であることも予測され，迅速な手術が実施されないことで出血性ショックに陥る可能性がある． ・全身麻酔薬による交感神経系の抑制により，心拍出量の減少や，末梢血管の拡張が起こることで血圧が低下しやすい．仰臥位になると，妊娠子宮が下大静脈や腹部大動脈を圧迫して低血圧になりやすい． ・胎盤剥離部分からトロンボプラスチンなどの絨毛成分が母体静脈中に流入し，母体に播種性血管内血液凝固症候群(DIC)を引き起こす可能性がある．凝固能検査では，PT・APTTの延長，AT Ⅲ・フィブリノゲンの低下，FDPの上昇，血小板の減少がみられる．	＃1子宮内胎児死亡の可能性 ＃2出血性ショックの可能性

・妊娠中は循環血液量の増加に伴い尿産生量が増えるが，胎盤早期剥離による出血量の増加が進むと，腎血流量減少に伴う尿量の低下がみられ腎機能障害が生じる可能性がある．
・胎盤剥離面からの止血が困難な場合には，胎盤を子宮内に残す可能性，子宮摘出，子宮動脈の塞栓術などの処置が追加になる可能性がある．また，子宮近傍には尿管が走行しているため，止血などの手術操作により尿管損傷の可能性が考えられる．

＃5 術式変更の可能性

2）呼吸
・細胞外液が増加することにより上気道粘膜の浮腫がみられるため，挿管困難のおそれがある．浮腫により脆弱性の増した気道粘膜は，喉頭展開時の機械的操作で出血しやすく，さらに気管挿管を困難にする可能性がある．
・子宮の増大による横隔膜の挙上，増加するプロゲステロン，酸素需要の増加により，機能的残気量が低下する．そのため，無呼吸状態が長く続いたり，気道閉塞が起こると，急速に低酸素血症に陥る可能性がある．
・プロゲステロンの増加に伴い，平滑筋弛緩作用による消化管蠕動運動が低下することに加え，妊娠子宮の増大により，胃が圧迫され，胃内容が上昇するため，酸性の胃内容物が食道に逆流しやすく，誤嚥のおそれがある．プロゲステロンによる平滑筋弛緩作用によって食道下部括約筋を弛緩させることからも，誤嚥の危険性は高い．

＃3 呼吸状態変調の可能性

3）心理的側面
・患者は突然の状況の変化に対し，精神的準備が整っていない中で説明を受け，処置や手術への同意の意思決定をしなければならない．患者は妊娠35週2日であり，これまでの妊娠経過に異常がなかったことから漠然と経腟分娩での出産になることを予測していたと考えられ，帝王切開術や，麻酔に対しての知識を持たず，また自分がそのような状況におかれるとは思ってもいなかった状況の中での出来事であり，十分な理解や判断ができない中での手術開始になることが予測される．
・患者は腹痛と出血の中，常位胎盤早期剥離かもしれない，手術を受けなければならないかもしれないという情報を得ることで，自分がどうにかなるのではないか，子どもが死んでしまうのではないか，出生後に後遺症が残ってしまうのではないかという恐怖を感じていると予測できる．

＃4 状況の理解ができないことより，手術・麻酔に協力できない可能性

❹ 看護計画と看護展開（表5-C-21）

表5-C-21　N氏の看護展開

看護問題	目標	計画（具体案）
＃1 子宮内胎児死亡の可能性	速やかに胎児が娩出される	【手術室入室前】 T-P ❶必要薬剤や人工膠質液・アルブミン製剤の準備 ❷手術台・手術機器・手術器具・医療材料の準備 ❸気管挿管準備（挿管困難時の必要物品も含む） ❹末梢静脈ルート確保の準備 ❺血液型，準備血の確保の有無を確認する ❻膀胱留置カテーテルの準備 ❼室温管理 ❽新生児用処置台の準備 ❾麻酔科医と，麻酔方法・準備内容・麻酔導入から手術開始までの流れの共有を行う 【手術室入室～麻酔開始まで】 O-P ❶バイタルサインの確認 ❷顔色，末梢冷感の観察 ❸出血量・出血状態の観察 ❹挿入されているライン類の確認 ❺胎児心音の確認 ❻意識レベル ❼手術・麻酔に関する理解力 ❽アレルギーの有無 T-P ❶モニタ類の装着，モニタリング ❷末梢静脈ルートの確保介助，固定，滴下確認 ❸膀胱留置カテーテル挿入（介助） ❹対極板の貼付，電気メス・吸引セッティング ❺子宮左方転位 ❻体位固定 ❼離被架の設置，ドレープで術野確保 ❽消毒薬の準備，消毒介助 ❾気管挿管，吸引準備 E-P ❶手術開始までの流れと理由を患者に説明する． 【麻酔開始～胎児娩出まで】 O-P ❶バイタルサインの確認 ❷麻酔薬投与後の鎮静確認 ❸筋弛緩薬の効果確認 ❹気道確保確認

実施・結果	評価
【手術室入室前　①第一報から第二報まで】 　患者到着後にすぐに手術室に入室する可能性を考慮し，T-P　1～8 の準備を開始した． ・帝王切開術に必要な器具・医材を手術室内に運ぶ ・電気メス，吸引の作動確認 ・手術台，新生児処置台の準備 ・必要薬剤を手術室内に準備 ・気管挿管に必要な物品の準備 ・末梢静脈ルート，対極板，膀胱留置カテーテルを開封せず準備 【手術室入室前　②第二報から患者入室まで】 ・T-P　1～9 実施し，患者入室時には全身麻酔下での帝王切開術の準備が整った． ・麻酔科医より，妊婦の血液型，身長，体重の情報が得られたため，輸血部に連絡し，10 U の輸血が確保されていること，10 分で手術室に搬送されることを確認した． ・麻酔科医と迅速導入，気管挿管の手順と役割を共有した． 【手術室入室～麻酔開始まで】 ・O-P　1～8，T-P　1～8，E-P　1 実施 ・第二報から 3 分後に患者は手術室に入室した．入室時の患者の顔面は蒼白であり，末梢冷感がみられた．苦悶表情はあるが，意識は清明であり，声かけにより指示動作は可能であった．アレルギーはないとのことだった． ・当院到着時の出血量（パッド内出血）は 350 g であり，膣内から持続的な出血を認めるが，入室時の血圧は 108/58 mmHg，脈拍は 86 回/分であった． ・胎児心音は助産師が胎児超音波心音計で継続的に確認しており，遅発一過性徐脈をみとめるとのことだった． ・末梢静脈ルートは左前腕に確保されており，滴下良好であることを確認した．また，輸血に備えて右前腕に 18 G の末梢静脈ルートが確保された． ・子宮左方転位のために，右背部に枕を挿入し，両上肢は 90 度に外転して固定し，左腋窩下から離被架を設置した． ・児への麻酔薬の影響を可能な限り減らすために，すべての手術準備が整ってから麻酔を開始することを説明し，理解と協力が得られた．	手術が決定した場合には児の娩出まで時間の猶予がないことを予想し，できる範囲内での準備を行っていたことで，患者入室時には準備を整えることができた． 　また，麻酔科医，外科医と連携して，手術開始までの準備を行ったこと，麻酔科医と迅速導入，気管挿管の手順と役割の共有を行ったことで，患者の状態に大きな変動なく，児の娩出が速やかになされた． 　手術決定から児の娩出まで　17 分であり，児は娩出直後に啼泣もみられ，酸素化の悪化もみられなかったことから，目標は達成された．

		カプノグラム，胸郭の動き，チューブのくもり ❺娩出直後の新生児の状態 　皮膚色，呼吸状態（啼泣の有無） T-P ❶麻酔科医の指示の下，輪状軟骨の圧迫 ❷筋弛緩薬投与後の時間カウント ❸気管挿管介助 ❹術野の滅菌状態確保，医師・器械出し看護師支援
＃2出血性ショックの可能性	出血性ショックを起こさない	【手術室入室前】 T-P ❶必要薬剤や人工膠質液・アルブミン製剤の準備 ❷手術台・手術機器・手術器具・医療材料の準備 ❸気管挿管準備（挿管困難時の必要物品も含む） ❹末梢静脈ルート確保の準備 ❺血液型，準備血の確保の有無を確認する ❻膀胱留置カテーテルの準備 【手術室入室〜手術開始まで】 O-P ❶バイタルサインの確認 ❷顔色，末梢冷感の観察 ❸出血量・出血状態の観察 ❹挿入されているライン類の確認 ❺意識レベル ❻アレルギーの有無 T-P ❶モニタ類の装着，モニタリング ❷末梢静脈ルートの確保介助，固定，滴下確認 ❸膀胱留置カテーテル挿入（介助） ❹対極板の貼付，電気メス・吸引セッティング ❺子宮左方転位 ❻体位固定 【手術開始〜手術終了まで】 O-P ❶バイタルサインの確認 ❷顔色，末梢冷感の有無 ❸出血量（羊水込みとなる） ❹尿量，性状（混濁や血尿がないか） ❺術中検査データ ❻麻酔薬，鎮静薬，循環動態作動薬の使用量，使用時間

【麻酔開始〜胎児娩出まで】
・O-P 1〜5，T-P 1〜4 実施
・入室から9分後に執刀できる準備が整い，麻酔導入薬，筋弛緩薬が投与され，スムーズに気管挿管が実施された．導入時の大きなバイタルサインの変動はみられなかった．
・術中の妊婦の収縮期血圧は 80 mmHg を下回ることなく経過した．
・気管挿管直後に手術開始となり，約2分後（手術決定から17分後）に胎児が娩出された．出生直後の新生児は手足は青紫色だったが体幹はピンク色であり，医師の背部への刺激により啼泣がみられた．

【手術室入室前】
・T-P 1〜6 実施
・麻酔科医より，妊婦の血液型，身長，体重の情報が得られたため，輸血部に連絡し，10 U の輸血が確保されていること，10分で手術室に搬送されることを確認した．

【手術室入室〜手術開始まで】
O-P 1〜6，T-P 1〜9 実施
・入室時の患者の顔面は蒼白であり，末梢冷感がみられた．苦悶表情はあるが，意識は清明であり，声かけにより指示動作は可能であった．アレルギーはないとのことだった．
・当院到着時の出血量（パット内出血）は 350 g であり，腟内から持続的な出血を認めるが，入室時の血圧は 108/58 mmHg，脈拍は 86 回/分であった．その後子宮左方転位のために，右背部に枕を挿入し，手術開始までは収縮期血圧は 100 台を保っており，HR は 80 台であった．
・末梢静脈ルートは左前腕に 20 G が確保されており，滴下良好であることを確認した．また，輸血に備えて右前腕に 18 G の末梢静脈ルートが確保され，人工膠質液の投与が開始された．
・麻酔導入時に，助産師が輸血を手術室内に搬送した．

【手術開始〜手術終了まで】
・O-P 1〜7，T-P 1〜6 実施
・出血量は羊水込みで 1800 mL
・尿量は手術終了時 80 mL であり，混濁や血尿はみられなかった．
・開始から終了まで，血圧は 80〜100/40〜60 mmHg，脈拍 70〜90 回/分で経過した．
・胎児娩出後の子宮収縮は不良であり，収縮薬の追加投与がされた．
・閉腹後，腟からの持続的な出血はみられなかった．

・患者入室前より，輸液・輸血の準備を行い，入室後も血管確保，輸液投与がすぐに実施され，低血圧防止に努めることで，バイタルサインを大きく変動させることなく，手術開始することができた．
・術中の血圧，脈拍の平均値から算出した SI 値は 1.0 以下であり，出血量も羊水込みで 2 L 以下，尿量も保たれ，血管の虚脱などもみられなかった．
・産科 DIC スコアは，早剝（児生存）4 点，出血量 1〜2 L 1 点の 5 点．術前に採取した血液検査結果から，データ上加点されるものはなかった．以上のことから，DIC となる可能性も高くないことから，出血性ショックのリスクは低いと考える．
　以上のことから，DIC に進展することなく，出血性ショックを起こさず，目標は達成できたと考える．

			T-P ❶出血量のカウント ❷子宮切開時の羊水の観察（量，性状） ❸尿量カウント ❹輸液，輸血準備 ❺薬剤の準備
♯3 呼吸状態変調のおそれ	呼吸器合併症が生じない SpO_2 90%以上に保たれる		【手術室入室前】 T-P ❶必要薬剤の準備 ❷手術台・手術機器・手術器具・医療材料の準備 ❸気管挿管準備（麻酔科医と協力） ・通常の気管挿管準備 ・通常の太さと細めの気管チューブ（7 mm，6.5 mm） ・挿管困難時の必要物品：マックグラス®，エアウェイスコープ®，声門上器具（ラリンジアルマスク（プロシール®，ファストラック®，i-gel® など）） ・吸引 ❹末梢静脈ルート確保の準備 【手術室入室〜手術開始まで】 O-P ❶バイタルサインの確認 ❷顔色，末梢冷感の観察 ❸出血量・出血状態の観察 ❹挿入されているライン類の確認 ❺意識レベル ❻アレルギーの有無 ❼気道確保困難，挿管困難所見の有無 ❽気管挿管の可否の確認，カプノグラム，気管チューブの曇り，胸郭の動き T-P ❶モニタ類の装着，モニタリング ❷末梢静脈ルートの確保介助，固定，滴下確認 ❸麻酔導入前にドレーピングまでの準備を行う ・膀胱留置カテーテル挿入（介助） ・対極板の貼付，電気メス・術野吸引セッティング ・体位固定，子宮左方転位 ・呼吸を促す（自発呼吸による酸素化） ❹挿管操作に支障がない位置に離被架を立てる ❺麻酔導入介助 ・枕の高さ調整のためのタオル（スニッフィングポジション用） ・麻酔科の指示で，ベッドローテーション（高頭位）や輪状軟骨圧迫を行う ・気管チューブにカフ用注射器をつけておく ・吸引準備 ・前胸部（胸郭の動き）が見えるように掛け物を整える ❻挿管介助（迅速導入，気管挿管） ・喉頭鏡を渡す

【手術室入室前 ①第一報から第二報まで】
　患者到着後にすぐに手術室に入室する可能性を考慮し，T-Pの準備を開始した．
・帝王切開術に必要な器具・医材を手術室内に運ぶ
・電気メス，吸引の作動確認
・手術台，新生児処置台の準備
・必要薬剤を手術室内に準備
・気管挿管に必要な物品の準備
・末梢静脈ルート，対極板，膀胱留置カテーテルを開封せず準備

【手術室入室前 ②第二報から患者入室まで】
・O-P, T-P, E-P実施
・実施し，患者入室時には全身麻酔下での帝王切開術の準備が整った．
・麻酔科医とクラッシュ挿管の手順と役割を共有した．

【手術室入室～麻酔開始まで】
・O-P, T-P, E-P実施
・第二報から3分後に患者は手術室に入室した．入室時の患者の顔面は蒼白であり，末梢冷感がみられた．苦悶表情はあるが，意識は清明であり，声かけにより指示動作は可能であった．アレルギーはないとのことだった．
・当院到着時の出血量（パット内出血）は350ｇであり，腟内から持続的な出血を認めるが，入室時の血圧は108/58 mmHg，脈拍は86回/分であった．
・麻酔導入までに，末梢ルートの確保，膀胱留置カテーテルの挿入，消毒，ドレーピングが行われた．
・麻酔科医が患者に全身麻酔を行うこと，眠る前に喉を押さえることを説明し，麻酔導入までマスクで酸素投与された．枕でポジションの調整を行い，マックグラス®を使用し挿管を行う方針となった．
・術野の準備が整い，全身麻酔導入となり，麻酔科医に確認し輪状軟骨の圧迫，挿管介助を行い，換気の確認ができたと同時に手術開始となった．

【手術開始～手術終了】
・O-P, T-P実施
・手術中は，SpO_2 100%，$etCO_2$ 36～38 mmHgで経過した．
・出血量は羊水込みで1,800 mL
・尿量は手術終了時80 mLであり，混濁や血尿はみられなかった．

　第一報より全身麻酔での帝王切開の可能性を考え，必要な薬剤，気管挿管の準備を行うことができた．あらかじめ準備が整えられていたため，病院到着後すぐに手術室に入室したが，速やかに麻酔が導入された．
　麻酔導入では，妊婦であることから誤嚥・挿管困難のリスクを考慮し，麻酔科医と協力して導入までにポジショニングや導入時の対応（ベッドローテーション，輪状軟骨圧迫）と使用する挿管物品の調整・準備をしたことで，確実な挿管ができた．
　手術中の呼吸器管理下では，血液ガスデータは不明なもののSpO_2は100%で維持され，呼吸器合併症も生じなかった．
　抜管後も呼吸器合併症なく，酸素投与しSpO_2 100%に保てていたことから，目標は達成できたと考える．

・気管チューブ挿入後，カフを 10 mL 注入し呼吸器回路に接続
　※スタイレットを抜くタイミングは，麻酔科医と事前に調整しておく．
・輪状軟骨圧迫継続し，換気確認後に解除する．

E-P
❶手術開始までの流れと理由を患者に説明する．
❷輪状軟骨を圧迫することを説明する．

【手術開始～手術終了まで】
O-P
❶バイタルサインの確認
❷顔色，末梢冷感の有無
❸出血量（羊水込みとなる）
❹尿量，性状（混濁や血尿がないか）
❺術中検査データ
❻麻酔薬，鎮静薬，循環動態作動薬の使用量，使用時間

T-P
❶出血量のカウント
❷子宮切開時の羊水の観察（量，性状）
❸尿量カウント
❹輸液，輸血準備
❺薬剤の準備
❻体温管理
❼術後管理の確認と抜管介助の準備

【手術終了～退室】
O-P
❶バイタルサインの確認
❷出血量
❸挿入されているライン類の確認
❹胸部 X 線（撮影時）
❺抜管前の呼吸状態の確認
　自発呼吸の有無，呼吸回数，換気量
❻覚醒状態の確認
　呼応反応，指示動作，離握手の強さ
❼抜管後の呼吸状態
　呼吸回数，胸郭の動き，呼吸苦の有無
❽抜管後の肺雑音の有無
　上気道狭窄，左右差，上・中・下葉
❾末梢冷感の有無
❿シバリングの有無

T-P
❶モニタリング
❷X 線撮影介助
❸末梢静脈ルートの滴下確認
❹呼吸を促す（自発呼吸による酸素化）

・手術開始から手術終了まで，血圧は80〜100/40〜60 mmHg，脈拍70〜90回/分で経過した．
・胎児娩出後の子宮収縮は不良であり，収縮薬の追投与が実施された．
・閉腹後，腟からの持続的な出血はみられなかった．
・術後抜管の方針となった．

【手術終了〜退室】
O-P，T-P，E-P 実施
・胸部・腹部X線撮影を行い，抜管の方針となる．
・自発呼吸が再開し，呼吸回数，換気量が十分に保たれ，離握手などの指示動作も可能となり，抜管となった．
・抜管後，呼吸苦の訴えなく上気道狭窄の症状も認められず，フェイスマスクで酸素3L投与下SpO$_2$ 100％維持できているため，退室となった．
・術後の指示(酸素投与量，投与時間)を麻酔科医に確認し，呼吸状態，覚醒状態とともに病棟看護師に申し送りを行った．

		❺体温管理 ❻抜管介助 ❼術後管理の確認と申し送り 　呼吸状態，酸素投与方法と量，投与時間，モニタリング E-P ❶マスクの装着，モニタリングの必要性を説明する．	
♯4 状況の理解ができないことより，手術・麻酔に協力できない可能性	医療者の支援を受け，手術・麻酔に協力できる	【手術室入室〜麻酔開始まで】 O-P ❶バイタルサインの確認 ❷顔色，末梢冷感の観察 ❸出血量・出血状態の観察 ❹意識レベル ❺表情，言動，しぐさ ❻声かけ，説明に対する反応，理解力，協力姿勢 T-P ❶挨拶 ❷タッチング，手を握る． ❸可能な限り，医療者(医師，助産師，看護師)が側についていられるようにする． ❹処置や準備ごとに声かけ・説明しながら実施 ❺予定外(時期，方法)の出産であることの動揺を支える． E-P ❶手術開始までの流れと理由を患者に説明する． 【手術終了後〜退室】 O-P ❶バイタルサインの確認 ❷顔色，末梢冷感の観察 ❸意識レベル ❹表情，言動，しぐさ ❺声かけ，説明に対する反応 T-P ❶タッチング，手を握る ❷医療者(医師，助産師，看護師)が側についていられるようにする． ❸処置や準備ごとに声かけ・説明しながら実施 ❹出産を終えたことをねぎらう．	
♯5 術式変更の可能性	患者の状態，手術経過に合わせた対応がされる	【手術室入室前】 T-P ❶必要薬剤や止血剤の準備 ❷手術台・手術機器・手術器具・医療材料の準備 ❸体位・術式の確認と準備 　砕石位にできるようにする． 　子宮動脈遮断，子宮動脈バルーンタンポナーデ・塞栓術，子宮摘出の可能性を考慮	

【手術室入室～麻酔開始まで】
・O-P，T-P，E-P 実施
・第二報から3分後に患者は手術室に入室した．入室時の患者の顔面は蒼白であり，末梢冷感がみられた．苦悶表情はあるが，意識は清明であり，声かけにより指示動作は可能であった．動揺の表情，涙ぐむ様子がみられたが，看護師，助産師の手を強く握りながら説明にうなずき，「お願いします」との発言が聞かれた．
・患者の協力も得られ，麻酔導入前までマスクで酸素吸入可能であった．麻酔導入となり輪状軟骨の圧迫にも動揺せず，そのまま入眠された．

　常位胎盤早期剥離で疼痛を伴う中，急に決まった手術，予定外の帝王切開であったため，患者の動揺は明らかであったが，説明を受けながら手術準備，麻酔への協力姿勢がみられた．医療従事者の手を強く握っていたことから，タッチングや声かけが動揺している患者の支えになっていたのではないかと考える．
　抜管後，混乱することなく状況の確認をしていた．以上のことから，目標達成できたと考える．

【手術終了後～退室】
O-P，T-P，E-P 実施
・手術が終了し，抜管に向けて自発呼吸が再開し，呼吸回数，換気量が十分に保たれ，離握手などの指示動作も可能となり，抜管となった．
・抜管後，出産を終えたこと，「頑張りましたね．」と声をかけると，目をつぶってうなずく．「赤ちゃんは？」という問いかけがあり，医師より「専門の先生が診てくれています．もう少ししたら説明しますね．」と患者へ伝え，患者は目をつぶってうなずきながら聞いていた．

【手術室入室前】
T-P 実施
・常位胎盤早期剥離を想定し，帝王切開の準備と並行して，止血のための血管遮断，塞栓術，ガーゼによる圧迫止血での閉創，子宮摘出に対応できる器械，医材を準備した．

　入室前に，常位胎盤早期剥離の可能性という情報から，出血のリスク，術式変更を想定した準備をしていたことから，入室後の医師のオーダに，速やかに対応することができた．
　術中は術野の状況（出血，胎盤剥離，子宮収縮），尿量や性状などを観察し，早期発見・対応できるよう，医師と協力し対応することができたと考える．

【手術室入室〜手術開始まで】
O-P
❶バイタルサインの確認
❷顔色,末梢冷感の観察
❸出血量・出血状態の確認,観察
❹挿入されているライン類の確認
❺アレルギーの有無

T-P
❶モニタ類の装着,モニタリング
❷末梢静脈ルートの確保介助,固定,滴下確認
❸対極板の貼付,電気メス・吸引セッティング
❹体位固定(子宮左方転位)
❺予測経過(術式変更の可能性)の確認

【手術開始〜手術終了まで】
O-P
❶バイタルサインの確認
❷顔色,末梢冷感の有無
❸出血量(羊水込みとなる)
❹尿量,性状(混濁や血尿がないか)
❺術中検査データ
❻胎盤剥離の状況
❼子宮収縮の状況
❽術式変更の有無

T-P
❶出血量のカウント(羊水込みとなる)
　術野,腟側
❷子宮切開時の羊水の観察(量,性状)
❸尿量カウント,性状の確認
❹輸液,輸血準備
❺止血剤の準備
❻術式変更の確認

【手術終了〜退室】
O-P
❶バイタルサインの確認
❷顔色,末梢冷感の有無
❸出血量(羊水込みとなる)腟側
❹尿量,性状(混濁や血尿がないか)
❺検査データ
❻腟からの出血・悪露の量
❼子宮収縮の状況

T-P
❶出血量(腟側)の状況確認
❷尿量カウント,性状の確認

【手術室入室～手術開始まで】
O-P，T-P 実施
・入室時の患者の顔面は蒼白であり，末梢冷感がみられた．
・当院到着時の出血量(パット内出血)は 350 g であり，腟内から持続的な出血をみとめる．
・産婦人科医師から，事前のエコー検査で癒着胎盤の可能性は否定的だが，止血剤，動脈遮断のための器械を準備しておくように指示あり．

【手術開始～手術終了まで】
O-P，T-P 実施
・胎児娩出後，胎盤の癒着はみられず胎盤の娩出は可能であったが，子宮収縮は不良であり，収縮薬の追加投与，子宮壁からの止血に時間を要したが，針糸で止血でき，子宮閉鎖した．
・閉腹後，腟からの持続的な出血はみられなかった．
・出血量は羊水込みで 1,800 mL．
・尿量は手術終了時 80 mL．手術操作による尿管損傷や膀胱損傷の可能性があったが，混濁や血尿はみられなかった．

【手術終了～退室】
・腟からの持続的で止血を必要とする出血はみられず．
・尿量は追加で 35 mL，混濁や血尿みられず．
・術中の出血量(羊水込み)，腟からの出血の状況，尿量・性状を病棟看護師に申し送った．

術後も術式変更に対応できるように，退室まで腟からの出血状況，尿量，性状の観察を続けた．予定手術で終了したが，患者の状態，手術経過を把握し，医師と協力し早期発見・対応に努められたことから，目標達成できたと考える．

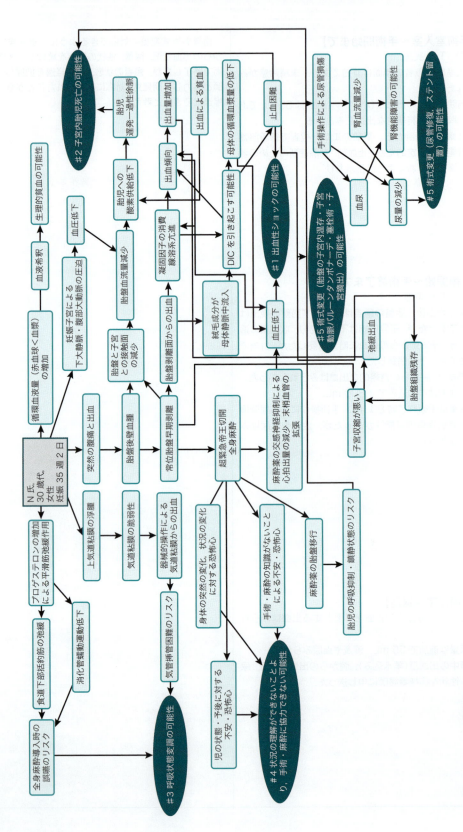

図 5-C-4　N氏の関連図

❺ 事例のまとめ

　準夜帯の医療者の人数が少ない状況での緊急手術であった．母体搬送患者であるため患者の情報は少なく，到着してからの診察・手術決定となるが，常位胎盤早期剥離の可能性という情報から，手術決定後の時間的な余裕はないと予測し，第一報から第二報までの間に滅菌状態を破綻させる前段階までの準備が実施した．そのため，手術決定後の短い時間で患者入室前に受け入れ準備を整えられることにつなげられた．

　また，常位胎盤早期剥離という情報から大出血の可能性と術式変更の可能性を考慮した準備まで行えたこと，手術決定後には児の状態からも麻酔科医が全身麻酔での帝王切開術を入室前に決定したことから麻酔薬や挿管の準備を整えられ，迅速導入，気管挿管の手順を事前に確認していたことが手術開始までの時間を短縮することにつなげられたと考える．

　この事例においては，児は手術決定後20分以内に娩出され，母体は出血性ショックや呼吸状態に変動を起こすことなく経過することができたが，常位胎盤早期剥離は重症度によっては母体，児ともに危険な状態に陥ることもある．

　児を可能な限り早く娩出させるため，危機的状況にある母体に対応するために，事前にどこまで準備しておく必要があるか，優先すべきことが何かを外科医，麻酔科医，手術室看護師，助産師とで共有しておく必要がある．

5. 看護のポイント

　帝王切開術において，妊婦は生まれてくる児の安全と安楽を願い，手術室看護師は，母体と生まれてくる児という2人の安全と安楽を守る役割をもつ．

　妊娠に至るまでの経過，妊娠中の経過，産後の育児に関わることはないが，手術室の環境，手術・麻酔の流れ，手術中に患者がどのような環境下におかれるのか，娩出された児がどのような処置を受けるのか等を最も熟知し，児が生まれる瞬間に最も近くに寄り添い，母体と児を看ているのは手術室看護師である．

　出産の瞬間を患者(産婦)とともに大切に思い，帝王切開術を受けた妊婦が，お産の方法はどのような形であっても，児が安全に生まれてくるための選択ができたこと，出産時の不安や苦痛を乗り越えることができたことを喜びとして受け止められるよう関わっていく必要がある．

文献
1) 竹内正人：帝王切開－最新の知識と取り巻く状況を概観する－．助産雑誌，68(2)．2014．
2) 村上法子：メンタルケア．ペリネイタルケア，35(10)．2016．
3) 永田雅子：現代における親と子の出会いの有形と支援．妊娠・出産・子育てをめぐるこころのケア－親と子の出会いからはじまる周産期精神保健．pp2-9，創栄図書印刷，2016．
4) 奥富俊之・照井克生編：周産期麻酔．pp3-11，克誠堂出版，2012．
5) 吉村泰典・堤　治編：新しい産科学．pp105-112，名古屋大学出版会，2002．
6) 平野秀人：妊婦健康診査パーフェクトマニュアル：助産外来にも役立つエビデンス＆テクニック．ペリネイタルケア 2010年新春増刊．pp8-29，メディカ出版，2010．
7) 中田雅彦：妊娠中の生理的変化．お母さんと赤ちゃんの生理とフィジカルアセスメント：図解でよくわかる　ペ

リネイタルケア 2017 年新春増刊．pp8-12，メディカ出版，2017．
8) 奥富俊之・照井克生編：周産期麻酔．pp89-96，克誠堂出版，2012．
9) 日本産科婦人科学会誌，56(10)：N382-391，2004．
10) 金山尚裕・河村隆一，照井克生：帝王切開術の麻酔．日本産科婦人科学会誌，60(5)：N104-110，2008．
11) 角倉弘行：産科麻酔ポケットマニュアル．pp55，56，81，90，95，羊土社，2012．
12) 望月純子・加藤里絵：産科麻酔 Q & A．pp63-70，総合医学社，2013．
13) 奥富俊之・照井克生編：周産期麻酔．pp29-51，克誠堂出版，2012．
14) 日本循環器学会他：肺血栓塞栓症および深部静脈血栓症の診断，治療，予防に関するガイドライン（2017 年改訂版）．pp74-75，2018．
15) 奥富俊之・天野　完・加藤里絵編：緊急産科手術の麻酔に備える．pp25-33：克誠堂出版，2015．

索引

■あ
悪性高熱症　80, 154
亜酸化窒素（笑気）　81
アシドーシス　55
圧受容器　31
アドボカシー（擁護）　19
　　── の3つのモデル　20
アドレナリン　65
アミノ酸輸液　157
アルカローシス　55
アルコール　137
アルドステロン　34, 65
アンギオテンシンⅡ　65
安静吸気位　49
安静呼気位　49
安全な移送・移乗　147
安全な体位固定　147
安全な麻酔中のモニター指針　94
アンドロゲン　33

■い
イソフルラン　81, 154
医療関連機器圧迫創傷（MDRPU）　98
医療事故　143
医療廃棄物　130
陰圧式固定具　110
インジケータ　132
インシデント　145
インスリン　34
インターロイキン-1　32
インターロイキン-6　32
咽頭　45
インフォームド・アセント　10

■う
運動誘発電位（MEP）　76

■え
衛生的手洗い　134
エストロゲン　33
エピネフリン　33

■お
炎症性サイトカイン　32
　　── の種類　32
炎症メディエーター　32

■お
横紋筋融解症状　154
オープン法　136
オートクレーブ　132
オフロケーション方式　130
温風加温装置　156

■か
加圧抜管　58
ガウンテクニック　136
化学受容器　31
化学的インジケータ　133
覚醒・抜管介助　90
覚醒・抜管の介助　88
ガス交換　46, 48
家族への援助　23
家族への看護実践　23
語りかけの看護　88
カテコールアミン　33
カプノグラム　54
カプノグラム波形　53
カプノメータ（呼気CO_2モニター）　53
加齢　273
　　── に伴う感覚器の変化　276
　　── に伴う呼吸器系の変化　273
　　── に伴う骨格筋の変化　274
　　── に伴う循環器系の変化　274
　　── に伴う代謝機能の変化　275
　　── に伴う中枢神経系の変化　276
　　── に伴う皮膚の変化　276
換気-血流比不均衡　50
換気障害の診断　49
換気のメカニズム　46
観血的血圧測定　65
看護者の倫理綱領　19
看護専門外来　9

患者・家族の代弁者・擁護者　23
患者誤認防止　146
患者の感染予防　137
緩徐導入　83
感染管理　14, 129
完全静脈内麻酔法（TIVA）　82
顔面異常筋反応（AMR）　76

■き
器械洗浄　131
器械出し看護師　3, 14
　　── の役割　14
器械の洗浄法　131
気管　45
気管支　45
気管支痙攣　55
気管支喘息　258
気管挿管　56, 88
　　── に伴う合併症　55
　　── のアルゴリズム　57
危機的出血時の対応　175
危機的大量出血　171
喫煙　259
気道確保困難　56
気道確保の意義　55
気道確保法の種類　55
機能的残気量　50
揮発性吸入麻酔薬　154
揮発性麻酔薬　93
吸引抜管　58
急性腎不全　219
急性大動脈解離　160
急性硬膜下血腫　161
急速出血　171
急速導入　83
吸入麻酔　80
急変時の対応　93
休薬の目安　239
仰臥位　102, 103
凝固異常の目安　240
局所（浸潤）麻酔　79
局所的な反応　30

345

局所麻酔薬中毒　87
禁煙　259
緊急手術　160
　──受け入れの流れ　163
　──の情報収集　163
緊急帝王切開　318
筋弛緩薬　82

■く
区域麻酔　79
空調　129
くも膜下腔　71
くも膜下出血　160
クローズド法　136
クロルヘキシジングルコン酸　137

■け
経皮的局所脳血流酸素飽和度
　（rSO_2）　78
経皮的酸素飽和度（SpO_2）　51
外科的糖尿病（surgical diabetes）
　36
劇薬　93
ケタミン　82
血圧　63
血圧値の分類　66
血液　62
血液ガス　53
血液凝固検査　241
血中濃度が変化するおもなホルモン
　の種類　34
血流自動調節能　69
研究的視点　27

■こ
高圧蒸気滅菌（オートクレーブ）
　132
交感神経　31
抗凝固薬・抗血小板薬　239
抗利尿ホルモン（ADH）　33
口腔　45
高血糖　194
甲状腺刺激ホルモン（TSH）　33
甲状腺ホルモン（T_3, T_4）　33
向精神薬　93
拘束性換気障害　50
高体温　154

喉頭　45
行動・心理症状（BPSD）　280
喉頭痙攣　55
高度清潔区域　129
高負荷　63
硬膜外麻酔　87, 91
硬膜穿刺後頭痛（PDPH）　86
絞扼性イレウス　162
高齢者の体温管理　158
誤嚥　55
コールドテスト　84
呼気終末期二酸化炭素分圧
　（$PETCO_2$）　53
呼吸　44
呼吸運動　46
呼吸器系の解剖　44
呼吸器疾患　257
呼吸のモニタリング　51
呼吸抑制　86
個人防護具（PPE）　14
子ども　300
　──の局所麻酔　302
　──の身体的特徴　300
　──の心理的特徴　300
　──の認知・心理・社会的発達
　　モデル　298
　──の麻酔　301
　──への術前看護　300
コマンダー　175
コミュニケーション　145
コミュニケーションエラー　145
コルチゾール　34
混合性換気障害　50
コンパートメント症候群　102

■さ
サードスペース　34
座位　102
細小血管障害　196
最小肺胞内濃度（MAC）　80
砕石位　102, 338
最大吸気位　49
最大呼気位　49
サイトカイン　32
サイトカインネットワーク　32
再分布性低体温　152
細胞外液　34

細胞間情報伝達物質（ケミカルメ
　ディエータ）　30
サルコペニア　275
酸-塩基平衡　55
産科DIC（播種性血管内凝固症候群）
　322
産科DICスコア　323
産科危機的出血　323
産科出血　322
酸素解離曲線　53
酸素飽和度と酸素分圧の関係　52

■し
視覚誘発電位（VEP）　76
子宮収縮薬　322
糸球体濾過率　69
死腔　47
刺激伝導系　60
刺激伝導路　62
脂質代謝　36
四肢動脈塞栓症　244
歯周病　196
シバリング　150, 153
脂肪蓄積期　40
脂肪乳剤　87
ジャックナイフ位　119
尺骨神経麻痺防止　114, 115
周産期　315
　──の身体的変化　316
周術期　1
　──の診療の場の変化　9
手術安全チェックリスト　145
手術医療の実践ガイドライン改訂版
　141
手術看護業務基準　15
手術看護実践指導看護師認定制度
　5
手術看護認定看護師　5
手術看護の専門性　25
手術器械・材料の管理　15
手術室看護師　2
　──の役割　2, 12, 148
手術室空調基準　129
手術室における医療安全　141
手術室の安全対策　13
手術室の環境　129
手術時手洗い　134

手術侵襲 30
　── と全身麻酔の影響 38
　── に対する生体反応とその機序 37
手術体位 96
　── 決定の条件 96
　── 固定 13
　── とその適応 102
手術チーム 2, 19
手術部位感染（SSI） 14, 129, 138
手術部位間違い 146
手術部医療安全 141
手術野の消毒 137
手術を受ける子ども 297
出血 171
出血性合併症 243
出血性ショックの重症度分類 174
出血量と臨床症状 174
出血量の計測 176
術後看護 17
術後創感染 137
術後認知機能障害（POCD） 279
術後訪問 17
術前外来 9
術前加温（プレウォーミング） 156
術前看護 8
術前絶飲食時間 302
術前の準備 15
術前訪問 9
術中看護 12
受容器の働き 31
循環系の解剖 59
循環血液量の調節機構 35
循環調節機構 63
循環不全 173
除圧用具 98
傷害期 40
消化管穿孔 162
小児の体温管理 158
小児のバイタルサイン 297
情報収集 10
情報提供 10
静脈麻酔 81
除細動 238
ショック 173
　── 指数 173
　── の危険がある手術 173

自律神経 73
自律神経系の生体反応 31
侵害受容器 31
侵害情報の伝達経路 31
神経・内分泌系の生体反応 33
神経障害 97
心原性塞栓症 237
　── の予防 238
浸漬洗浄 131
心室細動（Vf） 68
心室頻拍（VT） 67
心疾患 235
心収縮力 63
心臓 59
迅速導入 83
心電図 237
浸透圧受容器 31
心拍出量 63
深部静脈血栓症（DVT） 17, 324
腎不全 172, 219
心房細動（Af） 235
心房性ナトリウム利尿ペプチド（ANP） 65
心理的なサポート 8

■す
水分・電解質代謝 34
スキサメトニウム 82, 154
スクラブ法 134
スクリーン 101
スタンダードプリコーション 14
スポルディングの分類 130

■せ
清潔区域 129
清掃 129
生体反応 30
成長ホルモン（GH） 33
生物学的インジケータ 133
声門上器具 56
セーフティ・マネジメント 141
脊髄 71
脊髄くも膜下麻酔 84
脊髄くも膜下麻酔・硬膜外麻酔時の穿刺ポイント 85
脊髄くも膜下麻酔時の副作用 85
脊髄神経 73

脊椎の後弯 273
セボフルラン 81, 154
穿刺体位 90
穿刺部位 85
全身性炎症反応症候群（SIRS） 33
全身的な防御反応 30
全身麻酔 80
全脊椎くも膜下麻酔 88
前負荷 63
せん妄 278, 279

■そ
挿管介助 89
挿管困難時 57
総腓骨神経麻痺防止 116
足関節上腕血圧比（ABI） 196
側臥位 102, 108, 119
外回り看護師 3
　── の役割 12

■た
体位固定 97
体位変換 101
体温管理 13, 150
体温測定部位 156
体温調節 150
　── 反応 150
大血管障害 196
代謝系の生体反応 34
体性感覚誘発電位（SEP） 76
体側支持器 117
体内異物遺残防止 146
体内総水分量 34
胎盤遺残 322
大量出血 171
　── の危険がある手術 172
多臓器機能不全症候群（MODS） 33, 163
脱分極性筋弛緩薬 82, 154
ダントロレンナトリウム 155
タンパク節約作用（protein sparing effect） 36
タンパク代謝 36

■ち
チアミラール 82
チーム医療 143

チームトレーニング　143
中心静脈圧　68
中枢温　150
中枢神経系（CNS）　70
超音波洗浄　132
超緊急帝王切開　163
聴性脳幹反応（ABR）　76
鎮静薬　81

■て
低 Na 血症　35
帝王切開術　315
帝王切開の出血量　322
低血圧麻酔　175
低血糖　195
抵抗消失法　87
低酸素症　324
低体温による影響　153
テクニカルスキル　4, 143
手術野の情報把握　15
デスフルラン　81
デルマトーム（皮膚分節）　90
転換期　40
電源の種類　148
転落防止　147

■と
糖・エネルギー代謝　35
同化期　40
糖尿病　192
　　　の分類　194
動脈血液ガス分析　53, 54
動脈血酸素分圧（PaO₂）　48
特定行為研修　5
毒薬　93
努力肺活量（FVC）　49, 257
ドレープ　137

■な
内視鏡下手術の体温管理　158
内分泌・代謝疾患　192

■に
二次的損傷予防　97
尿量　69
妊産婦の麻酔　319
妊娠中の肺血栓塞栓症（VTE）

　323
認知症　279
認定看護師　25
妊婦　56

■ね
熱の喪失　151

■の
脳　71
脳血流　75
脳循環自動調節能（オートレギュレーション）　75
脳神経　73
　　　の機能　74
脳波　75
ノルアドレナリン　65
ノルエピネフリン　33
ノンテクニカルスキル　4, 143

■は
パークベンチ位　102
パーセント肺活量（%VC）　257
肺　45
肺気量　49
　　　分画　49
肺血栓塞栓症　324
白内障　276
播種性血管内凝固症候群（DIC）　322
バソプレシン　34, 65
抜管　57
　　　の基準　58
発達障害　314
　　　の子ども　314
バランス麻酔　79
針刺し切創防止　148
パルスオキシメータ　51
ハンキングドロップ法　87
パンクロニウム　82

■ひ
ビーチチェア位　102
日帰り手術　314
非観血的血圧測定　65
非機能的細胞外液（サードスペース）　30

非脱分極性筋弛緩薬　82
皮膚障害　97
皮膚の被覆　157
非麻薬性鎮痛薬　81
ヒューマンエラー　141
　　　の種類　142
標準濃度調節持続静注（TCI）　81
標準予防策（standard precautions）　14
標本の正しい取り扱い　147
表面麻酔　79
ピンプリックテスト　84

■ふ
フィードバック機構　33
フールプルーフ　142
フェイスマスク　56
フェールセーフ　142
フェンタニル　81
不均等換気　47
腹臥位　102
副交感神経　31
副腎皮質刺激ホルモン（ACTH）　33
不整脈　67
物理的インジケータ　132
ブピバカイン　87
ブプレノルファン　81
プライバシーの保護　128
プラズマ滅菌　132
フレイル　275
プレパレーション　301
プロポフォール　81

■へ
米国麻酔科学会（ASA）　94
ベクロニウム　82
ペンタゾシン　81

■ほ
保温　128
ポピドンヨード　137

■ま
麻酔　79
麻酔域　84
麻酔覚醒　57

麻酔患者の看護　14
麻酔管理中の心停止　93
麻酔器　50
　　──の点検　92
麻酔深度の判定　90
麻酔診療の介助　14
麻酔中の体温調節反応　151
麻酔中のモニター　93
麻酔と安全管理　92
麻酔導入方法　83
麻酔レベルの判定　91
末梢温　150
末梢神経系（PNS）　70
麻薬　93
麻薬性鎮静薬　81
マンシェットの幅　66
マンシェットの巻く位置　66
慢性腎臓病（CKD）　219
慢性腎不全　219
慢性閉塞性肺疾患（COPD）　259

■み
ミオグロビン血症　154
ミダゾラム　82
未分画ヘパリン投与　240
脈拍　62

■む
ムーアの分類　40

■め
迷走神経　33
滅菌法　132
メピバカイン　87

■や
薬剤投与の間違い　147
薬剤の胎盤通過性　325
薬事法　93
薬品の保管・管理　92

■ゆ
誘発電位　76
輸液の加温　157
輸血・輸液加温装置　157

■よ
陽圧換気と体位　50
用手洗浄　131
容量受容器　31
予定帝王切開　317
予防接種　301

■ら
ラビング法　134

■り
リスク・マネジメント　141
リドカイン　87
離被架　101, 119
臨床工学技士（CE）　3
倫理的配慮　97
倫理的役割　19, 20

■れ
レジリエンス　144
レニン-アンギオテンシン系　34
レミフェンタニル　81

■ろ
ロクロニウム　82
ロピバカイン　87

■わ
ワルファリン投与　238
腕神経叢損傷防止　114

■数字・欧文
％VC　257
1回拍出量　62
1秒率（％$FEV_{1.0}$）　49
1秒量（$FEV_{1.0}$）　49
ABI；ankle-brachial index　196
ABR；auditory brain-stem response　76
ACTH　33, 34
ADH　33, 34
Af；atrial fibrillation　235
AHAによるsegment分類　61
AMR；abnormal muscle response　76
ANP　65
ASA；American Society of Anesthesiologist　94
BIS（bispectral index）モニター　76
BPSD；behavioral and psychological symptoms of dementia　280
CE；clinical engineer　3
$CHADS_2$ スコア　238
CKD；chronic kidney disease　219
COPD；chronic obstructive pulmonary disease　259
DIC；disseminated intravascular coagulation　154, 163
DVT；deep vein thrombosis　17
EOG（エチレンオキサイドガス）滅菌　132
Frank-Starlingの法則　63
FVC；forced vital capacity　49, 257
GFR区分　219
GH　33, 34
HbA1c　193
Hugh-Jonesの分類　257
IL-1　32
IL-6　32
MAC；minimum alveolar concentration　80
MDRPU；medical device related pressure ulcer　98
MEP；motor evoked potentials　76
ME機器　148
　　──による事故　148
MODS；multiple organ dysfunction syndrome　33, 163
OGTT；oral glucose tolerance test　193
PaO_2　48
PDPH；postdural puncture headache　86
$PETCO_2$　53
POCD；postoperative cognitive dysfunction　279

PPE；personal protective equipments　14
protein sparing effect　36
PT-INR　240
rSO$_2$　78
SBAR　145
SEP；somatosensory evoked potentials　76
SI（ショックインデックス）　323
SIRS；systemic inflammatory response syndrome　33
──の診断基準　33
SpO$_2$　51
SpO$_2$ 低下の原因　52
SSI；surgical site infection　14
SSI サーベイランス　139
surgical diabetes　36
T$_3$　33
T$_4$　33
TCI；target controlled infusion　81
Team STEPPS　143
TIVA；total intravenous anesthesia　82
TNF-α（腫瘍壊死因子-α）　32
TSH　33
VEP；visual evoked potentials　76
Vf（心室細動）　68
VT（心室頻拍）　67
VTE；venous thromboembolism　323
WHO 手術安全チェックリスト　13

ナーシング・プロフェッション・シリーズ
手術看護
術前術後をつなげる術中看護　第2版　　ISBN978-4-263-23790-8

2011年 4月 5日　第1版第1刷発行（手術室看護）
2015年 6月 5日　第1版第5刷発行
2018年12月 5日　第2版第1刷発行（改訂改題）
2021年 7月20日　第2版第3刷発行

編著者　草　柳　かほる

　　　　山　口　紀　子

　　　　峯　川　美弥子

発行者　白　石　泰　夫

発行所　医歯薬出版株式会社
〒113-8612　東京都文京区本駒込1-7-10
TEL.（03）5395-7618（編集）・7616（販売）
FAX.（03）5395-7609（編集）・8563（販売）
https://www.ishiyaku.co.jp/
郵便振替番号　00190-5-13816

乱丁, 落丁の際はお取り替えいたします　　印刷・三報社印刷／製本・皆川製本所

© Ishiyaku Publishers, Inc., 2011. 2018. Printed in Japan

本書の複製権・翻訳権・翻案権・上映権・譲渡権・貸与権・公衆送信権（送信可能化権を含む）・口述権は，医歯薬出版（株）が保有します．
本書を無断で複製する行為（コピー，スキャン，デジタルデータ化など）は，「私的使用のための複製」などの著作権法上の限られた例外を除き禁じられています．また私的使用に該当する場合であっても，請負業者等の第三者に依頼し上記の行為を行うことは違法となります．

JCOPY ＜出版者著作権管理機構　委託出版物＞
本書をコピーやスキャン等により複製される場合は，そのつど事前に出版者著作権管理機構（電話 03-5244-5088, FAX 03-5244-5089, e-mail：info@jcopy.or.jp）の許諾を得てください．